Kaufmann · Loibl · Solbach

Brustkrebs

Brustkrebs

Bescheid wissen – Entscheiden – Leben

Prof. Dr. med. Dr. h. c. Manfred Kaufmann
PD Dr. med. Sibylle Loibl
PD Dr. med. Christine Solbach

HIRZEL

Die in diesem Buch aufgeführten Angaben wurden sorgfältig geprüft. Dennoch können die Autoren und der Verlag keine Gewähr für deren Richtigkeit übernehmen.

Ein Markenzeichen kann warenrechtlich geschützt sein, auch wenn ein Hinweis auf etwa bestehende Schutzrechte fehlt.

Bibliografische Information der Deutschen Nationalbibliothek
Die Deutsche Nationalbibliothek verzeichnet diese Publikation in der Deutschen Nationalbibliografie; detaillierte bibliografische Daten sind im Internet unter http://dnb.d-nb.de abrufbar.

2. Auflage erschienen 2005 beim Wort & Bild Verlag
3., aktualisierte und neu gestaltete Auflage beim S. Hirzel Verlag

ISBN 978-3-7776-1627-8

Jede Verwertung des Werkes außerhalb der Grenzen des Urheberrechtsgesetzes ist unzulässig und strafbar. Das gilt insbesondere für Übersetzungen, Nachdrucke, Mikroverfilmungen oder vergleichbare Verfahren sowie für die Speicherung in Datenverarbeitungsanlagen.

© 2011 S. Hirzel Verlag
Birkenwaldstr. 44, 70191 Stuttgart
www.hirzel.de
Printed in Germany
Satz: Mediendesign Späth GmbH, Birenbach
Druck und Bindung: Bosch-Druck, Landshut
Umschlaggestaltung: ergo, Stuttgart, unter Verwendung eines Bildes von Hemera Technologies/Thinkstock/Getty Images

Inhalt

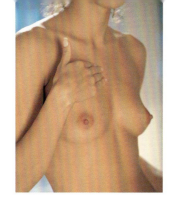
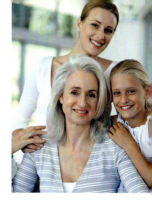

Vorwort	15
Geleitworte	16
Einführung	18
Die Brust im Spiegel der Anatomie	21
Was gehört zur Brust?	22
Innenansichten	23
Mit dem Körper »vernetzt«	25
Der »zweite Weg«: das Lymphsystem	27
Die Macht der Hormone	31
Auf und Ab des Brustgewebes	32
Frühe Entfaltung: Zeit des Wachsens	32
Biologische Reife: Schwangerschaft und Stillzeit	34
Wechseljahre und danach: »Ruhezeit«	36
Hormone und Brustkrebs	37
Wie entsteht Brustkrebs?	41
Wie kommt es zu Krebs?	42
Außer Kontrolle: Was Tumorzellen wachsen lässt	43

Inhalt

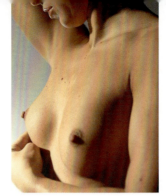
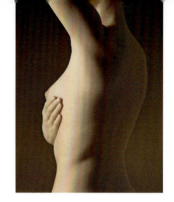

Brustkrebs-Risikofaktoren	48
Risikofaktor Erblichkeit: ein Fass ohne Boden?	48
Falsche Genbotschaften	49
Gentest auf Brustkrebs: ja oder nein?	51
Mehr Sicherheit durch Verzicht auf beide Brüste?	53
Vorbeugende Entfernung der Eierstöcke	54
Bei erhöhtem Risiko besonders intensiv kontrollieren	55
Gutartig, aber teilweise beobachtungspflichtig	56
Risikofaktor ohne Wenn und Aber: das Lebensalter	58
Fortpflanzung oder noch einmal: von der Macht der Hormone	59
Zweischneidige Östrogene	59
Lebensstil, Ernährung und Co.	66
Gene oder »Umwelt«: Was ist stärker?	66
Übergewicht: fördert wohl doch Krebs	71
Alkohol und Rauchen: Genüsse im Dunstkreis des Krebses	71
Welche Rolle spielen Umweltgifte?	74
Acetylsalicylsäure (z. B. Aspirin®) und Co.	74
Sport senkt das Brustkrebsrisiko	75
Entwickeln Sie Fingerspitzengefühl: die Selbstuntersuchung der Brust	77
Selbst aktiv werden!	78

Inhalt

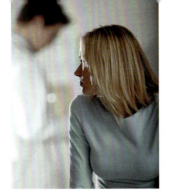

Wann und wie Sie am besten die Brust untersuchen	81
Der richtige Zeitpunkt	81
Und so gehen Sie vor	81

Ärztliche Untersuchungen 89

Das Gespräch mit dem Arzt und wie er die Brust untersucht 90
Krebsfrüherkennungsuntersuchungen 91
Weiterführende Diagnostik 93
Die Brust im Bild 93
Mammographie 93
Mammographiescreening hierzulande: Anspruch und Wirklichkeit 95
Zur Untersuchung selbst 100
Wann ist eine qualitätsgesicherte Mammographie sinnvoll und wann nicht? 103
Was ist im Mammogramm bedenklich? 105
Galaktographie: Milchgänge »schwarz auf weiß« 106
Die Brust im Ultraschallbild 108
Die Untersuchung ist harmlos 109
Noch »detaillierter«: hochauflösender Ultraschall 110
Magnetresonanztomographie 110
Szinti(mammo-)graphie 113
Positronen-Emissions-Tomographie 113

Inhalt

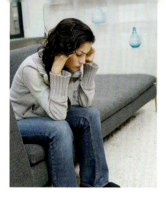

Warnung vor Infrarot-Imaging	114
Gewebeproben: Gewissheit durch das Mikroskop	115
Auf dem Rückzug: die Feinnadelpunktion	115
Standard und innovativ: minimalinvasive Biopsien	116
Hochgeschwindigkeits-Stanzbiopsie	118
Vakuumbiopsie	119
Nur im Zweifelsfall: operative Gewebeentnahme	120
Vorbereitung: Der verdächtige Bezirk wird markiert	120
Wie geht der Eingriff vor sich?	120
Wenn die Diagnose »Brustkrebs« lautet	123

Anschlag aufs Ich: die seelische Last der Erkrankung

von Karin Ming, Ärztin	127
Sturz aus der Wirklichkeit	128
Angst und Fassungslosigkeit können überhandnehmen	128
Gute ärztliche Aufklärung erleichtert die Überwindung der Angst	130
Was Frauen mit Brustkrebs besonders belastet	131
Verlust der körperlichen Unversehrtheit	131
Partnerschaft und Familienleben leiden oft mit	133
Möglichkeiten, die Krankheit zu verarbeiten	134
Die eigenen Kräfte mobilisieren	135
Aus der Rehabilitation Positives in den Alltag mitnehmen	136

Inhalt

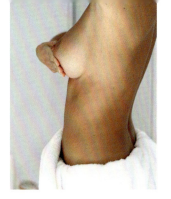

Selbsthilfegruppen können eine starke Stütze sein	137
Sport setzt neue Energie frei	137
Psychoonkologische Betreuung als nachhaltige Hilfe in Anspruch nehmen	138

Frühe Brustkrebsformen und ihre Erstbehandlung — 145

In-situ-Krebs — 146

Nur »Risikoveränderung«: das lobuläre in-situ-Karzinom (LCIS) — 146

Wie geht es weiter? — 147
Gut heilbare Krebsvorstufe: das duktale in-situ-Karzinom (DCIS) — 148
Verschiedene Formen, unterschiedliches Risiko — 149
Wann kann die Brust erhalten werden? — 151
Heilungschancen und Nachsorge — 152

Sonderform Paget-Krebs – Tumor der Brustwarze — 153

Der eigentliche (invasive) Brustkrebs — 153

Tumorprofil und Tumorstadium — 154

»Gesicht« und »Verhalten« — 154
Das Entwicklungsstadium: »Wo hört der Krebs auf?« — 158

Im Dialog mit dem Arzt — 163

Was der Verlust einer Brust bedeuten kann — 164

Erstbehandlung: Am Anfang steht oft die Operation — 167

Das Bild von der Krankheit hat sich gewandelt — 167

Inhalt

Erhalten geht vor Entfernen: Techniken, die die Brust bewahren	169
Die Mastektomie	170
Die Entfernung von Lymphknoten aus der Achselhöhle	174
Der Wiederaufbau der Brust	**181**
Aufbautechniken	182
Neuformung der erhaltenen Brust	183
Wiederaufbau nach Abnahme der Brust	184
Neue Brustwarze und neuer Warzenhof	199
Systemisch: Hormon- und/oder Chemotherapie	**200**
Wann eine adjuvante, wann keine zusätzliche Therapie?	201
Hormontherapie als Östrogenentzug	202
Chemotherapie	207
Nebenwirkungen in den Griff bekommen	215
Strahlentherapie	**229**
Was bewirken Strahlen und welche werden zur Therapie eingesetzt?	230
Welche Bereiche werden bestrahlt?	230
So verläuft die Bestrahlung	232
Ein Wort zu Studien und was sie leisten	**236**
Was sind klinische Studien?	236
Studie ist nicht gleich Studie	237
Warum überhaupt an einer Studie teilnehmen?	238

Inhalt

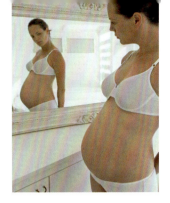

Wie ist die Teilnahme geregelt?	239
Neue Behandlungswege: Studien zur adjuvanten Therapie	240
Aromatasehemmer – mittlerweile Standard für die adjuvante Hormonbehandlung nach den Wechseljahren	241
Auch die adjuvante Chemotherapie ist unentwegt auf dem »Prüfstand«	242
Primäre systemische Therapie	243
Hochdosis-Chemotherapie	244

Brustkrebs in der Schwangerschaft — 247

Der Weg zur Diagnose — 248
Die Behandlung — 250
Operation — 250
Chemotherapie — 251
Hormontherapie — 251
Antikörpertherapie — 251
Bestrahlung — 252
Auch eine spätere Schwangerschaft ist möglich — 253

Rehabilitation, Nachsorge, Alltagsbewältigung — 255

Rehabilitation: körperliche und seelische Stärkung, soziale Hilfen — 256

Inhalt

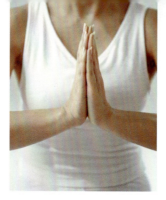

Medizinische Rehabilitation	256
Manchmal muss es ambulant gehen	256
(Ambulant-)teilstationär: immer noch ein Kompromiss	257
Die nachhaltigste Lösung: stationär	258
Ziele der stationären Rehabilitation	261
Soziale Rehabilitation	272
Leistungen der Kostenträger	273
Regelmäßige ärztliche Nachsorge gibt Sicherheit	283
Ziele und Zeiten	284
Organisatorisches und Medizinisches	285
Den Alltag meistern	286
Die Seele pflegen	286
Gesunde Ernährung: kein »Gesetz«, sondern Gewinn an Lebensfreude	289
Krebs, Immunsystem und Sport	293
Wege zu einer neuen Sexualität	294
Was tun bei Kinderwunsch?	297
Und bei Wechseljahresbeschwerden?	297

Behandlung des fortgeschrittenen Brustkrebses 301

Dagegenhalten, wenn der Tumor zurückkehrt	302
Erneut vor Ort	302

Inhalt

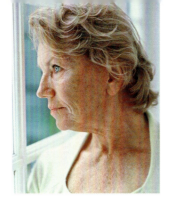

Wiederkehr in der operierten Brust	302
Wiederkehr an der Brustwand	303
Wiederkehr in der Achselhöhle	304
Wiederkehr über dem Schlüsselbein	305
Den Kopf nicht hängen lassen!	305
Behandlung des örtlich fortgeschrittenen Brustkrebses	**307**
Systemische Therapie vor der Operation	307
Bestrahlung nach der Operation	309
Das inflammatorische Karzinom	312
Auch bei Fernmetastasen kann die Medizin helfen	**313**
Behandlungsziele	314
Wirkkraft auf den ganzen Körper	315
Strahlen-, interventionelle Regionaltherapie und chirurgische Therapie	332
Schmerzen beherrschen	333
Die vielen Gesichter des Schmerzes	334
Schmerzmittel im Überblick	340
WHO-Stufenschema zur Schmerztherapie	347
Wenn nötig, kann die Behandlung noch intensiviert werden	348
Bisphosphonate stabilisieren das Knochengerüst	348
Ausklang	**350**

Inhalt

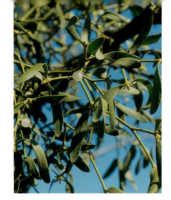
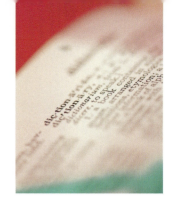

Alternative Verfahren in der Krebsbehandlung 353
Warum ist die alternative Medizin so populär? 354
Allerlei Methoden 355
Allgemeine (unspezifische) Stärkung des Immunsystems 356
Was ist dran an der Mistel? 357
Was sind Thymuspräparate? 360
Worauf beruht die Enzymtherapie? 362
Impfung gegen Brustkrebs 363
Derzeit nicht empfohlen: das Präparat Ukrain® 364
Orthomolekulare Medizin 364
Hyperthermie 365
Fazit 366

Anhang 369
Gutartige Veränderungen und Geschwülste der Brust 370
Die wichtigsten Medikamente gegen Brustkrebs 374
Nützliche Anschriften 384

Stichwortverzeichnis 391

Vorwort der 1. Auflage 2002

Die Krebspatientinnen sind aufgewacht. Insbesondere Patientinnen mit Brustkrebs haben sich außerhalb der Selbsthilfegruppen zu politischen Gruppierungen zusammengeschlossen, die sehr klar ihre Forderungen zur notwendigen Verbesserung in Diagnostik, Behandlung und Nachsorge von Brustkrebs formulieren und Vorschläge zu strukturellen Veränderungen und zur Verbesserung der Versorgungssituation erarbeiten. Sie haben von den amerikanischen Frauen gelernt, denen es gelungen ist, den Bedürfnissen von Brustkrebspatientinnen in der Politik und Förderpolitik Gehör zu verschaffen. Zur Verbesserung der Versorgungssituation gehören ganz eindeutig internationalen Standards entsprechende Leitlinien, Qualitätskontrollen, schnellere Einführung von Forschungsergebnissen in die klinische Praxis, Verbesserung der Kommunikation zwischen Onkologen und ihren Patientinnen. Der gelungene Arzt-Patienten-Dialog beinhaltet gemeinsame Entscheidungen auf informierter Basis – das, was die Amerikaner »shared decision making« nennen.

Das jetzt vorliegende Buch »Brustkrebs. Bescheid wissen • Entscheiden • Leben« von Manfred Kaufmann, Sibylle Loibl und Christine Solbach füllt in diesem Zusammenhang eine Lücke. Es eröffnet Patientinnen den Zugang zu verständlicher, detaillierter, dem aktuellen Stand des Wissens entsprechender Information zu allen Fragen, die Brustkrebs betreffen. Es ist ein Handbuch zur Stärkung der Patientenautonomie. Nur durch intensiven Informationsaustausch kann heute das therapeutische Bündnis zwischen Arzt und Patientin gelingen, das für einen positiven Verlauf und die Verarbeitung der Krankheit mitentscheidend sein kann. Das vorliegende Buch ist ein Wegweiser, der vielen Frauen helfen wird, mit ihrem Arzt den richtigen Weg zu gehen.

Auch der Krebsinformationsdient (KID) des Deutschen Krebsforschungszentrums hat keine andere Aufgabe, als qualitätsgesicherte Informationen nach dem neuesten Stand zu vermitteln, um damit Entscheidungen im gesamten Krankheitsverlauf zu unterstützen. Die größte Zahl krankheitsorientierter Anfragen bei KID betrifft Brustkrebs. Das Informationsbedürfnis der betroffenen Frauen und ihrer Angehörigen ist außerordentlich groß. Insbesondere überwiegen Anfragen während und nach der Ersttherapie. Es besteht aber auch ein großer Informationsbedarf in der Phase der Diagnostik und vor Beginn der Behandlung, bei der Möglichkeiten, Vor- und Nachteile bestimmter

Vorgehensweisen, Chancen und Risiken miteinander abgewogen werden müssen. Je mehr verlässliche Partner die Frauen auf ihrem Weg im Umgang mit der Krankheit finden, um so schneller werden auch in Deutschland die Heilungsraten steigen können.

Hilke Stamatiadis-Smidt
Leiterin Krebsinformationsdienst
Deutsches Krebsforschungszentrum
Heidelberg

Geleitwort zur 1. Auflage 2002

»Leben, das ist eben auch ein Hinfallen und Wiederaufstehen, Weiterleben, sich an den kleinen Dingen freuen und die großen nicht ganz aus den Augen verlieren, sich verantwortlich fühlen für alle um uns herum, helfen, wo es geht, sich selber dabei nicht verlieren«, schrieb die Schriftstellerin Maxie Wander. Sie erkrankte 1976 an Brustkrebs. Ihre Worte möchte ich den Leserinnen und Lesern dieses Ratgebers mit auf den Weg geben. Sie enthalten all das, was der Deutschen Krebshilfe wichtig ist.

Eine Krebserkrankung ist zunächst ein Schock. Doch sie bedeutet kein Todesurteil: Weit über die Hälfte aller Patientinnen mit Brustkrebs kann heute geheilt werden! Die guten Heilungschancen und die Aussicht auf eine hohe Lebensqualität trotz Krankheit geben den betroffenen Frauen Mut und Zuversicht. Wichtigen Anteil daran haben auch Information und Aufklärung, Selbsthilfe und Selbstbestimmung. Jede Frau hat das Recht darauf, zusammen mit ihren Ärzten den für sie richtigen Weg zu finden. Als Präsidentin der Deutschen Krebshilfe gebe ich im Gespräch mit Betroffenen den Rat: Nehmen Sie Ihr Schicksal selbst in die Hand! Kämpfen Sie und nehmen Sie Hilfe an! Fragen Sie nach und informieren Sie sich – dieser Ratgeber leistet dabei hervorragende Hilfe. Auch die Deutsche Krebshilfe ist immer für Sie da. Sprechen Sie uns an!

Professor Dr.-Ing. habil. Dagmar Schipanski
Präsidentin der Deutschen Krebshilfe

Geleitwort der 1. Auflage 2002

Brustkrebs ist aus der Grauzone der Verdrängung in das Licht der Öffentlichkeit gerückt. Dafür haben sich zunächst die Betroffenen selbst eingesetzt, die beschlossen, für eine bessere medizinische Versorgung zu kämpfen. Doch auch in Fachkreisen war längst klar geworden, dass es größerer Anstrengungen bedarf, um einer Erkrankung erfolgreicher zu begegnen, hinter deren epidemiologischer und gesundheitsökonomischer Relevanz die individuellen Schicksale so vieler Patientinnen stehen.

Dies bedeutet vor allem, die Früherkennung von Brustkrebs zu verbessern und klar geordnete Maßstäbe für die Behandlung und Nachsorge festzulegen. Die Deutsche Krebsgesellschaft hat hierzu (wie auch zu anderen Tumorerkrankungen) mit den wissenschaftlichen Fachgesellschaften Leitlinien vorgelegt. Sie unterstützt damit nachdrücklich die Bemühungen aller Beteiligten, auf diesem Sektor jetzt zügig voranzukommen. Da an der Behandlung von Krebserkrankungen – und dies gilt in besonderem Maße für Brustkrebs – meist verschiedene Fachrichtungen beteiligt sind, ist es besonders wichtig, deren Vorgehensweisen zu koordinieren. Die auf breitem Einverständnis der Fachexperten beruhenden Leitlinien sind als übergeordnete Empfehlungen für das ärztliche Handeln zu verstehen, das jedem Patienten und jeder Patientin angemessen zugutekommen soll.

Doch halten wir es für unerlässlich, dass an Krebs Erkrankte sich auch selbst über die empfohlenen Behandlungswege informieren und auf dieser Basis mit darüber entscheiden. Hierbei unterstützt Sie auch der neue Ärztliche Ratgeber »Brustkrebs. Bescheid wissen • Entscheiden • Leben«, der hier einen wichtigen Platz einnimmt. Er will helfen, die großen Unsicherheiten und Ängste, die sich zwangsläufig an die Diagnose »Brustkrebs« knüpfen, abzubauen und umzulenken in ein aktives »persönliches Management«. Dazu ist es oft unumgänglich, auch über Details Bescheid zu wissen. Denn es geht um nichts Geringeres als Ihre Gesundheit! Dieser Ratgeber gibt Ihnen das nötige Wissen und seine Details so verständlich an die Hand, dass Sie es gut umsetzen können.

Professor Dr. med. Rolf Kreienberg
Präsident der Deutschen
Krebsgesellschaft e. V.

Einführung

Die Diagnose »Brustkrebs« wird wohl von nahezu jeder betroffenen Frau im ersten Augenblick als vernichtend erlebt. Doch Brustkrebs ist heute kein Todesurteil mehr. Früh genug erkannt und richtig behandelt (mehr dazu ab Seite 153), kann dieser Krebs tatsächlich geheilt werden. Dies trifft auf mehr als die Hälfte der erkrankten Frauen zu; es bedeutet aber auch, dass immer noch viel zu viele Betroffene sich auf eine bleibende Erkrankung einstellen oder, wie in diesem Buch formuliert, »mit ihr, aber nicht für sie leben« müssen.

> Jede Brustkrebsform sieht unter dem Mikroskop anders aus und verhält sich auch im Körper anders.

Die vielen eigenständigen Formen von Brustkrebs und seine unterschiedlichen Verläufe unterstreichen die Notwendigkeit, die Erkrankung sehr ernst zu nehmen und sie konsequent zu behandeln. Hierbei wird heute jedoch vieles in der Schulmedizin im positiven Sinne regelmäßig auf den »Prüfstand« gestellt.

> Wenn wir in diesem Buch der einfacheren Handhabung wegen von Ärzten oder Therapeuten sprechen, sind damit auch Ärztinnen und Therapeutinnen gemeint.

Gemeint sind damit nicht nur die wichtigen wissenschaftlichen Therapiestudien (s. dazu auch ab Seite 236), die zum Ziel haben, Brustkrebs der verschiedensten Stadien noch wirkungsvoller als bisher zu beherrschen. Vielmehr geht es auch darum, den Ablauf und damit die Gestaltung der Therapie insgesamt, in die Ärzte und andere Berufsgruppen der verschiedensten Fachdisziplinen eingebunden sind, zu optimieren. Dazu wurden auf Initiative der Deutschen Krebsgesellschaft und unter Mitwirkung der zuständigen Fachgesellschaften neue **Qualitätsleitlinien** vorgelegt, die u. a. für alle deutschen Brustzentren verbindlich sind. Bei der Früherkennung von Brustkrebs mit der Mammographie im Mittelpunkt (s. ab Seite 93) gibt es jetzt erstmals Qualitätskontrollen. Nachhaltiger noch wird so die moderne Medizin maßgeschneiderte Diagnose- und Behandlungskonzepte bei Brustkrebs auf dem Boden anerkannter Standards anbieten. Diese setzen vor allem Frauenärzte um, die meist die Diagnostik festlegen und maßgeb-

> Auch für die Mammographie werden noch umfassende Qualitätsleitlinien entwickelt.

Einführung

lich die Therapie wie auch die Nachsorgeuntersuchungen durchführen, Radiodiagnostiker, welche u. a. die Mammographien vornehmen, sowie Radiotherapeuten, die für die Bestrahlung *(Radiotherapie)* verantwortlich sind. Solche interdisziplinären Therapien sind vorrangig in Brustzentren verankert. Ihr Frauenarzt wird Sie darüber näher informieren. Dabei wird er Sie vielleicht auch auf die sogenannten *Disease-Management-Programme (DMP)* ansprechen. Dahinter verbirgt sich das Konzept einer strukturierten Behandlung bestimmter Krankheitsbilder wie z. B. Brustkrebs. Im Mittelpunkt steht ein koordinierender Arzt als Ansprechpartner für die Patientin. Spezialisten aus den verschiedensten Bereichen, auch für psychosoziale Beratung, sind ebenfalls einbezogen. Die Teilnahme für gesetzlich krankenversicherte Frauen ist freiwillig.

Sind die Hürden der Erstbehandlung einmal genommen, kehrt meist der Lebensmut zurück. Vielen Frauen gelingt es dann auch – gestärkt durch ihnen nahe stehende Menschen und zusammen mit betreuenden Ärzten und Therapeuten –, den Krebs Schritt für Schritt zu überwinden. Wer gut informiert ist, wird sich sicherer fühlen und Mut fassen, über die eigene Gesundheit mitzuentscheiden. Dabei will dieses Buch eine Hilfe sein, wie es auch das Vertrauen in die Behandlung von Brustkrebs durch sachliche und glaubwürdige Informationen stärken möchte. Dabei halten wir es für unsere Pflicht, aus unserer Sicht zweifelhafte Behandlungsmethoden als solche darzustellen.

Wenn Sie Anregungen oder kritische Einwände haben, so lassen Sie uns diese wissen. Es ist uns wichtig, den vorliegenden Ratgeber stetig weiterzuentwickeln.

Der *Krebsinformationsdienst (KID)*, die *Deutsche Krebsgesellschaft* und die *Deutsche Krebshilfe* (Adressen s. Anhang) können Ihnen weitere Informationen geben. Zusammen mit namhaften Experten sind diese Organisationen u. a. an der *Aktion: Bewusstsein für Brustkrebs* (s. auch Seite 289) beteiligt. Sie setzt sich mit allen Facetten der Erkrankung wissenschaftlich auseinander. Sie möchte die Früherkennung und deren Wahrnehmung durch Frauen aktiv fördern und sie will Ängste nehmen, indem das Wissen über die besten Diagnose- und Behandlungsverfahren bei Brustkrebs mit Nachdruck öffentlich gemacht wird.

Die Brust im Spiegel der Anatomie

Kenntnisse über anatomische und biologische Eigenschaften der Brust – darum geht es in den ersten beiden Kapiteln dieses Buches – helfen Ihnen bei der Selbstuntersuchung. Andererseits können Sie mit den schwierigen Zusammenhängen einer Erkrankung wie Brustkrebs etwas leichter Fühlung aufnehmen, wenn Sie sich mit der Brust als Organ vorab vertraut gemacht haben. Verstehen stärkt aber auch das Selbstvertrauen und gibt Ihnen Kraft, mit der Krankheit aktiv umzugehen. Anstehende Entscheidungen mit den eigenen Maßstäben und Bedürfnissen so gut wie möglich in Einklang zu bringen – dieser Leitgedanke soll Sie fortan immer begleiten.

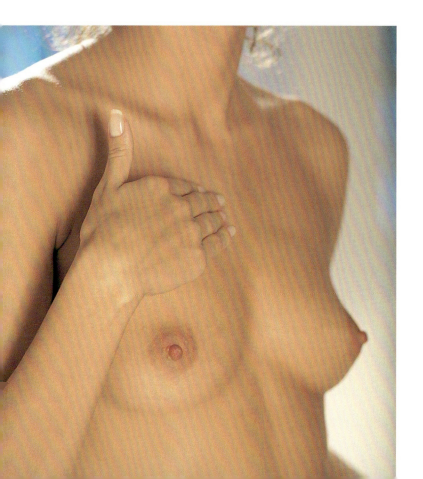

Die Brust im Spiegel der Anatomie

Was gehört zur Brust?

Beginnen wir mit einer Frage: Wenn Sie eine Grenze um Ihre Brust ziehen sollten, wo würden Sie diese Linie anlegen?

Betrachten Sie nun die hier abgebildete Brust und vergleichen Sie deren Ausdehnung mit der von Ihnen gedachten. Sie sehen nun, dass sich die weibliche Brust als **Organ** wesentlich weiter nach oben und außen erstreckt als mit bloßem Auge erkennbar (s. Abb. 1). Sie überwölbt nicht einfach die Brustwand, sondern ist mit ihr verwachsen. Ihre Unterlage ist überwiegend der **große Brustmuskel** (s. Abb. 2) mit seiner Bindegewebshülle.

Der Drüsenanteil der Brust hat – von vorne gesehen – die Form einer Rosette mit leicht gewellten Rändern. Ein kleiner Zipfel ragt in die Achselhöhle hinein.

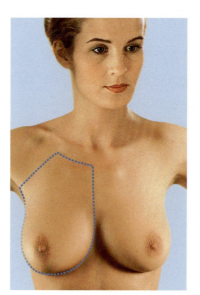 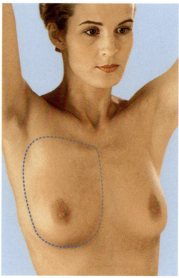

Abb. 1 Grenzen der Brust: Nach oben reicht das Brustgewebe bis zum Schlüsselbein, innen bis zum Brustbein *(links)*; nach außen bis zu einer gedachten Linie senkrecht durch die Mitte der Achselhöhle und nach unten bis zur »Umschlagsfalte« der Haut *(rechts)*.

Die Brust im Spiegel der Anatomie

Innenansichten

Im Großen und Ganzen ...

Die Brust erhält ihre Form durch den **Drüsenkörper**, d. h. das Gewebe der **Brustdrüsen** (s. unten), das einen großen Anteil ausmacht. Hinzu kommen **Fett-** und **Bindegewebe**. Auch die schützende Haut wirkt sich formend auf die Brust aus. Je nach Lebensalter und Körperbau können all diese Strukturen unterschiedlich fest sein und in ihren Anteilen variieren. Bei der älteren Frau nehmen das Drüsen- und Bindegewebe deutlich ab und das Fettgewebe zu. Die Festigkeit der Haut lässt nach. Damit verändert sich auch die Form der Brust.

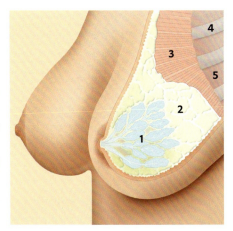

Abb. 2   Vielschichtige Brust – hier ein erster Einblick: Drüsengewebe (1), Fett- und Bindegewebe (2), großer Brustmuskel (3). Am Bildrand rechts mit dargestellt: Rippen (4) und dazwischenliegende Muskeln (5).

Die Brust heißt medizinisch *mamma*, was auch für die verkümmert angelegte männliche Brustdrüse gilt. Nach medizinischer Rangordnung ist die Brust »nur« das sekundäre, d. h. an zweiter Stelle stehende weibliche Geschlechtsmerkmal. Entwicklungsgeschichtlich stammen die Brustdrüsenzellen übrigens von den Schweißdrüsenzellen (der Haut) ab.

Im Kleinen und Feinen ...

Die von der Natur vorgegebene Zweckbestimmung der Brust ist das Stillen. Dem entspricht die Wandlungsfähigkeit des Drüsengewebes. In Abb. 3a (Seite 24) sehen Sie zunächst, dass die Brustdrüse aus einem »Fächer« sogenannter **Drüsenlappen** – insgesamt sind es zwischen 15 und 20 – besteht. Zu jedem Drüsenlappen gehört ein »Stiel«, der **Milchgang**. Jeder Drüsenlappen verzweigt sich zudem wieder in mehrere **Drüsenläppchen** (Abb. 3b), denen Seitenäste der Milchgänge zugeordnet sind. Letzte Ausläufer der Milchgänge enden mit einer kolbenartigen Erweiterung. Wir befin-

Die Brust im Spiegel der Anatomie

Stellen Sie sich zum Vergleich eine Traubenrebe vor: Die einzelnen Rispen entsprechen den Läppchen, die Trauben den Drüsenbläschen und die Stiele den Gängen.

den uns nun in den **Drüsenbläschen** (Abb. 3c). Sie sind mit den zur Milchbildung fähigen **Brustdrüsenzellen** ausgekleidet und von einer zarten, muskelartigen Zell-Lage umschlossen, die das Herauspressen der Milch beim Stillen ermöglicht. Erst in der **Schwangerschaft** reifen die Drüsenzellen vollständig aus und bilden dann sogar noch neue »Ableger«, um nach dem Milcheinschuss genügend Milch bereitzustellen (s. auch Seite 35).

Das Saugen ist ein starker Reiz für die Milchbildung. Deshalb sollen Säuglinge zu Beginn der Stillperiode so oft wie möglich angelegt werden.

Zurück zu den Milchgängen. Auf der Brustwarze, medizinisch *Mamille* genannt, mündet jeder Milchgang mit seiner Pore – es sind also 15 bis 20 Poren, entsprechend der Zahl der Milchgänge. Direkt vor der Brustwarze sind die Milchgänge zu kleinen Säckchen erweitert. Diese leeren und füllen sich beim Stillen im Rhythmus des Saugens.

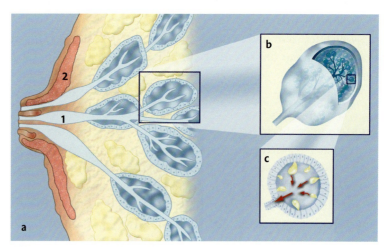

Abb. 3 Im Lupenblick: Auf der Brustwarze münden die Milchgänge, einer nahezu vollständig mit zugehörigem Drüsenlappen (a 1) sichtbar. In der Randzone liegen feine Muskelstränge (2). So sieht ein Drüsenläppchen aus (b); Milch bildendes Drüsenbläschen (c).

Die Brust im Spiegel der Anatomie

Den Saum der Brustwarze (»Warzenhof«) umgibt ein Kranz von 10 bis 15 Höckerchen – kleine Drüsen, die den Warzenhof befeuchten. So vermag das Baby nachhaltiger zu saugen, da seine Lippen die Brustwarze luftdicht umschließen können. Wieder andere, um die Brustwarze herum angesiedelte Drüsen bilden Talg und Schweiß; außerdem wachsen hier feinste Härchen. Ein zartes »Päckchen« nicht willentlich beeinflussbarer, ringförmig unter der Haut des Warzenhofs liegender Muskeln sorgt dafür, dass sich Brustwarze und Warzenhof auf Berührung hin zusammenziehen und aufrichten (*Erektion*). Schon der sanfteste Kontakt vermag diese Regung herbeizuführen. Ein feinfühliges Nervengeflecht meldet nämlich den Berührungsreiz an das Gehirn, welches auf komplizierten Wegen und dennoch ungeheuer schnell die feinen Muskeln der Brustwarze (Abb. 3a, 2) dazu bringt, sich zusammenzuziehen; das ist eine Voraussetzung fürs Stillen und vermittelt auch erotische Empfindungen. Gleichzeitig senden spezielle Nervenzellen im Gehirn Impulse an die Hirnanhangsdrüse, die nun das Hormon *Oxytozin* ins Blut abgibt. In der Stillzeit stimuliert es den Muskelsaum der Drüsenzellen, die ihre Milch in die Drüsengänge pressen.

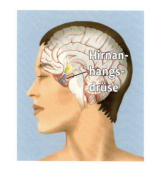

Hirnanhangsdrüse

In der Schwangerschaft kann Oxytozin die Wehentätigkeit anregen, was normalerweise aber erst kurz vor der Geburt durch das weibliche Geschlechtshormon *Östrogen* (s. Seite 35) »vorbereitet« wird. Schließlich aktiviert Oxytozin die Scheidenmuskeln – eine Reaktion, die eng mit dem Orgasmus der Frau verknüpft ist.

Mit dem Körper »vernetzt«

Die Brust ist, wie andere Organe auch, über Blut- und Lymphgefäße mit dem Kreislauf- und Lymphsystem des Körpers verbunden. Vom Herzen kommen die arteriellen Blutgefäße. Sie treten von der

Die Brust im Spiegel der Anatomie

Achselhöhle wie auch vom gegenüberliegenden Bereich unterhalb des Brustbeins in beide Brüste ein. Über ihre feinsten Ausläufer (*Kapillaren*) liefern sie den lebensnotwendigen Sauerstoff, Nährstoffe und Hormone an die Brust. All dies nehmen die Zellen des Brustgewebes auf und verarbeiten es zu Energie, zu Bau- und Funktionsstoffen; sie wachsen und erneuern sich. Was dabei als »entsorgungspflichtig« anfällt, tritt aus den Zellen in die umgebende Flüssigkeit und von dort großteils in die feinsten Ausläufer der **Venen** über. Diese allmählich immer größer werdenden, das Blut **zum Herzen** zurückleitenden Gefäße verlassen die Brust genau dort, wo die »Zubringerarterien« (s. unten) wie auch **Nerven** eintreten.

Die Lymphgefäße sind neben dem Blutkreislauf das zweite Transportsystem des Körpers. Die darin transportierte Flüssigkeit – die *Lymphe* – ist eine »Blutsverwandte«: Sie enthält zwar keine roten, dafür aber reichlich weiße Blutkörperchen und viele Eiweißstoffe. Wie das Blut kann auch die Lymphe gerinnen.

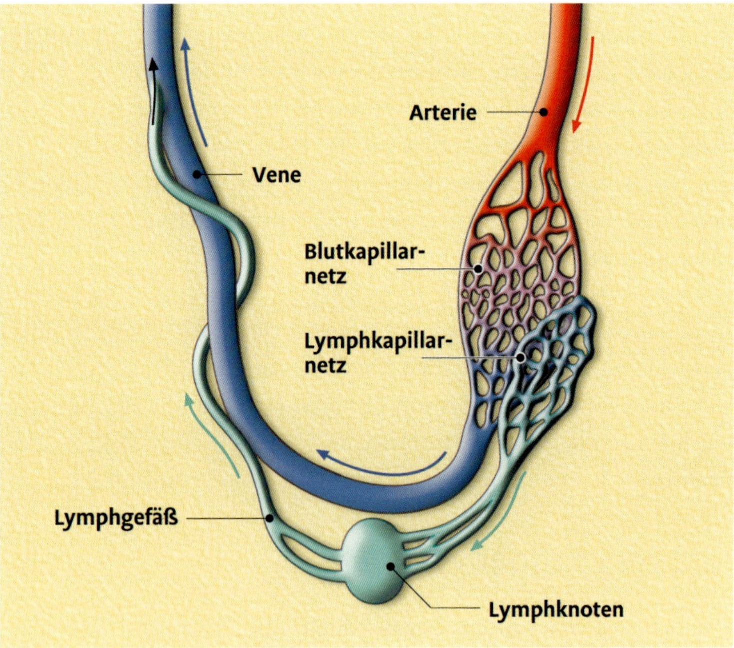

Abb. 4   Vernetzung zweier Systeme: Blut- und Lymphkreislauf sind eng miteinander verflochten.

Die Brust im Spiegel der Anatomie

Der »zweite Weg«: das Lymphsystem

Ein gutes Zehntel der täglich bei der Arbeit der Körperzellen – auch der Brustdrüsenzellen – umgesetzten rund 20 Liter »Stoffwechselsaft« gelangt jedoch nicht sofort in die Venen, sondern **zuerst** in das **Lymphsystem**. Dieses verfügt über ein aufnahmefähiges **Kapillarnetz** (s. dazu Abb. 4), das die Zellen eng umschlingt, sowie zahllose Lymphbahnen. Sie erstrecken sich praktisch über den ganzen Körper, beide Brüste inbegriffen, und transportieren Stoffe aller Art: Nährstoffe wie Fett und Eiweiß (befinden sich vor allem in der Darmlymphe), »Abfälle« aus dem Stoffwechsel, Schmutzpartikel wie Staub- oder Kohlekörnchen (betrifft insbesondere die Lymphe der Lungen), Krankheitserreger oder auch Krebszellen.

Die Lymphkapillaren werden zu immer größeren Gefäßen. Zwischengeschaltet sind **Lymphknoten** (s. nochmals Abb. 4). Die Lymphbahnen durchqueren die jeweiligen Körperetagen parallel zu den ebenfalls immer größer werdenden Venen. Schließlich vereinigen sie sich zu zwei **Hauptlymphstämmen**, dem **Brustgang** und dem etwas kleineren rechten Lymphgang. Der Brustgang nimmt unter anderem die aus den beiden **Brüsten** stammende Lymphe auf. Beide Lymphgänge münden kurz vor dem Herzen in die »Schlüsselbeinvene«. Diese leitet das jetzt lymphreiche Venenblut zum Herzen. Von dort gelangt dieses Blut in die Lungen, wo es über die Atmung mit *Sauerstoff* aufgefrischt und vom Stoffwechselprodukt *Kohlendioxid* befreit wird. Dann beginnt der Kreislauf von Neuem. Dabei durchströmt das Blut als nächste wichtige Stationen (erneut) Leber und Nieren. Hier wird es durch Verarbeitung und Filterung vorhandener »Abfallstoffe« fortlaufend gereinigt.

Warum nun teilweise der Umweg über die Lymphgefäße? Zum einen geschieht das, um den **Kreislauf zu entlasten**. Das Lymphsystem »drainiert« die Gewebe und nimmt den Venen herzwärts

> Der Brustgang transportiert die Lymphe der unteren Gliedmaßen, des Bauchraums, der linken oberen Körperhälfte – einschließlich beider Brüste – und des linken Kopfbereichs. Der rechte Lymphgang leitet die Lymphe aus der rechten Hälfte von Kopf und Oberkörper weg.

Die Brust im Spiegel der Anatomie

Das Lymphsystem entlastet Gewebe und Kreislauf, übernimmt Recyclingfunktionen im Stoffwechsel und stellt die Immunabwehr sicher.

vorübergehend einen Teil der Flüssigkeit ab. Wenn der Lymphabfluss behindert ist, sammelt sich Gewebeflüssigkeit an, es kommt zu örtlichen Schwellungen. Sind also etwa die Lymphwege in der **Achselhöhle** verlegt, können Arm und Brust anschwellen, weil ihre Lymphe großteils in das Nadelöhr der **Achselhöhlen-Lymphwege** gelangt und erst von dort aus abfließt (s. auch Seite 180). Gleichzeitig transportiert das System vorübergehend einen Teil der aufgenommenen Nährstoffe, die sonst um die Zellen herum liegen bleiben, dem Körper so verloren gehen oder ihn vor Ort sogar belasten würden. Damit leistet die Lymphe auch so etwas wie ein Recycling. Aufgenommene »Abfallstoffe« schließlich transportiert sie zur Entsorgung ab und Schädliches – beispielsweise Bakterien, die sich in den Körper eingeschlichen haben, oder auch Krebszellen – »verfrachtet« sie in die schon erwähnten Lymphknoten. Dies leitet zu einer weiteren, **lebensnotwendigen** Aufgabe des Lymphsystems über: der **Immunabwehr**.

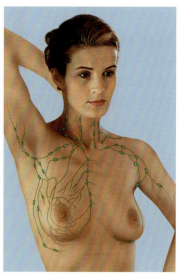

Abb. 5 Lymphwege.
Stellen Sie sich das nur anteilig dargestellte Lymphsystem zum einen symmetrisch angeordnet, zum anderen oberflächlich unter der Haut wie auch in der Tiefe verteilt vor. Alles ist miteinander verbunden.

Spezialisiert auf Verteidigung: die Lymphknoten
Bei Krankheiten wie Infektionen oder Krebs sind besonders die **Lymphknoten** als **erste Filter-** und **Abwehrstation** gefordert. Sie befinden sich meistens an der Kreuzung größerer Lymphgefäße und fangen »verdächtige« Zellen, Krankheitserreger und an-

Die Brust im Spiegel der Anatomie

dere Fremdstoffe ab. Größere Ansammlungen, die jeweils einem »regionalen« Abflussgebiet entsprechen, befinden sich am Hals, in den Leisten, über den Schlüsselbeinen. Die der **Brust** zugeordneten »Sammellymphknoten« sind mehrheitlich auf die **Achselhöhlen** konzentriert. Auch die im Brustgewebe selbst verteilten kleinen Lymphknoten werden dem Achselhöhlenbereich zugeordnet (s. Abb. 5 auf Seite 28).

> Bei Brustkrebs spielt die Beurteilung der Achsellymphknoten eine wichtige Rolle für die Behandlung und den Krankheitsverlauf (s. ab Seite 158).

Dass Lymphknoten oft in ein Krankheitsgeschehen eingebunden sind, wird am Beispiel **Mandelentzündung** deutlich. Dabei schwellen oft die unter dem Kieferwinkel gelegenen Halslymphknoten an. Sie sind dann etwa kaffeebohnengroß tastbar; meist schmerzen sie auch leicht. Dies ist eine typische Reaktion auf anwesende Infektionserreger – Viren oder Bakterien –, mit denen sich der Körper auseinandersetzt. Im Ergebnis kann es zu einer Entzündung kommen, was auch die oft (aber nicht zwangsläufig) schmerzhaften Schwellungen erklärt.

Die Abwehrreaktion selbst verläuft nun folgendermaßen: Sobald ein »Schädling« oder »Fremdling« – dazu gehört auch im Körper selbst Entstandenes, etwa eine Krebszelle – über den Lymphweg im ersten zuständigen Lymphknoten (s. auch Seite 177) landet, findet dort eine Art »erkennungsdienstliche Behandlung« statt. Zuständig dafür sind hoch spezialisierte weiße Blutkörperchen, vor allem so genannte Fresszellen (*Makrophagen*) und *dendritische Zellen*. Sie verleiben sich einzelne Fremdlinge, die ja meistens in großer Zahl auftreten, ein und zerlegen sie. Die dabei anfallenden Splitter dienen als »Schablonen« oder Erkennungsmerkmale für

---

Wenn Sie Ihre Brüste einmal im Monat abtasten (s. Seite 81), vergessen Sie nicht die Achselhöhlen. Sollten Sie dort auf einen »Knoten« stoßen, der einem »gereizten« Lymphknoten entsprechen kann (er muss deshalb nicht unbedingt schmerzhaft sein!), ziehen Sie bitte Ihren Arzt zurate.

Die Brust im Spiegel der Anatomie

andere weiße Blutzellen – beispielsweise sogenannte *Killerzellen*, die zu den Lymphozyten gehören. Diese Killerzellen eicht das Immunsystem mit Hilfe der Schablonen auf die übrigen Fremdlinge, die dann von den »scharf gemachten« Killerzellen zerstört werden. Andere weiße Blutzellen produzieren Abwehrstoffe (*Antikörper*), die wiederum genau auf die Fremdlinge zugeschnitten sind. Indem die verschiedenen Immunzellen Hand in Hand arbeiten, werden die Fremdlinge schließlich komplett beseitigt.

Lymphknoten (und Milz) beherbergen Millionen Lymphozyten. Viele Lymphozyten wandern aber auch auf den **Lymphbahnen** und im **Blut** hin und her; als junge Zellen durchlaufen sie bestimmte »Ausbildungsstationen«, z. B. im Thymusorgan (s. Seite 360), um danach überall im Körper voll einsatzfähig zu sein. Insofern ist das Lymphsystem auch ein wichtiges strategisches Wegenetz der Immunabwehr.

Bei einer Brustentzündung (medizinisch *Mastitis*) schwillt die Brust schmerzhaft an; der entzündete Bereich verfärbt sich rot. Steckt eine Infektion dahinter, z. B. in der Stillzeit, bestehen meist Fieber und Unwohlsein. Das Stillen muss eventuell unterbrochen werden.

Das Lymphsystem leistet mit seiner Immunaktivität unersetzliche Dienste für den Körper. Es schützt die Organe – und dies gilt auch für das Brustgewebe – bestmöglich vor Angriffen durch äußere und innere Feinde. Für die Brüste ist das nicht zuletzt deshalb wichtig, weil ihre Haut beim Stillen leicht verletzt wird. Eindringende Hautkeime könnten sich über die Milchgänge allzu rasch im Gewebe ausbreiten, wenn das Abwehrsystem sie nicht erfolgreich daran hindert. Dann bestünde auch die Gefahr einer Brustentzündung (über die Beziehung zwischen Immunsystem und **Brustkrebs** s. Seiten 327 und 356).

Die Macht der Hormone

Die »Powerstoffe« verdanken ihren Namen griechischen Quellen: *Hormao* bedeutet antreiben. Hormone sind Signalgeber, die es den Zellen vieler Organe – beispielsweise der Haut, Schleimhäute, Haare, Schilddrüse oder auch des Gehirns – ermöglichen, ihren Aufgaben nachzukommen. Für Brustdrüsen und Eierstöcke sind weibliche Geschlechtshormone wie z. B. die *Östrogene* passende Signalgeber. Um das Wechselspiel zwischen ihnen und der Brust in den verschiedenen Lebensphasen der Frau geht es in diesem Kapitel.

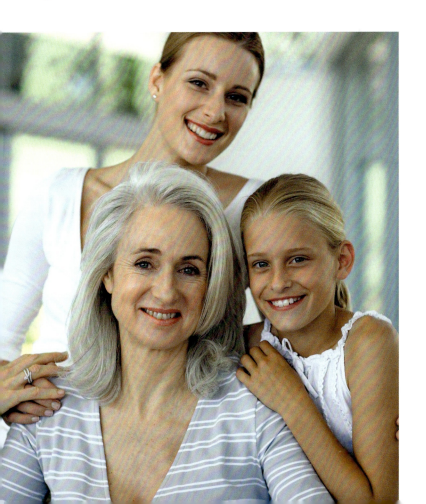

Die Macht der Hormone

Auf und Ab des Brustgewebes

Frühe Entfaltung: Zeit des Wachsens

Die Entwicklung der Brust beginnt schon im **Mutterleib**. Sechs Wochen nach der Befruchtung des Eis werden die ersten Milchgänge angelegt – beim weiblichen wie beim männlichen Embryo. Sie vermehren sich unter dem Einfluss der *Östrogene* und des *Progesterons* (s. Seite 34), der weiblichen Geschlechtshormone. Beide werden während der Schwangerschaft zunehmend im »Mutterkuchen« *(Plazenta)* gebildet – neben anderen Hormonen wie beispielsweise *Prolaktin* (s. auch Seite 35), das später auch die Entwicklung der Brust fördert (s. Abb. 6b sowie Abb. 8b auf Seite 35).

In der **Pubertät** sorgt ein »biologischer Zeitgeber«, dessen Funktionsweise für die Wissenschaft noch immer rätselhaft ist, beim jungen Mädchen für den ersten Wachstumsschub: Die Brust beginnt nun sichtlich größer zu werden. Erneut sind die weiblichen Geschlechtshormone dafür verantwortlich. Sie werden inzwischen

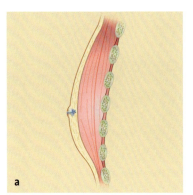
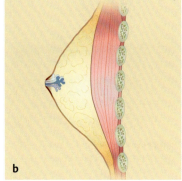

a b

Abb. 6 Zu erahnende Anlage und frühe Knospen: Brust im Kindesalter (a) und in der Pubertät (b).

Die Macht der Hormone

vom Körper des Mädchens selbst – genauer: von seinen Eierstöcken – produziert. Bei pubertierenden Knaben dagegen »rührt« sich in den Brustdrüsen nichts. Das liegt daran, dass die jetzt mehr und mehr aktiven männlichen Geschlechtshormone *(Androgene)* die Brust vor den auch im männlichen Körper in Spuren vorhandenen Östrogenen abschirmen.

Die Eierstöcke eines neugeborenen Mädchens enthalten viele Hunderttausend Eibläschen *(Follikel)*. Bis zur Pubertät sind ihm noch ungefähr hunderttausend Eifollikel erhalten geblieben; die Mehrzahl hat sich zurückgebildet. Jeweils in der ersten Zyklushälfte beginnen nun zahlreiche Follikel auf das Kommando des *Follikel stimulierenden Hormons* (kurz: *FSH*) aus der Hirnanhangsdrüse hin auszureifen. Im Zuge dessen bilden sie **Östrogene**. Normalerweise erreicht immer nur **ein** Follikel »Sprungreife«. Dabei steigt die Östrogenproduktion stark an. Danach wird er zum *Gelbkörper* und

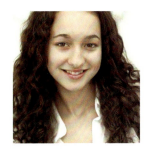

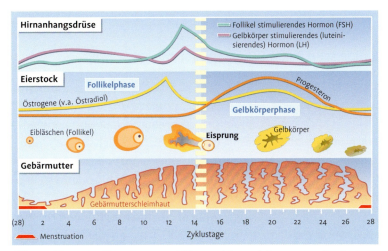

Abb. 7 Monatszyklus: Der erste Zyklustag folgt auf den 28. Tag des letzten Zyklus.

Die Macht der Hormone

bildet unter dem Einfluss des *luteinisierenden Hormons (LH)* zusätzlich das Hormon **Progesteron**, ein körpereigenes Gestagen. Im Leben einer Frau »gelingt« höchstens 400 Follikeln der Eisprung.

Kommt es nicht zur Befruchtung und Einnistung des befruchteten Eis, geht die Progesteronausschüttung zurück, Eizelle und Gelbkörper versiegen, die Gebärmutterschleimhaut wird abgestoßen: Die Menstruationsblutung setzt ein und es beginnt ein neuer Zyklus.

Mit dem Einsetzen der **ersten Monatsblutung** *(Menarche)* beginnt nun auch jene Lebensphase, in der sich die Brüste Monat für Monat neu auf eine mögliche Schwangerschaft einstellen. Östrogene und Progesteron ebnen der in den Drüsenläppchen später eventuell gebildeten Muttermilch den Weg: Nach dem Eisprung werden die Milchgänge etwas aufgetrieben und die Drüsenläppchen vergrößern sich vorübergehend – mitsamt den Drüsenzellen. Das Bindegewebe der Brust schließlich quillt durch Wassereinlagerung auf. Alles in allem werden die Brüste größer, fester und fühlen sich manchmal auch »knotig« an. Diese oft mit einem Spannungsgefühl verbundenen Veränderungen sind völlig normal und lassen mit Beginn der Monatsblutung nach: Dann werden die Brüste wieder kleiner und weicher, die Unebenheiten gehen zurück oder verschwinden ganz.

Biologische Reife: Schwangerschaft und Stillzeit

Eine befruchtete Eizelle braucht günstige Bedingungen, um sich weiterzuentwickeln. Dafür sorgt **Progesteron** (s. oben). Auf Deutsch bedeutet »Progesteron« »schwangerschaftsvorbereitendes Hormon«. Es sorgt zunächst einmal dafür, dass sich die Gebärmutterschleimhaut im Laufe des Zyklus überhaupt voll entwickelt und für die Einnistung des befruchteten Eis bereithält. Sodann stellt es die Muskulatur der Gebärmutter ruhig, hemmt also bis zu einem gewissen Grade vorzeitige Wehen. Dadurch verhindert es beispielsweise, dass eine befruchtete Eizelle, die im Begriff ist, sich in der Gebärmutterschleimhaut einzunisten, wieder ausgetrieben wird. Auch die Abstoßung der Schleimhaut selbst bleibt normaler-

Ein wichtiges Hormon, das die Schwangerschaft aufrechterhält, ist HCG (Humanes Choriongonadotropin). Es wird nachweisbar, sobald sich eine befruchtete Eizelle in die Gebärmutterschleimhaut eingenistet hat. Schwangerschaftstests beruhen auf der Suche nach HCG im Urin.

Die Macht der Hormone

weise aus, wenn eine Schwangerschaft eingetreten ist. Der Vorbereitung auf das **Stillen** dient Progesteron, indem es den Brustdrüsenbläschen zur vollen Ausreifung verhilft und die Entfaltung weiterer Drüsenbläschen vorantreibt. Hier wirkt es Hand in Hand mit den **Östrogenen**. Progesteron und Östrogene ermöglichen also auch dieses »dritte Wachstum« der Brustdrüsen, das wie das »vierte und letzte« an eine Schwangerschaft gebunden ist. Die als vierter Schritt sich vollziehende biologische Vollendung der Brust ist dem schon erwähnten Hormon **Prolaktin** (von lat. *lac, lactis = die Milch* und *pro = vor, für*) sowie weiteren Hormonen und Signalstoffen aus der Plazenta zu verdanken: Alle diese »Vermittler« bereiten nun gezielt die Milchbildung im Drüsengewebe vor. Während Prolaktin normalerweise nur in kleinsten Mengen von der Hirnanhangsdrüse ausgeschüttet wird, steigt es in der Schwangerschaft etwa auf das 20-fache an – im Wesentlichen aufgrund des wachsenden Beitrags der Plazenta. Pünktlich **nach** der Geburt – meist innerhalb von 24 Stunden – sorgt es für den Milcheinschuss. Dann sinkt der bis dahin sehr hohe Östrogenspiegel im mütterlichen Blut, der eine *vorzeitige* Milchbildung verhindern sollte, drastisch ab.

Am Anfang der Schwangerschaft bildet der Gelbkörper unter HCG-Einfluss noch Progesteron und Östrogene; bald übernimmt das jedoch die Plazenta.

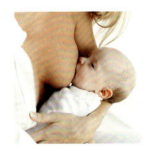

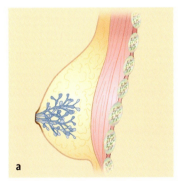
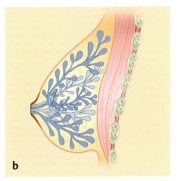
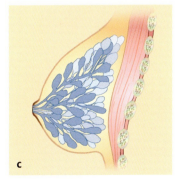

Abb. 8 Zeit der Geschlechtsreife: Brustdrüsengewebe außerhalb (a) und während einer Schwangerschaft (b) sowie in der Stillzeit (c).

Die Macht der Hormone

Prolaktin hemmt bei stillenden Frauen die Reifung eines neuen Eis im Eierstock. Damit kann eine frühzeitig eintretende neue Schwangerschaft auf natürliche Weise unterbunden werden. Jedoch ist dieser Mechanismus kein zuverlässiger Empfängnisschutz.

Beim **Abstillen** bewirkt der nunmehr fehlende Saugreiz, dass die Hirnanhangsdrüse die Prolaktinbildung drosselt. Also sinkt das Prolaktin im Blut ab, die Milchbildung lässt nach, Millionen Milch bildender Zellen haben ihre Pflicht erfüllt und werden »ausgemustert«. Der Zustand des Brustdrüsengewebes entspricht nun wieder demjenigen vor der Schwangerschaft. Spätestens jetzt ist wieder mit einem neuen Zyklus und ggf. einer neuen Schwangerschaft zu rechnen.

Wechseljahre und danach: »Ruhezeit«

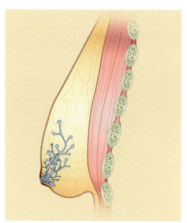

Abb. 9 Wechseljahre und danach: Der Drüsenkörper schrumpft, das Fettgewebe nimmt zu, die Festigkeit der Brust lässt nach.

Nach der letzten Monatsblutung *(Menopause)* stellen die Eierstöcke ihre Hormonproduktion vollständig ein: So gut wie alle Eifollikel, die aus dem ursprünglichen Vorrat erhalten geblieben waren (s. Seite 33), sind in der Zeit der Geschlechtsreife »verbraucht« worden. Es besteht nun nur noch eine geringfügige Hormonbildung in anderen Geweben. So baut vor allem das Muskel- und **Fettgewebe** kleine Mengen des **Östrogens** *Östron* aus einem in den Nebennieren

Die Macht der Hormone

gebildeten Vorläufer auf (s. auch Seite 241). Dies reicht aber bei weitem nicht aus, um das gewohnte Niveau zu halten, sodass es letztlich zu einem Östrogenentzug kommt. Das für den Organismus ebenfalls bedeutsame **Progesteron** jedoch, das nur der Gelbkörper – das aufgeplatzte, nach jedem Eisprung im Eierstock zurückbleibende Eibläschen (s. Seite 33) – herstellen kann, sinkt praktisch auf null, da ja kein Eifollikel mehr heranreift.

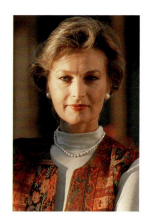

Dies bedeutet Hormonmangel »auf der ganzen Linie«. Das **Brustdrüsengewebe** – Drüsen und Milchgänge – nimmt ab, während das Fettgewebe zunimmt. Das Bindegewebe verliert genauso wie die Haut an Elastizität, die Brust wird schlaffer. Auch bilden sich gegebenenfalls Knötchen und Zysten (s. Seite 57). Dieser Prozess setzt sich mit der Alterung des Körpers noch weiter fort.

Hormone und Brustkrebs

Dass weibliche Geschlechtshormone – **Östrogene** wie **Gestagene** – Brustkrebs fördern können, gilt inzwischen als gesichert. Östrogene üben Wachstumsreize aus, welche die Vermehrung von Drüsenzellen in der Brust fördern. Fehlgesteuerte Wachstumsreize können die Neigung zur Entartung – also zu Brustkrebs – verstärken. Die entsprechenden Zusammenhänge werden in der Literatur über Brustkrebs, so auch in diesem Buch, üblicherweise in Verbindung mit den **Brustkrebs-Risikofaktoren** (s. ab Seite 48) dargestellt. Darüberhinaus spielt der hormonelle Zusammenhang bei der Behandlung von Brustkrebs eine große Rolle. Unklarer ist die Rolle der **Gestagene**. Doch hat sich der »Verdacht der Mittäterschaft« aufgrund einer wichtigen amerikanischen und einer großen englischen Studie verdichtet. In der Zukunft sind hier konkretere Ergebnisse, hoffentlich auch aus Europa, zu erwarten.

Beobachtungsstudien zeigten, dass eine (aus verschiedensten medizinischen Gründen) in jungen Jahren durchgeführte Entfernung der Eierstöcke das Brustkrebsrisiko bei den betroffenen Frauen senken kann.

Die Macht der Hormone

Ist es einmal zu Brustkrebs gekommen, so besteht eine der vielen Besonderheiten darin, dass bestimmte **östrogenähnliche** Substanzen die Erkrankung eindämmen können. Diesen Effekt nutzen die Ärzte bei der Behandlung in Form einer **Hormontherapie** aus.

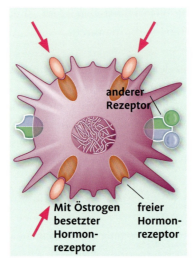

Abb. 10   Hormonrezeptor – Positiv: Krebszelle mit überschwellig vorhandenen Hormonrezeptoren. Teilweise sind sie »besetzt« – hier z. B. mit Östrogenen (↑).

Hierzu eine kurze »Vorschau«: Künstlich hergestellte **Östrogen-Gegenspieler** beispielsweise können sogenannte **Bindungsstellen** *(Rezeptoren)* der Brustdrüsenzellen – auch derjenigen, die bösartig verändert sind – für Östrogene besetzen. Der hormonelle Wachstumsreiz auf die Krebszellen wird dadurch unterbrochen (s. Seiten 202 und 315). Damit diese Medikamente auch wirklich greifen können, muss eine wichtige Voraussetzung erfüllt sein: Die genau auf die Östrogene zugeschnittenen und auch zu den sehr ähnlichen Gegenspielern passenden Rezeptoren müssen in den Krebszellen in **nennenswertem Maße** vorhanden sein. Dies kann im Labor anhand von Gewebeproben aus der Geschwulst getestet werden. Dabei werden sowohl **Östrogen-** als auch Gestagen- bzw. **Progesteronrezeptoren** bestimmt. Das Testergebnis liefert dem Arzt eine wichtige Grundlage, um zu entscheiden, ob eine Hormontherapie für die betroffene Frau sinnvoll ist.

Die Macht der Hormone

Insgesamt gibt es viele verschiedene Ansatzpunkte, um in das Wechselspiel zwischen Östrogenen und Brustkrebs einzugreifen. Wann eine solche Hormontherapie infrage kommt und wie sie sich gestaltet, darüber können Sie sich in den Kapiteln »Behandlung früher Brustkrebsformen« (ab Seite 202) und »Behandlung des fortgeschrittenen Brustkrebses« (ab Seite 315) genauer informieren. Die Hormontherapie ist zweifellos ein großer Fortschritt bei der Behandlung von Brustkrebs.

Wie entsteht Brustkrebs?

Die Zahl der Frauen, die an Brustkrebs erkranken, nimmt besonders in den westlichen Ländern zu. In Deutschland werden ungefähr 57 000 Frauen jedes Jahr mit dieser Diagnose konfrontiert. Das heißt: Etwa jede achte bis zehnte deutsche Frau könnte im Lauf ihres Lebens Brustkrebs bekommen. Warum ist vielfach noch unklar. Bevölkerungsstudien lassen auf Umweltfaktoren, wozu auch die Ernährung gehört, als möglichen Baustein im Mosaik der Ursachen schließen. Mehr Klarheit gibt es beim erblichen Risiko. Zur Rolle der weiblichen Geschlechtshormone liegen inzwischen viele, auch richtungsweisende Untersuchungsergebnisse vor. Mehr über all dies auf den folgenden Seiten, die zudem auf aktuelle Theorien zur Entstehung von Krebs eingehen.

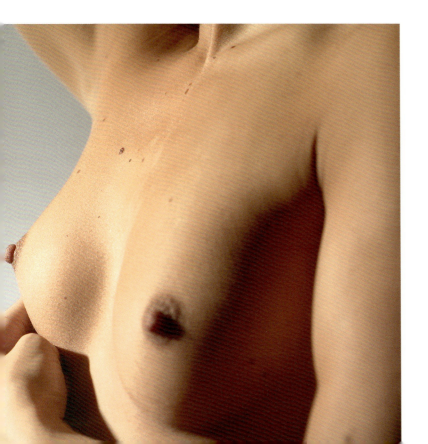

Wie entsteht Brustkrebs?

Wie kommt es zu Krebs?

Der medizinische Fachbegriff für eine Wucherung oder Geschwulst lautet *Tumor*. Tumore können durchaus **gutartig** sein. Zugleich wird der Begriff »Tumor« auch für **bösartige** Veränderungen benutzt. Worin liegt der Unterschied? Tumore entstehen aus Zellen eines Organs, die sich unkontrolliert teilen und vermehren. Bleiben die so entstandenen Zellverbände »ordnungsgemäß« an ihrem Ursprungsort und wirken sie nicht zerstörerisch auf ihre Umgebung ein, so nennt man sie gutartig. Gutartige Tumore sind vom übrigen Gewebe klar und »glatt« abgegrenzt.

Der Begriff »Tumor« umfasst gut- wie bösartige Geschwülste.

Überspringen Tumorzellen jedoch die Ortsgrenzen, indem sie in die Nachbarschaft eindringen und sie zerstören, werden sie als **bösartig** bezeichnet. Bösartige Geschwülste entsprechen »Krebs«. Zu irgendeinem Zeitpunkt können sie über die Blut- und Lymphgefäße auch Absiedelungen (*Metastasen*) an andere Körperstellen entsenden. Die Neigung zu einer solchen Metastasierung und ihr »Muster« sind sehr unterschiedlich. Konnte ein Krebs geheilt werden, so wurde auch seiner Metastasierung rechtzeitig ein Riegel vorgeschoben.

LEXIKON

Metastasen verbreiten sich über tumornahe Lymphknoten, den Lymphkreislauf, vor allem aber über die Blutbahn im Körper. Tumoreigene Stoffe bewirken, dass im Tumor selbst Lymph- und Blutgefäße entstehen, die an die Körpergefäße anknüpfen. Metastasen machen den Krebs lebensbedrohlich.

Krebs ist nicht gleich Krebs – vielmehr gibt es Hunderte Arten. Diese unterscheiden sich nicht nur nach dem Ursprungsort, also den **Organen**, in denen sie entstehen. Ausschlaggebend ist vielmehr auch, von welchem **Zelltyp** eines Organs sie ausgehen. So kann eine *Epithelzelle*, also eine Zelle der Schicht, die beispielsweise den Darm oder die Bronchien auskleidet, genauso wie eine Leber- oder Brustdrüsenzelle Ausgangspunkt einer bösartigen Geschwulst werden. Man spricht in diesem Fall auch von einem *Karzinom*. Die unterschiedliche Abstammung ist ein wichtiger, allerdings nicht der einzige Grund dafür, dass jeder Krebs sehr

Wie entsteht Brustkrebs?

eigenständig ist. Die Unterschiede betreffen auch den »Reifegrad« der Tumorzellen, weitere biologische Merkmale und damit verbunden die Wachstumsgeschwindigkeit. All dies prägt den Grad der Bösartigkeit. Es kommt auch vor, dass bösartige Tumore durch **Hormone zum Wachsen angeregt** werden. Dies gilt insbesondere für den **Brustkrebs** und das *Prostatakarzinom*, den Krebs der männlichen »Vorsteherdrüse«.

Außer Kontrolle: Was Tumorzellen wachsen lässt

Was passiert, wenn aus einer Körperzelle über eine Tumorzelle schließlich eine Krebsgeschwulst wird, das ist inzwischen recht gut erforscht. Unklar bleibt jedoch immer noch die Frage, »wer wann den Startschuss« zu dieser unheilvollen Entwicklung gibt und welche »Kommandos« dafür sorgen, dass ein Tumor sich im Körper auszubreiten beginnt.

Der Weg von einer normalen Zelle zur Tumorzelle geht über mehrere Zellgenerationen. Als Zwischenstationen gelten z. B. *atypische Hyperplasien*, d. h. eine Gewebezunahme durch Vermehrung von Zellen, die leicht vom Normalen abweichen, aber nicht entartet, also bösartig sind. Die Veränderungen passieren durch Kontrollverluste bei der Zellteilung, die Wachstum und Erneuerung von Körpergewebe überhaupt erst ermöglicht. Dabei verändern die Zellen ihren Charakter: Sie werden unkontrollierbar. Einmal zur Tumorzelle geworden, können sie, wie bereits erwähnt, die ihnen vorgegebenen Ortsgrenzen überwinden, im Körper vagabundieren, neues Terrain besetzen und sich dort ansiedeln.

INFO

Krebs kann in nahezu jedem Organ wachsen. Der Vielfalt der einzelnen Organgewebe entspricht die Vielzahl der Krebsarten.

Ein Eiweiß namens »Twist« scheint bei der Tumorausbreitung eine Rolle zu spielen: Normalerweise ist es nur in der frühen Embryonalentwicklung aktiv. Danach ruht es, ist offensichtlich aber in Krebszellen von Tochtergeschwülsten umtriebig.

Wie entsteht Brustkrebs?

Kontrollverluste passieren aber nicht nur bei der Zellteilung, sondern auch bei der **Aussonderung** von funktionsuntüchtigen oder entarteten Zellen. Dieses Ausrangieren nennt man *programmierten Zelltod (Apoptose)* (s. auch Seite 45). All diese biologisch notwendigen Vorgänge werden von bestimmten *Genen* kontrolliert. Sie enthalten ganz spezifische Erbinformationen und sitzen auf den *Chromosomen* des Zellkerns. Das sind würmchenartige Gebilde, die aus DNS (*Desoxyribonukleinsäure*) bestehen. Vermittlerstoffe übertragen die Genbotschaften der DNS an andere Abteilungen in der Zelle, wo nach dieser Anleitung Eiweißstoffe (»Genprodukte«) aufgebaut werden. Diese sind für die Erhaltung und das Wachstum der Zellen notwendig.

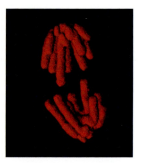

Verdoppelte Chromosomenpaare »in Teilungsstellung«

Bei der **Kontrolle der Zellteilung** wirken vor allem zwei Genarten mit, nämlich die Krebsvorläufergene, auch *Proto-Onkogene* genannt, und die *Tumorsuppressor-Gene*, die die Entartung von Zellen verhindern können. Die Zellteilung verläuft über eine vorübergehende Verdopplung der Geninformationen durch Verdopplung der Chromosomen. Bei diesen lebenslang millionenfach ablaufenden Vorgängen fallen immer wieder »falsche Kopien« einzelner Gene oder auch Chromosomenbrüche an, die normalerweise **ausgebessert** werden. Dazu wird die Zellteilung durch die Aktivität der Kontrollgene ganz kurz angehalten. Nach erfolgreicher Reparatur läuft der Teilungsvorgang weiter, bis schließlich aus einer sich teilenden zwei neue »makellose« Tochterzellen entstanden sind.

Wenn speziell die Kontrollgene einer Zelle Veränderungen (*Mutationen*) erlitten haben, kann aus einem Proto-Onkogen schließlich ein *Onkogen* (**Krebsgen**) werden. Dann kennt die entsprechende Zelle plötzlich nur noch ein unkontrolliertes Wachsen. Sie gibt sich selbst das Kommando dazu. Auch ein mutiertes Tumorsuppressor-Gen kann irgendwann ausfallen. Dieser Ausfall trägt genauso zur Entartung bei. Einmal entartet, können Zellen »un-

Wie entsteht Brustkrebs?

sterblich« werden, indem sie das eingebaute spontane Selbstmordprogramm – den **programmierten Zelltod**, die *Apoptose* – außer Kraft setzen. Auf Deutsch und für uns schöner klingend bedeutet Apoptose »fallende Blätter«. Ein wichtiges Tumorsuppressor- oder »Krebsschutz-Gen« heißt **p53**. Es wird gern »Wächter des Genoms« genannt (das Genom ist der gesamte Genbestand des Menschen). Das p53-Gen wirkt bei der Reparatur geschädigter Erbsubstanz mit und sorgt auch für »fallende Blätter«, also das Ausrangieren fehlerhafter Zellen. Mutationen dieses Gens sind oft bei der Entstehung von Krebs – auch Brustkrebs – beteiligt.

Bei **erblicher Veranlagung** zu Brustkrebs (s. unten) spielen wohl noch weitere Gene eine Rolle, darunter solche, die normalerweise mit p53 kooperieren und durch Mutationen dieses Zusammenspiel stören.

Zu ihnen gehören die inzwischen in der Presse oft zitierten **Tumorsuppressor-Gene BRCA-1** und **BRCA-2**. Höchstens zehn Prozent aller Brustkrebserkrankungen sind erblich bedingt. Dabei hat weniger als die Hälfte der solchermaßen betroffenen Frauen eine Mutation des BRCA-1- oder BRCA-2-Gens geerbt. Wir gehen ab Seite 48 in diesem Kapitel noch näher darauf ein. Überhaupt sind nur etwa zehn Prozent **aller** Krebserkrankungen **Erbkrankheiten**, bei denen ausschlaggebende Mutationen über die **Keimbahn** weitergegeben werden, somit **alle Körperzellen** die entsprechende Mutation im Erbgut enthalten und entartungsgefährdet sind. Mehrheitlich müssen also andere Störungen eintreten, damit Krebs entsteht. Mediziner sprechen hier von im Lauf des Lebens auftretenden Genmutationen in **einzelnen Zellen eines Organs**. Solche *somatisch* genannten Mutationen sind manchmal in der Lage, eine erbliche Mutation zu verstärken und so Krebs auszulösen. Sie können aber auch von sich aus entsprechende Folgen haben.

Info

Für jedes Körpermerkmal gibt es zwei »Partnergene«: ein von der Mutter und ein vom Vater geerbtes. Hat eines dieser Gene eine Mutation geerbt und versagt aus irgendeinem Grund auch das gesunde Partnergen, so prägt das schließlich das weitere Schicksal der Zelle: Im Fall eines Kontrollgens kommt es dann zu Störungen beim Zellwachstum. Ein einzelnes mutiertes Gen kann sich auch allein nachteilig auswirken, wenn es »stark genug« *(dominant)* ist und das gesunde Gen überspielt. Dies ist bei BRCA-Mutationen allerdings nicht der Fall.

Wie entsteht Brustkrebs?

> **LEXIKON**
>
> **Somatisch** leitet sich von griech. soma = Körper ab; im biologischen Sinn ist der »Zell-Leib« gemeint.
>
> **Epidermal** bedeutet zur Oberhaut gehörig. Dies bezieht sich auf die Abstammung des Brustdrüsengewebes von Zellen, die zur Haut gehören.

Mutationsfördernd sind einerseits Vorgänge im Körperinneren, etwa die Bildung stark reaktiver Moleküle (sogenannte *freie Radikale*, s. auch Seite 71), andererseits **äußere** Einflüsse. Beispiele für Letztere sind **(ionisierende) radioaktive Strahlen** (s. Seite 101) und manche **Chemikalien** bzw. deren Um- oder Abbauprodukte, die im Stoffwechsel anfallen. Dazu gehören die *kanzerogenen* (Krebs erregenden) *Nitrosamine*; diese können beispielsweise nach dem Verzehr nitratbelasteter Nahrung im Magen entstehen. Eine allgegenwärtige Nitrosaminquelle ist auch Tabakrauch; er enthält darüber hinaus Tausende andere schädliche Verbrennungsprodukte. Sogar **Viren** haben mutations- und somit entartungsfördernde Eigenschaften. Beispiele dafür sind einzelne Stämme des *Humanen Papillom-Virus* (*HPV*), die an der Entstehung von Gebärmutterhalskrebs beteiligt sind. Sie regen das Zellwachstum an. Übertragen werden sie auf sexuellem Weg. Mittlerweile gibt es hier eine Impfung, die bei Mädchen vor Aufnahme des Geschlechtsverkehrs verabreicht werden soll, um Gebärmutterhalskrebs vorzubeugen.

Schließlich fördern bestimmte körpereigene Stoffe die Vermehrung von gesunden, leider aber auch entarteten Zellen. Es handelt sich um »**Wachstumsfaktoren**«. Einer davon ist der *Humane Epidermale Wachstumsfaktor*, und an ihn knüpft sich ein neuer Weg der Therapie bei fortgeschrittenem Brustkrebs (s. Seite 327).

Im **alternden** Organismus kommt es immer häufiger zu »Irrtümern« bei der Zellteilung, bevor eine Zell-Linie ausläuft. Auch darin liegt »Krebspotenzial«. Tatsächlich treten Krebserkrankungen mit zunehmendem Alter öfter auf.

Fazit: Wie aus Krebszellen ein Tumor wird:
→ durch unkontrollierte erhöhte Zellteilung,
→ mit Hilfe der Fähigkeit, neue Blut- und Lymphgefäße zu bilden, Grenzschichten (Zellwände) zu durchdringen, im Körper zu

Wie entsteht Brustkrebs?

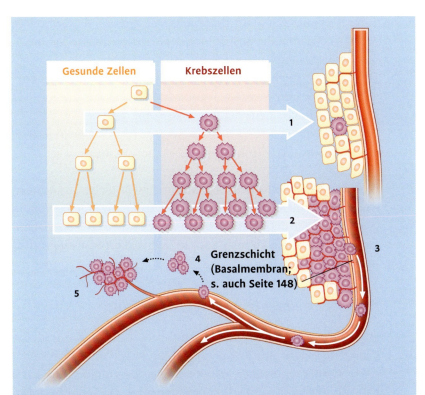

Millionen Körperzellen teilen sich unentwegt. Dabei schleichen sich gelegentlich Fehler ins Erbgut der Tochterzellen ein. Normalerweise merkt der Körper das und sondert solche Exemplare aus. Wenn es aber zu viele Fehler sind und/oder die defekten Zellen der Entsorgung entgehen, kann eine Krebszelle heranwachsen (1). Sie verankert sich im Gewebe, veranlasst es, neue Blutgefäße zu bilden, und vermehrt sich (2). So entsteht ein Tumor, aus dem irgendwann Zellen ausbrechen und im Blut umherwandern (3). Werden diese Zellen irgendwo sesshaft, bilden sie ein winziges »Nest« (*Mikrometastase*; 4), um dann erst einmal zu ruhen. Nährstoffe fluten nach dem »Prinzip Zufall« an, der Stoffwechsel ist niedrig. Eines Tages können die Tumorzellen »erwachen« und zu einer Tochtergeschwulst (*Metastase*) heranwachsen (5). Dabei werden mit Hilfe der gesunden Umgebung wieder neue Blutgefäße gebildet und die Ernährung schließlich über die Anbindung an den Körperkreislauf sichergestellt.

Abb. 11   Zellen auf Abwegen: Es wächst ein Krebs.

Wie entsteht Brustkrebs?

vagabundieren und ortsunabhängig zu wachsen; dies ermöglicht wiederum die Ausbreitung der Krebsgeschwulst und ihr zerstörerisches Treiben in jeglicher Umgebung,
→ aufgrund zunehmender Durchsetzungskraft robuster Tumorzellen, die nur wenig Sauerstoff benötigen,
→ durch »Unterlaufen« der Immunabwehr.

Brustkrebs-Risikofaktoren

Die Ursache für Brustkrebs schlechthin gibt es nicht. So kommen wohl verschiedene Faktoren zusammen. Jeder von ihnen erhöht in gewissem Maße die Wahrscheinlichkeit, daran zu erkranken. Einige wenige Faktoren können auch in begrenztem Maße vor Brustkrebs schützen.

Risikofaktor Erblichkeit: ein Fass ohne Boden?

Dass Brustkrebs mehrfach in ein und derselben Familie auftreten kann – dass also das Erkrankungsrisiko steigt, wenn Verwandte ersten Grades wie Mutter, Schwester oder Großmutter Brustkrebs haben oder hatten –, ist schon lange bekannt. Doch erst in jüngerer Zeit gelang es durch den Fortschritt in der Molekularbiologie, dem Erbrisiko etwas auf die Spur zu kommen.

> **INFO**
>
> Nur wenige Faktoren wie die Familienplanung (s. Seite 59) oder körperliche Aktivität (s. Seite 75) sind so weit beeinflussbar, dass sie das Brustkrebsrisiko senken können.

Wie schon erwähnt, sind etwa fünf bis zehn Prozent aller Brustkrebsfälle auf eine erbliche Ursache zurückzuführen (s. Seite 45 und ab Seite 49). Sofern einer der heute bekannten genetischen Faktoren – sie betreffen vor allem die zuvor schon erwähnten **BRCA-1-**, **BRCA-2-** und **p53-Suppressor-Gene**, ferner das **ATM-Gen** sowie das neu entdeckte Gen **RAD51C** – tatsächlich bei der Krebsentstehung mitwirken, neigt die Krankheit zu frühem Auftreten. Das kann vor dem 50., manchmal sogar schon vor dem 30. Le-

Wie entsteht Brustkrebs?

bensjahr der Fall sein. Möglicherweise entwickelt sich in beiden Brüsten Krebs (mehr dazu ab Seite 50). Ist eines der Gene BRCA1 bzw. 2 oder RAD51C verändert, besteht ein auf 60–80 % erhöhtes Risiko, an Brustkrebs zu erkranken.

Erkrankt eine Frau nach der Menopause, also nach Ausbleiben der letzten Monatsblutung, oder später an Brustkrebs, so bedeutet dies keineswegs, dass eine Tochter oder alle Töchter erblich belastet wäre(n). Denn wie bei vielen anderen Krebsarten kommt es auch bei Brustkrebs viel häufiger vor, dass er **spontan** im Laufe des Lebens auftritt und nicht auf eine folgenreiche Genveränderung zurückgeht. Spontan kann Brustkrebs also selbst dann entstanden sein, wenn ein nahes Familienmitglied daran erkrankt ist!

Falsche Genbotschaften

BRCA ist die Abkürzung des englischen Ausdrucks für Brustkrebs: B*reast* C*ancer*. Jeder Mensch besitzt die schon mehrfach in diesem Buch erwähnten BRCA-Gene. Wenn die Informationen, die sie übermitteln, an bestimmten Stellen auf einem der Gene verändert sind (**Mutation**), sodass einige für das normale Leben der Zelle notwendige Steuerfunktionen fehlschlagen oder ausfallen, bedeutet dies ein erhöhtes Brustkrebsrisiko. Außerdem steigt die Gefahr – insbesondere bei BRCA-1-, aber auch bei BRCA-2-Mutationen –, an Eierstockkrebs zu erkranken. Solche Genveränderungen können heute mit Hilfe von Blutproben in spezialisierten Labors festgestellt werden (der Fachausdruck dafür heißt *molekulargenetische Analytik*). Es ist mit anderen Worten also möglich, durch einen **Gentest** herauszufinden, ob ein verändertes BRCA-Gen vorliegt und daher ein deutlich erhöhtes Risiko besteht, an Brustkrebs zu erkranken. Dieser Informationsgewinn kann beispielsweise genutzt werden, um durch engmaschige ärztliche Kontrollen (s. Sei-

In Studien werden heute weitere Gene untersucht, bei denen eine gewisse »Anfälligkeit« für Schädigungen (Mutationen) durch einzelne Risikofaktoren, z. B. Rauchen, bekannt ist. Außerdem werden derzeit neue molekularbiologische Ansätze entwickelt, um z. B. BRCA-Genmutationen frühzeitig »auszumerzen«.

Als Tumorsuppressor- (oder Kontroll-)Gene (s. Seite 45) nehmen die BRCA-Gene Reparatur- und Regulationsaufgaben bei der Zellteilung wahr.

INFO

Neben den BRCA-Genen dürften bei manchen Familien mit erblichem Brustkrebs noch andere, derzeit aber unbekannte Gene eine Rolle spielen.

Wie entsteht Brustkrebs?

> **INFO**
>
> Die auf Seite 49 genannten Mutationen werden nur an die Hälfte der Nachkommen weitergegeben. Anders gesagt: Die Hälfte hat das veränderte Gen, die andere nicht.

te 55) einen entstehenden Tumor so frühzeitig zu entdecken, dass die Heilungschancen optimal sind. Es handelt sich bei den Gentests um sehr aufwendige Untersuchungen, die ausschließlich dann durchgeführt werden, wenn aus familiengeschichtlicher und medizinischer Sicht eine erbliche Genmutation mit **großer Wahrscheinlichkeit** angenommen werden muss.

Nach heutigem Wissensstand ist dies der Fall, wenn in einer Familie

→ drei Frauen in einer Linie, unabhängig vom Alter, an Brustkrebs erkrankt sind,
→ mindestens zwei ersten Grades verwandte Frauen erkranken, davon eine der beiden Frauen jünger als 51 Jahre ist,
→ mindestens eine Verwandte ersten Grades an Brust- und eine an Eierstockkrebs erkrankt,
→ mindestens eine Verwandte ersten Grades an Brust- und Eierstockkrebs erkrankt,
→ mindestens zwei Verwandte ersten Grades an Eierstockkrebs erkrankten,
→ mindestens eine Verwandte ersten Grades an einem beidseitigen Brustkrebs erkrankt und jünger als 51 Jahre ist,
→ eine Frau vor dem 36. Lebensjahr an Brustkrebs erkrankt,
→ ein Familienmitglied Brustkrebs hat und zwei weitere Verwandte ersten Grades an einer Krebserkrankung leiden,
→ bei einem männlichen Familienmitglied Brustkrebs aufgetreten ist (das kommt nicht oft vor: Männer sind ungefähr 100-mal seltener von Brustkrebs betroffen als Frauen) und zusätzlich ein Verwandter Brust- oder Eierstockkrebs hat.

In diesen Fällen sollte ein Gentest durchgeführt werden.

Wie entsteht Brustkrebs?

Die meisten Mutationen findet man in Familien mit drei oder mehr Betroffenen. Ein negatives Testergebnis erlaubt jedoch nicht, mit Sicherheit davon auszugehen, dass im Lauf des weiteren Lebens kein Brustkrebs eintreten wird (s. auch Seite 54). Zudem schwankt die mit einem positiven Testergebnis (beispielsweise für BRCA-1) einhergehende Wahrscheinlichkeit, an Brustkrebs zu erkranken, je nach Familienmerkmalen und Alter etwa zwischen 45 Prozent (bis zum 50. Lebensjahr) und 85 Prozent (bis zum 75. Lebensjahr). Hinsichtlich Eierstockkrebs beträgt das Risiko etwa 25 bis 40 Prozent. Eine genetisch belastete Frau hat also durchaus auch eine gewisse Chance, **nicht** an Brust- bzw. Eierstockkrebs zu erkranken.

Gentest auf Brustkrebs: ja oder nein?

Diese schwierige Entscheidung bleibt jeder betroffenen Frau nach intensiver Beratung selbst überlassen. Dank des Förderprogramms »Familiärer Brust- und Eierstockkrebs« der Deutschen Krebshilfe gibt es mittlerweile zwölf spezialisierte Beratungsstellen an universitären Brustkrebszentren in Deutschland, die zu dem gesamten Problemkreis umfassende Informationen und Beratung anbieten. Ansprechpartner dort sind Gynäkologen, Genetiker, spezialisierte Psychologen bzw. Psychotherapeuten (*Psychoonkologen*). Im Rahmen der Beratung wird ausführlich über die Früherkennung, Wege der Entscheidungsfindung wie auch über die möglichen medizinischen und psychologischen Konsequenzen zum »Für und Wider« des Tests gesprochen.

Kontaktmöglichkeit: Deutsches Consortium für »familiären Brust- und Eierstockkrebs« (GCHBOC)

Erfahrungsgemäß sind sowohl an Brustkrebs **erkrankte** (jüngere) Frauen wie auch **gesunde weibliche Verwandte** dieser Patientinnen an der Genanalyse interessiert. Eine **gesunde** Frau (sie muss volljährig sein) kommt in der Regel nur dann für eine genetische

Wie entsteht Brustkrebs?

> **INFO**
>
> Das Interesse an einer Genanalyse beruht auf dem Wunsch, das eigene (Neu-)Erkrankungsrisiko oder dasjenige der eigenen Kinder besser einschätzen zu können. Auch das Bedürfnis nach intensiverer Vorsorge spielt eine große Rolle. Angehörige (z. B. Töchter) müssen immer in die genetische Beratung mit einbezogen werden: Nur in Verbindung damit und mit vollem Einverständnis der Betroffenen ist eine Testung bei ihnen möglich.

Untersuchung in Frage, wenn ein an Brustkrebs erkranktes Familienmitglied **bereits positiv getestet** wurde; anhand des Befundes kann dann gezielt bei der gesunden Frau nach der »Leitmutation« gesucht werden.

Die für den Test erforderliche Blutentnahme erfolgt erst nach einer einmonatigen Bedenkzeit im Anschluss an die Beratung. Das Ergebnis wird der getesteten Frau von den Beratern des Spezialistenteams persönlich mitgeteilt. Die Teilnahme an einem Gentest ist freiwillig und der Arzt, der ihn durchführt, unterliegt der Schweigepflicht. Die getestete Frau entscheidet selbst, wie sie mit der entsprechenden Information gegenüber anderen Familienmitgliedern umgeht. Es besteht immer und für jeden das Recht auf Nichtwissen.

Es ist auch möglich, anhand bestimmter Tabellen bzw. Computerprogramme die Erkrankungswahrscheinlichkeit gesunder Verwandter zu berechnen.

Nach Abschluss der genetischen Beratung auf den Gentest zu verzichten entlastet manche Frauen von der seelischen Bürde, die ein positives Ergebnis angesichts der eher beunruhigenden als sorgenfreien Zukunft mit sich bringen würde. Doch bleibt dies immer auch irgendwie ein Kompromiss oder »Pakt mit dem Schicksal«. Andere Frauen sind erleichtert darüber, annähernd Klarheit zu haben. Während ein negatives Resultat weitgehend entlastet, mag ein positiver Test dazu beitragen, dass sie fortan wenigstens bewusster und gesünder leben. Jedoch kann niemand ausschließen, dass ein positiver Gentest eine zunächst gefasst mit dieser Tatsache umgehende Betroffene im Nachhinein nicht doch belastet und das weitere Leben nachteilig prägt, denn keineswegs ist es selbstverständlich, mit der Gewissheit eines problematischen Genbefunds

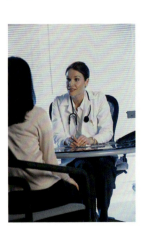

Wie entsteht Brustkrebs?

dauerhaft unangefochten zu leben und sich von dem »heiklen Wissen« nicht »unterkriegen« zu lassen.

Mehr Sicherheit durch Verzicht auf beide Brüste?

Die beidseitige Brustentfernung (Amputation mit oder ohne Brustwarzen) ist eine weitreichende Konsequenz, die manche Frau heute auf sich nimmt, weil sie weiß, dass sie ein deutlich erhöhtes Brustkrebsrisiko hat. Eine entsprechende Studie, die an der renommierten Mayo-Clinic in Rochester, USA, mit 639 Frauen aus Hochrisiko- bzw. Risikofamilien durchgeführt wurde, ergab eine über 90-prozentige Senkung der Brustkrebshäufigkeit. Eine holländische Studie mit 139 Frauen, die eine BRCA-1- oder BRCA-2-Mutation hatten und vorbeugend beide Brüste, teilweise auch beide Eierstöcke, entfernen ließen, zeigte ähnliche Ergebnisse. Andere Beobachtungen an beidseits brustamputierten Frauen besagen, dass bislang keine von ihnen an der Erkrankung verstorben ist.

Je höher das Erkrankungsrisiko (wichtig: die Familiengeschichte, besonders das jüngste Erkrankungsalter in der Familie) und je früher die vorbeugende Operation, desto größer der Nutzen.

Das sind bis auf Weiteres überzeugende Ergebnisse. Der Preis dafür ist natürlich nicht unbeträchtlich. Betroffen sind ja vorwiegend jüngere Frauen, die besonders schwer an dem Verlust beider Brüste zu tragen haben. Dies kann zwar recht gut durch einen Brustwiederaufbau kompensiert werden, der Eingriff schützt jedoch nicht vollständig vor Brustkrebs. Das liegt daran, dass unter Umständen ein Rest des Drüsengewebes im Bereich der Brustwand und der Achselhöhlen (bei erhaltenen Brustwarzen auch dort) zurückbleibt, aus dem sich immer noch ein Krebs entwickeln kann. Daher muss die Operation letztlich so »radikal« wie möglich erfolgen.

Schließlich könnte die Betroffene sich mit dem Gedanken auseinandersetzen, dass die Maßnahme »überzogen« ist, weil durchaus eine gewisse Chance besteht, mindestens bis zum 75. Lebensjahr

Wie entsteht Brustkrebs?

von der Erkrankung verschont zu bleiben. Allerdings sollten solche Überlegungen in den Hintergrund treten, wenn eine Frau die Operation wirklich wünscht, denn dann müssen die positiven Argumente die stärkeren sein.

Daraus wird deutlich, wie wichtig die kompetente Beratung einer Patientin ist, bei der sich eine BRCA-Genmutation ergeben hat, bevor einschneidende Konsequenzen daraus gezogen werden. Diejenigen Frauen, die sich zur Entfernung beider Brüste entschlossen haben, werden Wert darauf legen, die Operation von besonders erfahrenen Ärzten durchführen zu lassen. Die jeweilige Klinik sollte selbstverständlich auch alle Möglichkeiten des operativen Brustaufbaus anbieten bzw. organisieren können (s. auch ab Seite 181).

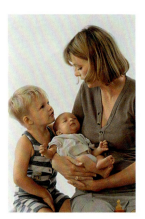

Mit der vorbeugenden operativen Ausschaltung der Eierstöcke können Sie bis zur Erfüllung des Kinderwunsches abwarten.

In internationalen Studien wird zurzeit untersucht, ob eine Behandlung mit Östrogen-Gegenspielern oder in Form eines Östrogenentzugs (s. auch Seite 63 und ab Seite 202) einem Brustkrebs bei deutlich erhöhtem Risiko vorbeugen kann.

Vorbeugende Entfernung der Eierstöcke

Hinsichtlich des eventuell zusätzlich erhöhten Risikos für **Eierstockkrebs** und **möglicherweise daraus zu ziehender Konsequenzen** stehen den Betroffenen ebenso kompetente Informationen und Behandlungsangebote zu. Je nach Alter einer Frau und Stand der Familienplanung kann die zusätzliche operative Entfernung (*Ovarektomie*) der Eierstöcke (s. Seite 205) vorgenommen werden.

Das Krebsrisiko sinkt drastisch
Dem Nachteil des verfrühten Klimakteriums und seinen Folgen (s. Seite 297) stünde der etwa um das Doppelte erhöhte Schutz vor einer weiteren bösartigen Erkrankung gegenüber. Da theoretisch auch über die unmittelbaren Organgrenzen der Eierstöcke hinaus ein entsprechendes Krebswachstum möglich ist, verspricht aber auch diese Maßnahme keine 100-prozentige Sicherheit. Doch ha-

Wie entsteht Brustkrebs?

ben Studien gezeigt, dass das Brustkrebsrisiko nach Entfernung beider Eierstöcke bei BRCA-1-positiven Frauen um bis zu 50 Prozent sinkt.

Bei erhöhtem Risiko besonders intensiv kontrollieren

Frauen mit einem **positiven** Testergebnis werden immer engmaschige Brustkrebs-Früherkennungsuntersuchungen angeboten. Diese erstrecken sich aber auch auf Mitglieder aus Hochrisiko- bzw. Risikofamilien, die sich nicht haben testen lassen oder bei denen das Testergebnis keinen Befund ergeben hat.

Hinweise zur intensivierten Krebsfrüherkennung:
→ Patientinnen, bei denen die Voraussetzungen für einen Gentest nicht gegeben sind, obwohl in der Familie Brustkrebs vorgekommen ist, können eine jährliche körperliche Untersuchung durch den Frauenarzt sowie eine hochauflösende Ultraschalluntersuchung (s. Seite 110) und/oder Röntgenuntersuchung der Brust (*Mammographie*, s. Seite 103) ab dem 40. Lebensjahr durchführen lassen.
→ Hochrisikopatientinnen sollten sich halbjährlich gynäkologisch und ihre Brüste mit hochauflösendem Ultraschall untersuchen lassen. Ab dem 25. Lebensjahr wird eine jährliche Magnetresonanztomographie der Brüste (s. Seite 110), ab dem 30. Lebensjahr eine jährliche Mammographie (ausschließlich hierdurch kann Mikrokalk erkannt werden) empfohlen. Auch die Anleitung zur Selbstuntersuchung übernimmt der betreuende Frauenarzt: **Jede Frau** sollte sich einmal monatlich selbst untersuchen (s. auch ab Seite 77). Das Früherkennungsprogramm sollte nur in einem spezialisierten Zentrum für familiären Brust- und Eierstockkrebs durchgeführt werden.

INFO

Die intensivierte Früherkennung soll ab dem 25. Lebensjahr bzw. fünf Jahre vor dem jüngsten Erkrankungsalter in der Familie beginnen, jedoch nicht vor dem 18. Lebensjahr (ein Gentest bedarf der Volljährigkeit!).

Neueste Untersuchungen zeigen, dass bei Hochrisikopatientinnen die MRT dem Ultraschall und der Mammographie bei der Früherkennung von Brustkrebs überlegen ist. Da die Mammographie jedoch sogenannten Mikrokalk (s. Seite 105) aufspüren kann, sollte auf sie nicht verzichtet werden.

Wie entsteht Brustkrebs?

Gutartig, aber teilweise beobachtungspflichtig

Manche gutartigen Veränderungen der Brust sind nicht ganz risikolos. Das betrifft *Fibroadenome* und die *fibrozystische Mastopathie*, sofern sie *atypische* Zellen enthalten (was dann einer *atypischen duktalen Hyperplasie* entsprechen kann; s. links), ferner *Milchgangspapillome* (mehr dazu in Tabelle 4 ab Seite 370). Die Divise lautet hier: Regelmäßige Früherkennungsuntersuchungen, gegebenenfalls Entnahme von Gewebeproben, bei beschleunigter Wachstumstendenz Entfernung.

Was ist ein Fibroadenom?

Darunter versteht der Arzt eine Geschwulst, die sowohl Binde- als auch Drüsengewebe enthält. Fibroadenome gehören zu den häufigsten gutartigen Brustgeschwülsten bei Frauen im Alter zwischen 20 und 30 Jahren, was ein späteres Auftreten nicht ausschließt. Oft sind sie als »Knoten« tastbar.

Grundsätzlich ist ein Fibroadenom eine gutartige Veränderung, deren Entartungstendenz, also die Möglichkeit, dass daraus ein bösartiger Knoten entsteht, in der Literatur mit 1:200 000 angegeben wird. Fibroadenome werden u. U. dennoch operativ entfernt, nämlich dann, wenn sie sehr rasch wachsen oder kosmetisch störend sind (z. B. eine Vorwölbung, „Beule", verursachen). In der Regel wird vor der operativen Entfernung eine Biopsie aus dem Knoten entnommen, um andere denkbare Diagnosen wie z. B. einen Phylloidestumor oder ein Mammakarzinom auszuschließen. Bestätigt sich die Diagnose Fibroadenom und besteht ein Grund zur Entfernung, kann ein kosmetisch günstiger Schnittverlauf z. B. am Brustwarzenrand oder im Bereich der Brustumschlagfalte gewählt werden. Da Fibroadenome „verdrängend" wachsen, entsteht in der Regel kein kosmetischer Defekt (z. B. eine „Delle") nach deren

---

LEXIKON

Der Arzt nennt eine örtliche Vermehrung atypischer Zellen auch **atypische Hyperplasie**. Geht sie von einem Milchgang aus, heißt sie **atypische duktale Hyperplasie** (ADH). Bei sehr sorgfältiger Untersuchung kann der Pathologe solche Veränderungen ausreichend sicher von einer Krebsvorstufe (DCIS, s. Seite 148) unterscheiden. Dies ist für die Behandlung von großer Bedeutung.

Wie entsteht Brustkrebs?

Entfernung. Besteht kein Grund zur Operation, weil der Knoten klein ist und keine Symptome macht, muss er lediglich im Verlauf mittels Ultraschall kontrolliert werden.

Nahezu normale Veränderung der »reifen« Brust: die fibrozystische Mastopathie
Dass sich das Brustgewebe im Laufe der Zeit unter den wechselnden Hormoneinflüssen verändert, ist normal. Das Drüsengewebe nimmt gegenüber dem Binde- und Fettgewebe ab und es bilden sich kleine Zysten, Ausbuchtungen der Drüsenendstücke in den Läppchen. Dies beginnt meist schon mit 30 Jahren und setzt sich allmählich fort. Damit einher geht ein vermehrt »knotiger« Tasteindruck. Er verstärkt sich vor der Menstruation (s. Seite 34). Mit zunehmendem Alter ist er jedoch weniger abhängig vom Zyklusverlauf. Somit ist so etwas wie eine fibrozystische Mastopathie entstanden. Und die Epithelzellen, die die Drüsengänge auskleiden, neigen dazu, sich zu vermehren. Dabei können sich **atypische Zellen** (s. Seite 56) entwickeln.

Befürwortet der Arzt die feingewebliche Untersuchung eines im Mammogramm oder Ultraschallbild festgestellten verdächtigen Befundes – eine »Insel« innerhalb der fibrozystischen Mastopathie, die ja mehr oder weniger die gesamte Brust erfasst –, so kommt es darauf an, eventuelle Zellatypien »herauszufiltern« und den entsprechenden Bezirk zu entfernen.

Milchgangspapillom
Hinter einer Absonderung aus der Brustwarze verbirgt sich manchmal ein Milchgangspapillom. Im feingeweblichen Bild bzw. bei der Röntgendarstellung des betroffenen Milchgangs (*Galaktographie*, s. Seite 106) sieht der Arzt einen »Gangabbruch«. Die Galaktographie gilt gegenüber der Mammographie gerade bei

---

INFO

Das Medikament Tamoxifen (s. Seiten 63 und 203) konnte das bei nachgewiesener ADH leicht erhöhte Brustkrebsrisiko senken. Eine weitere US-Studie untersuchte in ähnlichen Situationen das Medikament Raloxifen, das sich als mindestens gleichwertig zu Tamoxifen verhalten hat. In einigen Bereichen war es günstiger als Tamoxifen, aber auch mit geringfügig mehr Nebenwirkungen behaftet.

LEXIKON

Der Begriff **Mastopathie** leitet sich aus dem Griechischen ab: *mastós* = *Brust*; der Wortstamm *-pathia* bedeutet Leiden (s. auch Tabelle 4, Seite 372)
Papillom bedeutet eine warzenähnliche Haut- oder Schleimhautwucherung.

Wie entsteht Brustkrebs?

kleinen Papillomen als aussagekräftiger. Die Wucherung kann gelegentlich als brustwarzennaher »Knoten« tastbar sein, vor allem, wenn sie vermehrt Bindegewebe enthält. Ergeben die Gewebeprobe oder der gleich entfernte »Knoten« einen entsprechenden Befund, so bedeutet das ein minimal erhöhtes Brustkrebsrisiko. Es wird daher empfohlen, den papillomatös veränderten Milchgang bzw. den gesamten krankhaften Bezirk operativ zu entfernen.

Die ärztlichen Kontrollen beinhalten für alle genannten gutartigen Veränderungen eine jährliche gründliche Brustkrebs-Früherkennungsuntersuchung beim Frauenarzt sowie zwischen dem 50. und 69. Lebensjahr eine 2-jährliche Mammographie. Bei jüngeren und älteren Patientinnen wird die Mammographie individuell zur Kontrolle eingesetzt.

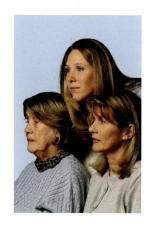

Risikofaktor ohne Wenn und Aber: das Lebensalter

Von allen Faktoren, die das Risiko für Brustkrebs erhöhen, ist das Lebensalter mit Abstand der wichtigste – ganz einfach deshalb, weil die Erkrankung ab einem bestimmten Alter stetig zunimmt. Unter 40 Jahren ist Brustkrebs selten. Danach steigt die Zahl der Krankheitsfälle jedoch kontinuierlich an. Etwa drei Viertel aller Frauen, die Brustkrebs bekommen, sind zwischen 50 und 70 Jahre alt. Das Altern können wir natürlich bislang nicht beeinflussen, wir können es nur bestmöglich gestalten und uns die Lebensfreude aktiv erhalten. Ob dabei eine gesunde Lebensweise einschließlich einer gesundheitsbewussten Ernährung den ihr gebührenden Stellenwert erhält, bleibt jedem Menschen selbst überlassen. Vielleicht kann man so seinen Teil zur Krebsvorbeugung beitragen (s.

Wie entsteht Brustkrebs?

auch ab Seite 66). Damit sind wir bei den »schützenden« Faktoren angelangt, anders gesagt, bei Faktoren, die wir in gewissen Grenzen günstig beeinflussen können, damit Risikofaktoren bedingt zu »Schutzfaktoren« werden.

Fortpflanzung oder noch einmal: von der Macht der Hormone

Der Eintritt der Menarche, also der Geschlechtsreife, die Zahl der geborenen Kinder, die Gesamtdauer des Stillens und der Beginn der Wechseljahre werden in der Fachsprache als *reproduktive Faktoren* bezeichnet. Diese von **Hormonen** gesteuerten Vorgänge prägen Fruchtbarkeit und Fortpflanzung. Eine Schlüsselrolle spielen hier – natürlich neben sozialen und ökonomischen Faktoren – die bekanntesten Vertreter der weiblichen Geschlechtshormone, die *Östrogene*.

> Die **Zeitspanne**, in der Östrogene auf den weiblichen Körper einwirken, scheint das Brustkrebsrisiko zu beeinflussen. Darin inbegriffen sind die Dauer einer Hormonersatztherapie in den Wechseljahren und einer hormonellen Empfängnisverhütung vor der ersten Schwangerschaft und Stillzeit.

Zweischneidige Östrogene

Östrogene führen die Frau zur Geschlechtsreife und erhalten sie ihr jahrzehntelang. Schwangerschaft und Geburt sind die beglückenden Höhepunkte dieses »Geschenkes der Natur«. Das Östrogentief der Wechseljahre – also das Zuwenig an Östrogen – setzt dann die Zeichen zur Alterung. Ein Zuviel an Östrogen würde andererseits Brustkrebs fördern. Wechseljahre also wenigs-

Wie entsteht Brustkrebs?

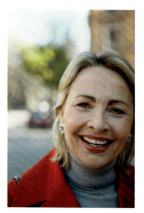

Frauen, die schon vor dem 45. Lebensjahr in die Wechseljahre gekommen sind, haben ein leicht erniedrigtes Brustkrebsrisiko.

INFO

Eine Frau, auf die keiner der in diesem Kapitel genannten Risiko- und »Schutz«faktoren zutrifft, hat ein relatives statistisches Brustkrebsrisiko von 1. Eine Frau, die etwa 20-jährig ihr erstes Kind zur Welt bringt, hat ein relatives Risiko von 0,8: Es ist also um 20 Prozent niedriger.

tens als »natürlicher Schutz« gegen Brustkrebs? Warum aber nimmt er dann genau in dieser Lebensphase deutlich zu? Hier bleiben noch viele Fragen und »Ungereimtheiten« offen. Zurück zu den Östrogenen: Wie können sie die Umwandlung von Brustdrüsenzellen in Brustkrebszellen, also die Entartung, überhaupt vorantreiben? Wie wir gesehen haben, regen diese Hormone das Wachstum und die Vermehrung der Brustdrüsenzellen an. Damit erleichtern sie es den immer wieder auftretenden **Genmutationen** (s. Seite 45) – seien sie anlagebedingt oder spontan durch andere Einflüsse entstanden –, sich festzusetzen und Genreparaturen zu »überspielen«. Dies kann die Tendenz zur Entartung verstärken – eine Entwicklung, die meist jahrelang dauert.

Konkret heißt das: Eine **frühzeitige erste Monatsblutung** vor dem 12. Lebensjahr und ein damit verbundener **später Beginn der Menopause** nach dem 55. Lebensjahr – also eine verhältnismäßig lange »Östrogenära« – begünstigen den Brustkrebs. Man kann es auch anders ausdrücken: Eine hohe Anzahl von Menstruationszyklen ist nach genetischen Faktoren und Lebensalter der dritte, diesmal nun bedingt steuerbare (s. unten) biologische Brustkrebs-Risikofaktor.

Hierzu passt folgende Beobachtung: Frauen, die im Alter von 18 bis 20 Jahren ihr erstes Kind austrugen, erkrankten **deutlich seltener** und bei einer Erstschwangerschaft zwischen 20 und 30 Jahren **immer noch etwas seltener** an Brustkrebs als jene Frauen, die ihr erstes Kind nach dem 30. Lebensjahr bekamen (da ist es bemerkenswert, dass in Deutschland das Durchschnittsalter bei der ersten Geburt mittlerweile 29 bis 30 Jahre erreicht). Und: Umgekehrt betrachtet waren Frauen, die kinderlos blieben, vergleichsweise häufiger von Brustkrebs betroffen.

Wie entsteht Brustkrebs?

Glückliche Babypause: Stillen senkt das Brustkrebsrisiko
Dies ergab eine Studie, die am Deutschen Krebsforschungsinstitut in Heidelberg gemeinsam mit Wissenschaftlern der Universitäten Heidelberg, Freiburg und Kiel durchgeführt wurde. Bei den Frauen, die jemals ein Kind geboren hatten, verringerte eine Gesamtstillperiode von sieben bis zwölf Monaten das Brustkrebsrisiko um 14 Prozent; bei einer Stilldauer von 13 bis 24 Monaten sank das Risiko sogar um bis zu 42 Prozent. Noch längeres Stillen zeigte keinen weiteren Effekt mehr. In der Studie betrug die **durchschnittliche** (sicher auch realistische) Stillzeit jedoch nur vier Monate!

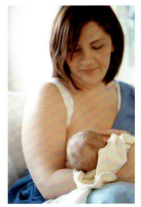

Stillen nährt Tag für Tag die seelische Bindung zwischen Mutter und Kind.

Der beobachtete Schutzeffekt vor Brustkrebs lässt sich u. a. auf die **in der Stillperiode ruhenden Monatszyklen** (s. Seite 33), also eine **Östrogenpause**, zurückführen. Doch nicht nur deswegen ist eine Stillzeit von sechs Monaten und mehr uneingeschränkt empfehlenswert. Muttermilch ist für den Säugling da und von Anfang an die ideale Kost für ihn, da sie sehr bekömmlich ist. Weiterer Pluspunkt: Die mitgelieferten mütterlichen Abwehrstoffe (*Antikörper*) schützen das Baby gegen Krankheitserreger. Auch wenn nach vier Monaten die Beikost hinzukommt, bleibt Muttermilch eine vorzügliche Ernährungsgrundlage.

Erhöhen Antibabypille und Hormone gegen Wechseljahresbeschwerden das Brustkrebsrisiko?
Wenn Geschlechtshormone – insbesondere Östrogene – bei der Entstehung von Brustkrebs eine Rolle spielen, dann stellt sich natürlich die Frage, welche Bedeutung die **hormonelle Empfängnisverhütung** und die hormonelle Behandlung von Wechseljahresbeschwerden in diesem Zusammenhang haben. So wollen viele Frauen von uns wissen, ob sich ihr Risiko, Brustkrebs zu bekom-

Wie entsteht Brustkrebs?

INFO

Präparate zur Empfängnisverhütung enthalten künstlich hergestellte Gestagene und Östrogene, die im Körper der Frau nicht vorkommen. Sie werden langsam abgebaut und erzeugen einen gleichbleibend hohen Blutspiegel. Gegen Wechseljahresbeschwerden eingesetzte Präparate enthalten ebenfalls künstlich hergestelltes Östrogen (es entspricht dem natürlichen Hormon der Frau), zum Teil auch synthetische Gestagene. Die gewählten Dosierungen gleichen lediglich den Hormonmangel aus. Um empfängnisverhütend zu wirken, müssten die Dosierungen deutlich höher sein, was zu unzumutbaren Nebenwirkungen führen würde.

men, erhöht, wenn sie mit der »Pille« verhüten oder in den Wechseljahren »Ersatzhormone« einnehmen. Dazu ist zu sagen:

→ **Die »Pille«** könnte das Brustkrebsrisiko bei langfristiger Einnahme um den Faktor 1,25 bis 2 erhöhen; die Studienergebnisse sind allerdings sehr uneinheitlich. Nach dem »Pillenende« nimmt das erhöhte Risiko über die Dauer von etwa zehn Jahren ab und nähert sich rechnerisch dann wieder dem Faktor 1 (=»Normalrisiko«). Hingegen schützt die »Pille« vor Gebärmutter*körper*krebs (nicht jedoch Gebärmutter*hals*krebs) und Eierstockkrebs. Wie Studien zeigten, erkrankten Frauen, die die »Pille« mindestens zehn Jahre lang nahmen, nur halb so oft an Gebärmutter(körper)-krebs und nur ein Fünftel so oft an Eierstockkrebs wie jene Frauen, die keine hormonelle Empfängnisverhütung praktizierten.

→ **Hormontherapie gegen Wechseljahresbeschwerden:** Alles in allem wird dieser Therapieansatz jetzt kritischer beurteilt. Das Brustkrebsrisiko nimmt abhängig von Art (und Dauer) der Hormontherapie zu. Östrogene plus Gestagene bringen offensichtlich ein höheres Risiko mit sich als Östrogene allein (letzteres ist aber nur nach Entfernung der Gebärmutter angezeigt). In einer großen amerikanischen Studie beispielsweise traten unter der kombinierten Hormontherapie bei Frauen im Alter ab 50 Jahren acht zusätzliche Brustkrebserkrankungen auf, bezogen auf 10 000 Frauen und je Anwendungsjahr. Das Risiko stieg mit der Behandlungsdauer. Frauen, die Jahre nach der Menopause Hormone einnehmen, haben von vornherein ein höheres Risiko, da dann auch der »Risikofaktor höheres Lebensalter« zum Tragen kommt. Eine Behandlungsdauer von mehr als vier bis fünf Jahren wird als kritisch angesehen; weitere fünf Jahre nach Therapie-Ende erreicht das Brustkrebsrisiko nahezu wieder den Ausgangswert.

Wie entsteht Brustkrebs?

Eierstockkrebs scheint unter der Hormontherapie ebenfalls leicht zuzunehmen.

Die positiven Wirkungen: Östrogene bessern die Wechseljahresbeschwerden und halten – jedoch nur in der Einnahmezeit – den Knochenschwund *(Osteoporose)* in Schach, der bei vielen Frauen durch den natürlichen Hormonentzug einsetzt. Arzt und Patientin sollten gemeinsam das wünschenswerte Ziel einer eventuell infrage kommenden Hormontherapie festlegen. Ausgeprägte Beschwerden deutlich zu lindern und damit Lebensqualität zurückzugewinnen ist immer ein berechtigter Wunsch, insbesondere nach einer Brustkrebserkrankung. Doch sprechen gerade hier medizinische Gründe gegen Hormone (s. Seite 298). Ebenso Migräne oder Bluthochdruck, wenn sie unter der »Hormonersatztherapie« zunehmen. Neigt eine Frau zu Venenthrombosen, z. B. zur Bildung von Blutgerinnseln in einer Beinvene (Symptome s. Seite 318) bzw. ist eine Thrombose unter den Hormonen aufgetreten, wird der Arzt von einer solchen Therapie absehen bzw. sie sofort unterbrechen. Prüfen Sie mit ihm nach einem Jahr, ob Sie die Hormone wirklich noch brauchen: Je kürzer, desto besser!

In Studien: Versuch, mit Medikamenten vorzubeugen
Kann Tamoxifen vor Brustkrebs schützen?
Tamoxifen ist ein »unvollständiger Östrogengegenspieler« bzw. *Östrogenrezeptormodulator*, der seit etwa 30 Jahren zur Behandlung von Brustkrebs im Rahmen der **Hormontherapie** eingesetzt wird. Es bremst die Östrogenwirkungen im Körper, jedoch nicht an allen dafür empfindlichen Organen. Teilweise wirkt es auch wie ein echtes Östrogen. So kann es Wachstumsvorgänge in der Gebärmutterschleimhaut (vor allem nach der Menopause) beschleunigen und dadurch gegebenenfalls Krebs begünstigen. Nach einer großen amerikanischen Studie mit 13 388 Frauen, die ein erhöhtes

Ausführlichere Informationen zum Thema »wissenschaftliche Studien« finden Sie ab Seite 236.

Wie entsteht Brustkrebs?

Risiko für das Auftreten von Brustkrebs innerhalb von fünf Lebensjahren nach Studienbeginn hatten, konnte Tamoxifen dieses Risiko um durchschnittlich 45 Prozent senken. Zwei europäische Studien bestätigten diese Größenordnung. Je höher das Krebsrisiko war, desto mehr nahm es ab. Dennoch wird Tamoxifen bei der Vorbeugung zurückhaltend eingesetzt. Eine Studie wie *IBIS II* (s. Seite 65) untersucht hier neue Wege.

> Eine allgemeine Empfehlung, bei erhöhtem Brustkrebsrisiko (außerhalb von Studien) vorbeugend Tamoxifen einzunehmen, kann zum heutigen Zeitpunkt nicht ausgesprochen werden. Denn es ist noch offen, ob dieses Medikament wirklich die Zahl der Brustkrebsfälle senkt oder ob es sie nur verzögert. Auch ist, wie gesagt, unklar, ob das erbliche Risiko überhaupt hormonell beeinflussbar ist.

Über den vorbeugenden Nutzen von Tamoxifen bei Frauen mit **erblich** erhöhtem Brustkrebsrisiko gibt es noch keine gesicherten Erkenntnisse. Vermutet wird, dass die bei dieser Risikogruppe auftretenden Tumore teilweise **hormonunabhängig** wachsen, sodass dieser Therapieansatz »verpuffen« könnte.

Anders der Bekanntheitsgrad der Nebenwirkungen: Über das schon erwähnte etwas erhöhte Risiko für Gebärmutterkrebs (das manche Experten für überbewertet halten), ferner das vermehrte Auftreten von Venenthrombosen, Lungenembolien, Schlaganfällen und grauem Star (Trübung der Augenlinsen) sind inzwischen viele Frauen informiert. Die entsprechenden **Anwendungsbeschränkungen** wie etwa Thromboseneigung, bestimmte Gefäßkrankheiten und Bluthochduck muss der Arzt sorgfältig gegen den Nutzen der Therapie abwägen. Günstige Wirkungen hat Tamoxifen auf die Knochendichte, jedoch nur bei Frauen nach den Wech-

Wie entsteht Brustkrebs?

seljahren. Durch Osteoporose bedingte Knochenbrüche nehmen nach den Wechseljahren zu; dies kann Tamoxifen nicht verhindern.

Eine Weiterentwicklung von Tamoxifen ist *Raloxifen*. Es kann östrogenähnlich, aber auch entgegengesetzt wirken – je nachdem, welche Östrogen-Rezeptoren in welchem Organ es anspricht. Bislang ist Raloxifen noch nirgends zur vorbeugenden Behandlung von Brustkrebs zugelassen, sondern nur zur Vorbeugung und Therapie der Osteoporose nach den Wechseljahren – auch nach behandeltem Brustkrebs. Die inzwischen abgeschlossene *MORE-Studie* und die sich daran anschließende *CORE*-Studie haben gezeigt, dass Raloxifen Brustkrebs vorbeugt. Unklar bleiben die Konsequenzen: Für welche Frauen käme es in Betracht?

STAR Studie: Eine der größten Präventionsstudien, die je durchgeführt wurde (19 747 Frauen). In der Studie wurden Raloxifen und Tamoxifen direkt miteinander verglichen, welches der beiden Medikamente besser Brustkrebs verhindert. Beide Medikamente senken das Bruskrebsrisiko um ca. 50 Prozent. Raloxifen hatte im Vergleich zu Tamoxifen keinen schützenden Effekt auf die Entstehung von Krebsvorstufen wie DCIS oder LCIS. Das Risiko Gebärmutter(körper)krebs zu bekommen oder an einer Thrombose (Verschluss einer Vene) zu erkranken war mit Raloxifen um 36 bzw. 27 Prozent geringer als mit Tamoxifen.

Die IBIS-II-Studie
Diese Vorbeugungsstudie geht der Frage nach, ob das Arzneimittel *Anastrozol* bei Frauen, die die Menopause hinter sich und ein erhöhtes Brustkrebsrisiko haben, z. B. wegen einer feingeweblich festgestellten atypischen duktalen Hyperplasie (s. auch Seite 56), vorbeugend wirkt. Die *IBIS-II-DCIS-Studie* vergleicht den vorbeu-

---

LEXIKON

Raloxifen ist ein sogenannter selektiver Östrogen-Rezeptor-Modulator: **Rezeptor** bedeutet Empfänger; **Modulator** ist gleichbedeutend mit Verwandler, Regler; **selektiv** bedeutet gezielt.

IBIS II bedeutet Internationale Brustkrebs-Interventions-Studie. Zu Anastrozol s. Seite 316

genden Effekt von Tamoxifen mit dem von Anastrozol (gegenüber Placebo) bei Frauen mit behandeltem DCIS (s. Seite 148).

Tibolon: ebenfalls nicht ohne Risiko
Diese Substanz ähnelt den weiblichen Hormonen mehr als die »Antiöstrogene«. Auf klimakterische Beschwerden wie Hitzewallungen, Schweißausbrüche oder Stimmungsschwankungen wirkt Tibolon östrogenähnlich: Dies alles bessert sich. Also eignet sich Tibolon zur entsprechenden Therapie, zumal es keinen Wachstumsreiz auf die Gebärmutterschleimhaut ausübt. Das tut es aber womöglich auf Krebszellen in der Brust. In der »Eine-Million-Frauen-Studie« hatten Tibolon einnehmende Frauen gegenüber nicht damit behandelten ein erhöhtes »relatives« Brustkrebsrisiko. In der LIBERATE Studie wurde untersucht, ob Frauen nach einer Brustkrebserkrankung zur Vermeidung von Wechseljahresbeschwerden gefahrlos Tibolon einnehmen können. Die Studie wurde nach der Zwischenauswertung abgebrochen, als sich gezeigt hatte, dass es in der Gruppe, in der die Frauen Tibolon erhalten hatten, mehr Rückfälle gegeben hatte.

Lebensstil, Ernährung und Co.

Gene oder »Umwelt«: Was ist stärker?

Das ist eine schwierige, gleichwohl interessante Frage. Aufschlussreich ist in diesem Zusammenhang die Beobachtung, dass in den USA, wo Menschen der unterschiedlichsten Kulturen leben, Frauen aus der weißen Bevölkerung mit Abstand das höchste Risiko für Brustkrebs haben, gefolgt von schwarzen Frauen, Asiatinnen und Indianerinnen. Zugleich wurde festgestellt, dass in Einwandererfamilien aus Japan – dort ist die Brustkrebshäufigkeit relativ gering – die Erkrankungshäufigkeit bereits in der zweiten Generation

Bemerkenswert: Im Blut von Japanerinnen, die in die USA eingewandert waren, wurden erhöhte Östrogenspiegel gemessen (s. dazu aber auch Seite 68).

Wie entsteht Brustkrebs?

sprunghaft ansteigt. Diese Entwicklung würde einerseits dafür sprechen, dass die Volkszugehörigkeit (als Teil der **genetischen Mitgift**) eine Rolle bei der Entstehung von Brustkrebs spielt. So wird auch vermutet, dass ethnische Unterschiede in der Ausprägung und Verteilung unterschiedlich aktiver Östrogenrezeptoren im Brustgewebe bestehen. Andererseits könnten **äußere Faktoren** wie landestypische Gewohnheiten, regionale Besonderheiten und das Einkommen, kurz: Faktoren, die den Lebensstil prägen, »Spuren« hinterlassen.

Hier kommt auch der schon erwähnte Aspekt der individuellen Familien- und Berufsplanung wieder zum Tragen. Gerade für junge Frauen stellt sich heute vielfach die Frage »Kind oder Karriere?« Wie wir wissen, fällt die Antwort oft zu Ungunsten eines Kindes aus; das eine scheint das andere in der dafür infrage kommenden Lebensphase fast auszuschließen.

> Erhöhtes Brustkrebsrisiko bei Kinderlosigkeit? Zu dieser Annahme passt die Beobachtung, dass »sozial besser gestellte« Frauen häufiger an Brustkrebs erkranken.

Ernährung: ernüchternde Fakten

Dass die Häufigkeit von Brustkrebs sehr ungleich über den Globus verteilt ist und die westlichen Industriestaaten bislang besonders »bevorzugt« sind, führten Experten auch auf die unterschiedlichen Ernährungsgewohnheiten der Menschen zurück. Doch was ist so anders bei der traditionellen Ernährung der scheinbar besser als ihre westlichen Geschlechtsgenossinnen gegen Brustkrebs gefeiten ortsansässigen Chinesinnen oder Japanerinnen?

Im Mittelpunkt vieler Untersuchungen, die dieser Frage nachgegangen sind, standen Sojaprodukte wie Tofu. Diesen wurden nämlich wegen ihres Gehalts an hormonähnlichen Substanzen (*Phyto-* oder *Pflanzenöstrogenen*) schützende Wirkungen zugesprochen, zumindest teilweise. **Unter Laborbedingungen** zeigte sich, dass diese Stoffe in Konkurrenz mit Östrogenen, wie sie im Körper vor-

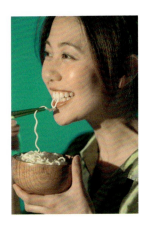

Wie entsteht Brustkrebs?

kommen, treten und sie »blockieren« können. So könnten sie auch die wachstumsfördernde Wirkung der natürlichen Östrogene auf Brustdrüsenzellen bremsen, auch auf solche Zellen, die sich schon in irgendeiner Weise »ungünstig« verändert haben (sogenannte atypische Zellen, s. Seite 56). Jedoch sind entgegengesetzte, d. h. östrogenähnliche, das Zellwachstum anregende Wirkungen nicht auszuschließen. Im Blut von Japanerinnen, die viel phytoöstrogenreiches Gemüse essen, fanden sich tatsächlich erhöhte Werte für ein bestimmtes Östrogen (*2-Hydroxyöstron* – etwa ein Antiöstrogen?), das im Körper aus Phytoöstrogenen entsteht. Der »traditionell« bessere Schutz der Asiatinnen vor Brustkrebs gründet aber wohl tiefer und bedarf noch genauerer Prüfung. Jedenfalls zeigen **Ernährungsstudien am Menschen** bislang kein niedrigeres Brustkrebsrisiko im Zusammenhang mit Sojakonsum. Phytoöstrogenhaltige *Präparate* gegen Wechseljahresbeschwerden werden sogar kritisch beurteilt: Sie könnten Zellen des Brustgewebes unwillkommene »Wachstumsanreize« geben (s. Seite 297).

Die EPIC-Studie

In einer großen, in zehn europäischen Ländern durchgeführten Studie wurde seit 1992 der Zusammenhang zwischen Ernährung und Krebs untersucht (der so genannten EPIC-Studie). In Deutschland sind das Krebsforschungszentrum (DKFZ) in Heidelberg und das Deutsche Institut für Ernährungsforschung in Potsdam-Rehbrücke beteiligt. Diese wirklich beachtliche Studie, deren Endauswertung 285 526 Europäerinnen (davon 3659 an Brustkrebs erkrankte) einschloss, hat die Hoffnung, eine gemüse- und obstbetonte Ernährung biete zumindest etwas Schutz vor Brustkrebs, weitgehend zunichte gemacht. Zwar ist die Nachbeobachtungsphase noch nicht abgeschlossen, doch es zeigte sich: Egal ob viel oder wenig Gemüse (z. B. Kohl, Blatt-, Wurzelgemüse, Pilze) oder Obst verzehrt wurde – es spielte bei der Wahrscheinlichkeit, innerhalb

---

Bei hormonrezeptorpositivem Brustkrebs (s. Seite 38) wird von der Einnahme von Soja- oder Traubensilberkerzenpräparaten abgeraten, da darin enthaltene östrogenähnliche Stoffe das Krebswachstum fördern könnten.

EPIC steht für European prospective Investigation Into Cancer and Nutrition (also »prospektive europäische Untersuchung über Krebs und Ernährung«).

der nächsten fünf bis zehn Jahre an Brustkrebs zu erkranken, keinerlei Rolle. Inwieweit der Verzehr spezieller Gemüsesorten ein anderes Bild ergibt oder bestimmte Gruppen von Frauen doch besser »abschneiden«, darüber ist noch nicht das letzte Wort gesprochen.

Unser Rat
Keine Ernährungsweise, schon gar keine sogenannte »Krebsdiät« (s. auch Seite 293), bietet eine Schutzgarantie gegen Krebs. Eine radikale Umstellung des Speisezettels kann also nicht empfohlen werden. Für eine nach anerkannten Grundsätzen gestaltete **gesunde Ernährung** gibt es aber gute Gründe: Sie unterstützt die Abwehrkräfte des Körpers, reguliert die Verdauung, entlastet den Stoffwechsel, das Gewicht und damit Herz und Kreislauf. Sie hilft also, Übergewicht, Zuckerkrankheit und Herzleiden zu vermeiden. Übergewicht und Zuckerkrankheit hängen eng miteinander zusammen. Kein Zufall, dass jeweils auch Querverbindungen zu Krebserkrankungen zu bestehen scheinen, wie es nun eine weitere aktuelle Untersuchung andeutet.

Gesunde Ernährung – das bedeutet hauptsächlich eine **kalorienreduzierte und fettmodifizierte Vollwertkost**. Fettmodifiziert wiederum heißt: Sparen Sie beim Nahrungsfett, insbesondere aus tierischen Quellen, und setzen Sie in erster Linie pflanzliche Fette ein. Wichtig sind »**mehrfach ungesättigte Fettsäuren**«, vor allem die *Omega-3-Fettsäuren*. Sie sollen entzündungs-, vielleicht auch zellwachstumshemmend wirken und finden sich reichlich in Tiefsee-Meeresfischen wie Lachs, Makrele, Thunfisch. Einen Vorläufer, den der Körper in die wertvolle Omega-3-Fettsäure umwandeln kann, enthalten pflanzliche Öle, z. B. Leinöl (s. auch Seite 291). Geizen Sie also ruhig etwas beim Verzehr fetter Käse-, Fleisch- und Wurstsorten. Gehen Sie auch sparsam mit Butter sowie industriell hergestellten Back- und Süßwaren um.

Wie entsteht Brustkrebs?

> **TIPP**
>
> **Tagessoll:
> 30 Gramm Ballaststoffe**
>
> Sie erreichen es z. B. mit folgender Zusammenstellung: 2 Scheiben Roggenvollkornbrot (je 50 g), 2 Scheiben Knäckebrot (je 20 g), 2 bis 3 Kartoffeln (insgesamt 250 g), 2 großen Karotten (zusammen 200 g) und 1 mittelgroßen Apfel (mit Schale 150 g).

Aber: Genießen Sie gesund! Bereiten Sie natürliche Nahrungsmittel so schonend zu, dass die »Wertstoffe« möglichst erhalten bleiben. So ist gegartes rotes Fleisch gesünder als gebratenes und gegrilltes (s. Seite 72), kurz gedünstetes Gemüse besser als gekochtes, was kein Widerspruch zu Schmackhaftigkeit sein muss. Frische Kräuter und Gewürze, auch exotische, bringen Aroma und Vielfalt auf den Teller.

Zudem steigt mit einer solchen Ernährung auch der **Ballaststoffanteil**. Ballast- oder Faserstoffe gehören zu den »komplexen«, also im Darm schwer aufspaltbaren Kohlenhydraten. Pflanzliche Nahrungsmittel wie Kohl, Hülsenfrüchte, Beeren, Kiwi, Äpfel steuern hier dank des hohen Gehaltes an *Zellulose* oder *Pektin* Wesentliches bei. Ballaststoffreich sind auch Vollkornprodukte und ungeschälter Reis. In asiatischen Ländern ist Reis (allerdings eher geschält) neben Früchten und Gemüsen eines der wichtigsten Grundnahrungsmittel. Ballaststoffe fördern bei ausreichender Flüssigkeitszufuhr die Verdauung. Über die Ausscheidung tragen sie auch zur Regulierung der verfügbaren Hormonmengen sowie zur Entsorgung von »Abfällen« aus dem Stoffwechsel und von aufgenommenen Schadstoffen bei. Dies könnte einen gewissen Schutz vor Darmkrebs, wenn auch nicht generell vor Brustkrebs, mit sich bringen.

> Sekundäre (»zweite«) Pflanzenstoffe sind natürliche Substanzen in essbaren Pflanzen und sollen den Körperstoffwechsel günstig beeinflussen. In Pflanzen wirken sie z. B. als Schutz gegen Schädlinge oder als Farbstoffe.

Die Einnahme von Vitaminpräparaten entlastet keineswegs von der Mühe der Ernährung mit frischem Gemüse und Obst. Denn nur so kommen Sie Tag für Tag auf den »gesunden Mix« von (antioxidativen) Vitaminen, Mineralstoffen, Spurenelementen und **sekundären Pflanzenstoffen** (s. Randspalte). Beispiele für Letzteres sind die *Carotinoide* (*Beta-Carotin* aus Karotten oder *Lycopin* aus Tomaten). Diese wie auch die *Vitamine C* und *E* oder das Spurenelement *Selen* haben ein hohes *Antioxidationspotenzial*: Sie schützen vor aggressiven Stoffwechselteilchen (*Oxidationsprodukten*, auch

Wie entsteht Brustkrebs?

freie Radikale genannt, s. auch Seite 46). Anders ausgedrückt: Sie verhalten sich wie ein »Rostschutzmittel«. Damit sollen besonders die gefäßschützenden Wirkungen zusammenhängen. Auch Stoffe wie die *Flavonoide*, die z.B. in schwarzem und grünem Tee, Beeren und Trauben enthalten sind oder als *Quercetin* in Zwiebeln; ferner schwefelhaltige Naturstoffe wie *Sulfide* aus Knoblauch, der zudem das antioxidativ wirkende *Allicin* enthält, reihen sich hier ein.

Übergewicht: fördert wohl doch Krebs

Zwischen Körpergewicht und Brustkrebsrisiko gibt es nach aktueller Studienlage uneinheitliche Beziehungen. So ist Übergewicht bei jungen Frauen, z.B. im Alter von 18 Jahren (definiert mit einem Body-Mass-Index von über 30 = krankhaftes, behandlungsbedürftiges Übergewicht!) statistisch eher mit einem erniedrigten Brustkrebsrisiko verknüpft, aber nur vor der Menopause. Schwedische Forscher stellten fest, dass magersüchtige Frauen, die sich in ihrer Jugend streng kalorienarm ernährt hatten, später seltener Brustkrebs bekamen. Mehrere Studien zeigen sodann, dass es nach den Wechseljahren offensichtlich eine Parallelität zwischen Übergewicht und Brustkrebs gibt, vor allem bei Frauen, die vom 18. Lebensjahr bis nach der Menopause mehr als 20 Kilogramm zugenommen haben.

Alkohol und Rauchen: Genüsse im Dunstkreis des Krebses

Alkohol – die verschleierte Gefahr

Regelmäßiger Alkoholkonsum von mehr als 27 Gramm täglich (mehr als zwei »Drinks«, etwa ein Glas Wein) erhöht das Brustkrebsrisiko um den Faktor 1,3 (bzw. 30 Prozent). Als Grund dafür werden bestimmte Wirkungen von Alkohol auf den Stoffwechsel der Brustdrüsenzellen angenommen – zum einen durch giftige

INFO

Der Body-Mass-Index (BMI):

$$\frac{\text{Gewicht (in kg)}}{\text{Größe (in m}^2\text{)}}$$

normal:
18,5 bis 24,9 kg/m²

Wie entsteht Brustkrebs?

TIPP

Allgemeine Ratschläge:

- Waschen Sie Gemüse und Obst immer gründlich (s. Seite 74); entfernen Sie äußere Blätter oder reiben Sie die Schale mit einem trockenen Tuch ab.
- Essen Sie selten Innereien, Wildpilze und Tintenfischprodukte (hohe Schwermetallbelastung).
- Bevorzugen Sie Gemüse der Saison und wärmen Sie nitratreiches Gemüse, z. B. Spinat, nicht auf.
- Essen Sie selten Lebensmittel, die mit Salz konserviert, gepökelt oder geräuchert wurden wie Speck, Schinken, Wurstwaren und Räucherfisch; gepökeltes Fleisch nicht hoch erhitzen, also nicht braten oder grillen.
- Erhitzen Sie Fette nicht zu lange und nicht über 180 °C; das Bratfett soll nicht »rauchen«; verwerfen Sie stark gebräunten Bratrückstand.
- Entfernen Sie alte Fettreste aus der Bratpfanne; verwenden Sie keine Öle zum Braten, die reich an Linolsäure sind (z. B. Olivenöl), weil bei starkem Erhitzen Krebs fördernde Moleküle entstehen.
- Essen Sie keine angeschimmelten Lebensmittel (Schimmelpilzgifte können die Leber schädigen) und keine nicht mehr einwandfreien Nüsse.
- Entfernen Sie die braune Samenhaut von Erdnüssen (reich an Schwermetallen) und sortieren Sie dunkle Kerne aus.

Und so grillen Sie richtig:

- Grillen Sie nur über gut durchgeglühter Kohle.
- Nehmen Sie beim Nachschütten von Kohle das Grillgut vom Rost.
- Bevorzugen Sie Gemüse und Kartoffeln sowie mageres Fleisch und Fisch; fetteres Grillgut, z. B. Wurst, am besten in Aluminiumschalen mit Fettrillen zubereiten; angekohlte Ränder wegschneiden.
- Verheizen Sie keine Presspappe oder Kiefernzapfen.
- Bei Grillgeräten mit seitlicher Feuerstelle kann kein tierisches Fett in die Glut tropfen (bei dessen Verbrennung entstehen schädliche Stoffe, z. B. PAK (s. Seite 73), und benetzen Sie das Grillgut, wenn die Hitzequelle darunter liegt); bei »gesünderen« Elektro- oder Gasgrillgeräten ist die Hitzequelle auf verschiedene Art und Weise seitlich angebracht.
- Als Beilage zu Gegrilltem eignen sich besonders Obst und Gemüse, da sie gute Vitaminquellen sind.

(Quelle: Deutsche Krebshilfe)

Wie entsteht Brustkrebs?

Abbauprodukte des *Äthanols*, zum anderen durch eine Steigerung der im Körper aktiven »Östrogenquote«.

Die Devise lautet also: Wer von einem erhöhten Brustkrebsrisiko bei sich selbst ausgeht (s. Seite 76), sollte beim Alkohol gut Maß halten. Abgesehen von der angeblichen Schutzwirkung kleiner Alkoholmengen (ein **gelegentliches** Glas (Rot-)Wein soll gegen arteriosklerotische Verengungen der Herzkranzgefäße »schützen«), schädigt Alkohol viele Organe. Außerdem macht er psychisch abhängig.

Zigaretten – potente Giftschleudern
Rauchen – **aktiv und passiv** – schadet bekanntlich der Gesundheit. Zigarettenrauch strotzt nur so von direkt oder indirekt (über Abbauprodukte) Krebs fördernden Schadstoffen. Als solche *Kanzerogene* seien beispielhaft *Nitrosamine* (s. auch Seite 46) *und polyzyklische aromatische Kohlenwasserstoffe* (*PAK*) genannt.

Forscher fanden in Brustkrebsgewebe vermehrt geschädigtes Erbgut vor, dessen DNS-Moleküle (s. Seite 44) Einschlüsse von PAK enthielten. Bei der Entgiftung solcher Verbindungen sind Enzyme wie die *N-Acetyltransferase* beteiligt, die von Mensch zu Mensch **anlagebedingt** unterschiedlich aktiv ist. Demnach besteht vermutlich eine individuell schwankende Empfindlichkeit gegenüber aromatischen Aminen. Womit wir wieder bei den Erbanlagen bzw. den Wechselwirkungen zwischen diesen und der Umwelt als Risikofaktor angelangt wären. Studien über Brustkrebs und Rauchen – aktiv wie passiv – zeigen widersprüchliche Ergebnisse: teilweise ein erhöhtes Risiko, vor allem bei Frauen vor den Wechseljahren, teilweise keine Risikobeeinflussung. Klar ist, dass wir auf breiter Front Kanzerogenen wie beispielsweise PAK aus der Umwelt ausgesetzt sind. Da liegt die Empfehlung nahe, diese Belastung nicht

LEXIKON

Äthanol bzw. Äthylalkohol ist die chemische Bezeichnung für Alkohol. Nicht dieser selbst, sondern das Abbauprodukt Acetaldehyd kann Krebs erregend sein. Das hängt scheinbar auch von individuellen Gegebenheiten des Stoffwechsels ab.
Zu den aktuell empfohlenen Grenzwerten s. Seite 291.

PAKs sind beispielsweise Benzopyrene und Naphthalene.

INFO

Es gibt Studienergebnisse, denen zufolge Rauchen und Passivrauchen bei Frauen vor den Wechseljahren das Brustkrebsrisiko um nahezu das Doppelte erhöht.

Wie entsteht Brustkrebs?

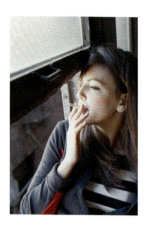

Zu den halogenierten Kohlenwasserstoffen gehören beispielsweise Weichmacher, die in der industriellen Produktion verwendet werden. PCBs werden über die Nahrungskette, die Haut und die Atmung aufgenommen. Es wird diskutiert, ob die bislang gültigen Grenzwerte künftig noch niedriger angesetzt werden müssen.

noch durch »eigenhändiges Zündeln« zu vergrößern – sei dies Rauchen oder ausgiebiges Grillen mit ungünstigen Geräten (s. Seite 72).

Welche Rolle spielen Umweltgifte?

Manche Chemikalien wie halogenierte Kohlenwasserstoffe, zu denen u. a. polychlorierte Biphenyle (kurz: PCB) gehören, reagieren mit Östrogenrezeptoren (s. beispielsweise Seite 38) und entfalten so östrogenartige Wirkungen im Körper. Sie werden daher Fremd- oder Xeno-Östrogene genannt. Theoretisch könnten sie mit anderen Schadstoffen bei der Krebsentwicklung »gemeinsame Sache« machen. Sie bzw. ihre Abkömmlinge werden zu den schwer abbaubaren organischen Schadstoffen (engl. POPs) gerechnet. Gut fettlöslich, reichern sie sich im Fettgewebe des Körpers, also auch in der Brust, an. Dennoch gibt es bislang keine schlüssigen Forschungsergebnisse, die bei Frauen beispielsweise mit erhöhter Belastung an organischen Chlorkohlenwasserstoffen (Messwerte im Blut!) auch vermehrt Brustkrebs nachgewiesen hätten.

Vernünftig mit Umweltgiften umgehen
Wir empfehlen Ihnen, weder aktiv noch passiv zu rauchen, Gemüse und Obst vor dem Verzehr gründlich wegen der Nitrateinträge aus Düngemitteln zu waschen, unsere Anregungen zur gesunden Ernährung zu beherzigen, Arbeitsschutzmaßnahmen einzuhalten und im Haushalt mit Chemikalien zu sparen.

Acetylsalicylsäure (z. B. Aspirin®) und Co.

Nach einer neuen Studie scheinen Patientinnen, die regelmäßig Acetylsalicylsäure oder einen *nicht steroidalen Entzündungshemmer* (etwa gegen Rheumaschmerzen) einnehmen müssen, seltener

Wie entsteht Brustkrebs?

Brustkrebs zu bekommen. Da diese Medikamente jedoch auch erhebliche unerwünschte Wirkungen haben können, gibt es bislang keinerlei Handhabe für die Krebsvorbeugung mit diesen Arzneistoffen.

Sport senkt das Brustkrebsrisiko

Frauen, die wöchentlich ein paar Stunden Sport treiben, haben ein um etwa 30 Prozent erniedrigtes Brustkrebsrisiko. Die stärkste Risikominderung zeigt sich bei sportlich aktiven Frauen vor den Wechseljahren. Als Grund wird vermutet, dass die Aktivität der Eierstöcke und damit die hormonelle Stimulation des Körpers durch konsequente körperliche Bewegung leicht gebremst wird, die Hormonspiegel also sinken. Ausdauertraining in der genannten Größenordnung gehört zu einer gesunden Lebensweise, bei der die Ernährung nur eine Seite der Medaille ist. Bewegung tut dem Körper insgesamt gut: Herz und Kreislauf, dem Stoffwechsel, der Gehirnfunktion. Der Cholesterinspiegel im Blut sinkt, übrigens auch das Gallensteinrisiko, und alles in allem steigt das Wohlbefinden. Wer untrainiert ab 35 erstmals regelmäßig Sport treiben möchte, sollte sich vorher von einem Kardiologen oder Sportmediziner auf »Herz und Kreislauf« untersuchen lassen. Wenn keine Bedenken bestehen, dann können Sie damit beginnen, zweimal pro Woche eine halbe Stunde ihren Puls auf Werte von 180 minus Lebensalter zu treiben. Schritt für Schritt steigern Sie dieses Programm, bis Sie in etwa auf die empfohlenen Wochenstunden körperlicher Aktivität kommen. Anzuraten sind Sportarten, die die Gelenke wenig strapazieren, z. B. Schwimmen, Rad fahren oder Walking.

> **TIPP**
>
> Ideal ist ein täglicher Verbrauch von 300 Kilokalorien (kcal) durch körperliche Aktivität; pro Woche dürfen es 2000 bis 3000 kcal sein.

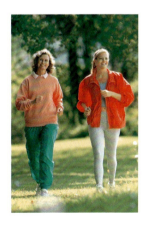

Wie entsteht Brustkrebs?

Check-up Brustkrebsrisiko *

1. Wie alt sind Sie?

☐ Jahre — Die Mehrzahl der Brustkrebserkrankungen tritt jenseits des 50. Lebensjahres auf. Die Entwicklung zum Krebs geschieht langsam über einen längeren Zeitraum. Deshalb ist Brustkrebs bei älteren Frauen häufiger.

2. Wie alt waren Sie bei der ersten Menstruation?

☐ Ist mir nicht bekannt
☐ 7–11 Jahre
☐ 12–13 Jahre
☐ älter als 13 Jahre

Frauen, die bei der ersten Periode jünger als 12 Jahre waren, haben ein geringfügig erhöhtes Brustkrebsrisiko. Der Spiegel des weiblichen Hormons Östrogen schwankt mit jedem Zyklus. Frauen mit einem sehr frühen Beginn des Menstruationszyklus haben dieses höhere Risiko möglicherweise, weil der Körper länger dem Östrogeneinfluss ausgesetzt ist.

3. Wie alt waren Sie bei der Geburt des ersten Kindes?

☐ Keine Geburten
☐ jünger als 20 Jahre
☐ 20–24 Jahre
☐ 25–30 Jahre
☐ älter als 30 Jahre

Frauen, die bei ihrer ersten ausgetragenen Schwangerschaft über 30 Jahre alt waren, und Frauen, die nie geboren haben, haben ein größeres Brustkrebsrisiko.

4. Wie viele der Angehörigen ersten Grades (Mutter oder Schwestern) hatten Brustkrebs?

☐ Ist mir nicht bekannt
☐ keine Angehörige
☐ eine Angehörige
☐ mehr als eine Angehörige

Brustkrebs bei einer oder mehreren der weiblichen Angehörigen ersten Grades (Mutter, Schwester) erhöht das Risiko für Brustkrebs.

5. Wurde bei Ihnen je eine Biopsie der Brust vorgenommen?

☐ Ist mir nicht bekannt
☐ Es wurde keine Biopsie vorgenommen

Nur ausfüllen, wenn **mindestens** eine Biopsie durchgeführt wurde

Wie viele Biopsien der Brust (mit oder ohne kontrollbedürftige Zellveränderungen) wurden bei Ihnen schon durchgeführt?
☐ eine Biopsie
☐ mehrere Biopsien

Zeigte mindestens eine der Biopsien eine Veränderung des Brustgewebes?
☐ Ist mir nicht bekannt
☐ keine
☐ ja

Frauen, denen Gewebe zur mikroskopischen Untersuchung auf Krebs entnommen wurde (Biopsie), haben ein erhöhtes Brustkrebsrisiko, besonders wenn eine gewebliche Veränderung vorlag. Das erhöhte Risiko ergibt sich aus den Veränderungen (z. B. Tast- oder Mammographiebefund), die zur Biopsie führten. Biopsien selbst erhöhen das Krebsrisiko nicht.

*Auswertung über Ihren Frauenarzt

6. Wurde bei Ihnen in einer Mammographie eine erhöhte Brustdichte festgestellt?

☐ ja
☐ nein

Entwickeln Sie Fingerspitzengefühl: die Selbstuntersuchung der Brust

Höchstens 10 bis 15 Prozent der Frauen in Deutschland untersuchen regelmäßig ihre Brüste selbst. Offensichtlich sind unbewusste Ängste, eine Besorgnis erregende Veränderung zu entdecken, ein großes Hemmnis. Dies ist bedauerlich, denn: Es zu tun ist niemals von Nachteil! Im Gegenteil: Sie entwickeln eine intensivere Beziehung zu einem kostbaren Bereich Ihres Körpers, ohne viel Zeit zu verlieren, und Sie stellen eine krankhafte Veränderung der Brust wahrscheinlich vorzeitiger fest als der Arzt, der Sie normalerweise nur einmal im Jahr untersucht. Die Technik kann sich jede Frau schnell aneignen und problemlos durchführen. Wir zeigen Ihnen, wie es geht.

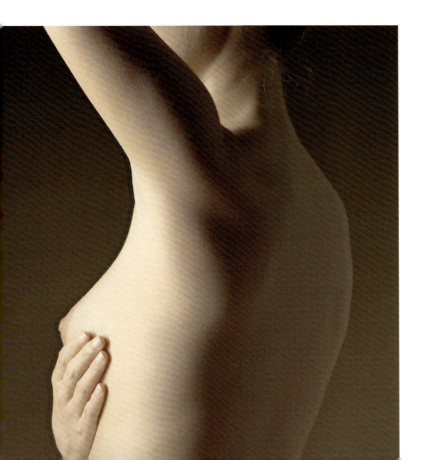

Entwickeln Sie Fingerspitzengefühl: die Selbstuntersuchung der Brust

Selbst aktiv werden!

Entwickeln Sie eine »aufgeschlossene« Einstellung zu Ihrem Körper!

Trotz zahlreicher Aufklärungskampagnen in den letzten Jahren ist nach wie vor nur ein kleiner Teil der Frauen – leider sind auch Ärztinnen hiervon nicht ausgenommen – zur Selbstuntersuchung der Brust motiviert. Ungeachtet der Tatsache, dass die Selbstuntersuchung die einfachste und mit etwas Routine auch eine recht effektive Methode dafür ist, Veränderungen der Brust einigermaßen frühzeitig aufzuspüren. Aber selbst die ärztliche Untersuchung zur Krebsfrüherkennung zieht nicht so recht: Nur etwa jede zweite bis dritte krankenversicherte Frau nimmt die ab dem 30. Lebensjahr einmal jährlich kostenlos angebotene Krebsfrüherkennungsuntersuchung (mehr dazu ab Seite 91) regelmäßig in Anspruch.

Nochmals: Brustkrebs ist heilbar! Je früher eine bösartige Geschwulst entdeckt und exakt diagnostiziert worden ist, desto besser sind die Behandlungsmöglichkeiten. Dies betrifft sowohl die **Überlebenschancen** als auch das **kosmetische Operationsergebnis**. So stark diese oft mitgeteilten Argumente für die aktive Beteiligung jeder Frau bei der Krebsfrüherkennung auch sind – gegen die weit verbreitete »Passivität« scheinen sie enttäuschend wenig auszurichten. Steckt dahinter die fest verwurzelte Meinung, dass es einen selbst ganz sicher nicht trifft oder, anders gesagt, die Verdrängung der realistischen Möglichkeit dieser lebensbedrohlichen Krankheit aus Angst davor?

Manche Frauen haben offenbar auch ein eher zwiespältiges Verhältnis zu ihrem »Organ Brust«, das doch so gern und natürlich auch zu Recht als »Inbegriff der Weiblichkeit« gilt, als Symbol der körperlichen wie auch psychosexuellen Identität der Frau. Sicherlich: Die Brüste können durchaus mit Stolz erfüllen, von ihrer »Besitzerin« gemocht sein und Raum für sinnliches Erleben schaffen.

Entwickeln Sie Fingerspitzengefühl: die Selbstuntersuchung der Brust

Doch nehmen sie bisweilen auch die Gestalt eines ungeliebten »Fremdkörpers am eigenen Leib« an. So schildern nicht wenige Frauen bei Kursen zur Selbstuntersuchung, dass sie es sogar regelrecht unangenehm finden, ihre eigene Brust anzufassen. Die Gründe dafür sind vielfältiger Natur und erschließen sich oft erst im Dialog mit anderen Frauen, z. B. in Selbsthilfegruppen oder psychotherapeutischen Gesprächen, in denen es im Nachhinein darum geht, Brustkrebs seelisch aufzuarbeiten.

Sich die regelmäßige Selbstuntersuchung der eigenen Brust anzugewöhnen, dazu bedarf es wirklich der Überzeugung, dass diese Maßnahme sinnvoll ist. Es erfordert vielleicht auch die Überwindung von Ängsten und Hemmungen. Vor allem aber ist eine gewisse Disziplin gefragt, denn nur Übung macht die »Meisterin«.

> 90 Prozent aller »Knoten« bzw. Geschwülste in der Brust werden von Frauen selbst getastet; jedoch nur hinter einem kleinen Teil davon verbirgt sich Krebs. Acht von zehn getasteten Geschwülsten sind gutartig – eine Unterscheidung, die allerdings nicht Sie selbst, sondern nur Ihr Frauenarzt treffen kann. Die Selbstuntersuchung dient also dazu, einen eventuellen Befund in der Brust möglichst früh zu entdecken und dann auch rasch einen Arzt hinzuziehen. Mit gezielten Untersuchungen wird er feststellen, um welche Art der Gewebeveränderung es sich genau handelt.

In den letzten Jahren konnte gezeigt werden, dass Frauen, die die Selbstuntersuchung der Brust regelmäßig durchführen, Knoten von im Mittel zwei Zentimetern Durchmesser ertasten (s. auch Abb. 12, Seite 80). Expertinnen kommen sogar auf etwas unter zwei Zentimeter. Frauen hingegen, denen die Erfahrung der regel-

Tipp

Ihren Tastsinn können Sie trainieren! Das Argument, Normales und eventuell Verdächtiges ohnehin nicht voneinander unterscheiden zu können, zählt also nicht!

Die Selbstuntersuchung ist auch nach einer Brustkrebsbehandlung unbedingt sinnvoll!

Entwickeln Sie Fingerspitzengefühl: die Selbstuntersuchung der Brust

mäßigen Untersuchung fehlt, entdecken Knoten erst bei einem Durchmesser von mehr als drei Zentimetern. Also: Je öfter Sie Ihre Brust abtasten, desto mehr »Fingerspitzengefühl« entwickeln Sie und desto vertrauter wird Ihnen die Beschaffenheit des Brustgewebes. Die Möglichkeiten der ärztlichen Krebsfrüherkennungsuntersuchung (mehr dazu ab Seite 91) sollten Sie aber unbedingt zusätzlich nutzen!

Spätestens ab dem 30. Lebensjahr sollten Sie regelmäßig den »Selbstcheck« durchführen. In Verbindung mit den ärztlichen Früherkennungsuntersuchungen ist die Sicherheit am größten.

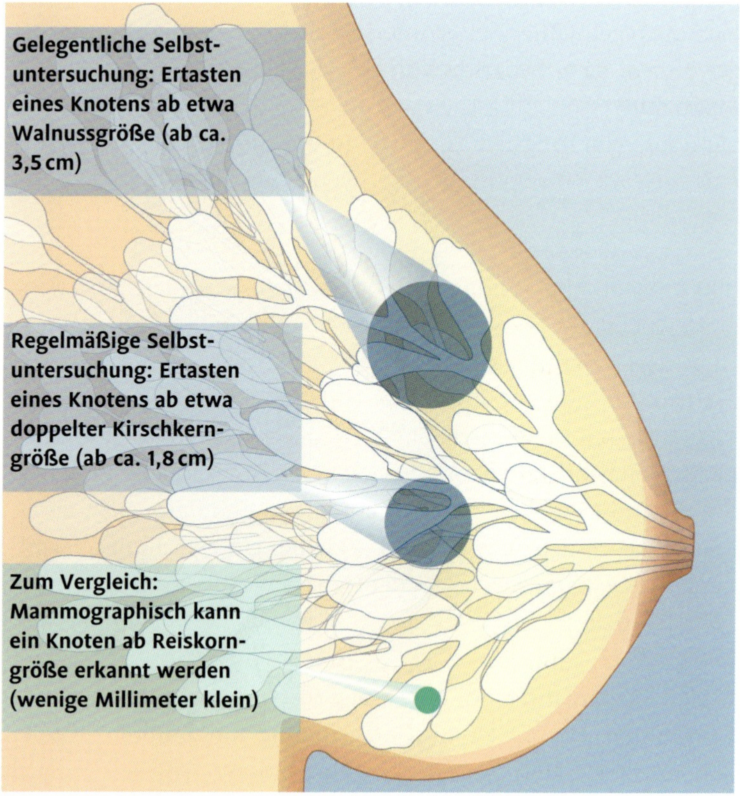

Gelegentliche Selbstuntersuchung: Ertasten eines Knotens ab etwa Walnussgröße (ab ca. 3,5 cm)

Regelmäßige Selbstuntersuchung: Ertasten eines Knotens ab etwa doppelter Kirschkerngröße (ab ca. 1,8 cm)

Zum Vergleich: Mammographisch kann ein Knoten ab Reiskorngröße erkannt werden (wenige Millimeter klein)

Abb. 12   Durchschnittliche Geschwulstgröße* und Tasthäufigkeit
(*nicht maßstabsgetreu)

Entwickeln Sie Fingerspitzengefühl: die Selbstuntersuchung der Brust

Übung trainiert den Tastsinn – je regelmäßiger die Brüste untersucht werden, desto eher wird eine Veränderung fühlbar. Unschlagbar »früh« ist allerdings nach wie vor die Mammographie. Da diese aber nicht beliebig oft stattfinden kann, ist die Selbstuntersuchung neben der Abtastung durch den Arzt eine ideale und jederzeit mögliche Ergänzung.

Wann und wie Sie am besten die Brust untersuchen

Der richtige Zeitpunkt

Idealerweise untersuchen Sie die Brüste jeden Monat, und zwar

→ immer **acht bis zehn Tage nach Beginn der Monatsblutung**. Dann ist das Drüsengewebe am besten zu beurteilen, weil es zu dieser Zeit relativ gering hormonell beeinflusst wird und deshalb eher weich ist.
→ immer am **jeweils gleichen Tag eines jeden Monats** in der **Schwangerschaft** und auch nach der zum **letzten Mal erfolgten Monatsblutung** (der Menopause) oder wenn Sie aus anderen Gründen keine solche haben.

Und so gehen Sie vor

Ein guter Augenblick für die Untersuchung ist **morgens vor und nach dem Aufstehen**. An diesem Tag brauchen Sie etwa eine Viertelstunde länger als sonst, bis Sie mit den morgendlichen Vorbereitungen fertig sind, wenn Sie die Brustuntersuchung »vorschriftsmäßig« einbauen. Einen Teil führen Sie **im Liegen** durch; mit einem breit gefalteten Handtuch als flache Unterlage geht es ganz

> **TIPP**
>
> Auch wenn Sie in den Wechseljahren sind und Hormone einnehmen (Hormonersatztherapie), ist der günstigste Zeitpunkt für die Selbstuntersuchung der jeweils gleiche Tag eines jeden Monats (nach der Blutung, sofern diese regelmäßig unter der Hormonbehandlung auftritt).

Entwickeln Sie Fingerspitzengefühl: die Selbstuntersuchung der Brust

Die bewusst gewählte Reihenfolge – zuerst Abtasten im Liegen und dann Betrachten im Sitzen oder Stehen – orientiert sich aus praktischen Gründen am normalen Tagesablauf.

bequem. Den zweiten Teil erledigen Sie dann **im Sitzen** oder **Stehen** vor einem ausreichend großen Spiegel und bei guten Lichtverhältnissen, beispielsweise im Bad. In hektischen Zeiten können Sie den Untersuchungsgang etwas abwandeln und sich auf den kritischen Blick in den Spiegel sowie die Tastuntersuchung beim Duschen oder Waschen beschränken. Gehen Sie aber möglichst bald wieder zu »beiden Durchgängen nach Vorschrift« über: Konzentriertes Abtasten im Liegen und sorgfältiges Betrachten »nach allen Koordinaten« vor dem Spiegel. Diesen zweiten Teil, die sogenannte *Inspektion*, haben wir in den vorderen Umschlaginnenseiten für Sie zusammengestellt.

Vorab noch ein wichtiger Hinweis: Fast zwei Drittel aller Tumore bilden sich im **äußeren oberen Quadranten** der Brust (ein Quadrant ist eigentlich ein Viertel eines Kreises; s. auch Abb. 13). Untersuchen Sie daher diesen Bereich besonders gründlich.

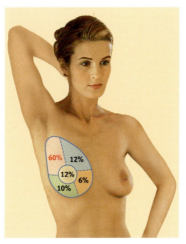

Abb. 13 Risikozonen: Brustkrebs kommt in den vier Quadranten und im »Zentrum« der Brust unterschiedlich häufig vor; bei mehr als der Hälfte der Frauen tritt er im oberen äußeren Quadranten auf.

Erster Schritt: sorgfältiges Abtasten

Untersuchen Sie mit der **linken Hand** die **rechte Brust** und umgekehrt mit der **rechten Hand** die **linke Brust**. Benutzen Sie dazu jeweils **die mittleren drei Finger**. Die vorderen Fingerabschnitte (»Fingerbeeren«, s. Abb. 14) sind besonders empfindlich; legen Sie diese deshalb zum Tasten **flach** auf die Haut.

Entwickeln Sie Fingerspitzengefühl: die Selbstuntersuchung der Brust

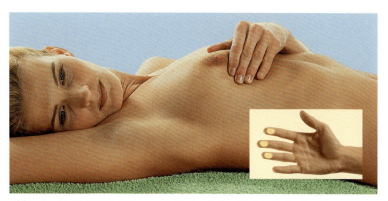

Abb. 14 Die Technik: Untersucht wird mit den flach aufgelegten Kuppen des zweiten, dritten und vierten Fingers.

Zeigen Sie, nachdem Sie mit der Tastuntersuchung erstmals begonnen haben, Ihr Vorgehen gelegentlich Ihrem Arzt oder Ihrer Ärztin. So können Sie Ihre Gefühlseindrücke überprüfen und sich weitere Ratschläge geben lassen.

Sie erinnern sich: Die Brust dehnt sich nach oben viel weiter aus, als man mit bloßem Auge erkennen kann.

Es gibt nun verschiedene Wege, die Brust möglichst »flächendeckend« abzutasten: in einer großen Spiralbewegung, sternförmig oder in engen Bahnen von oben nach unten fahrend. Wir möchten hier auf das letzt genannte Untersuchungsmuster genauer eingehen, weil es unserer Meinung nach die gesamte Brust am besten erfasst.

An jeder Stelle der Brust, die Sie untersuchen, beschreiben Sie mit den Fingern dreimal hintereinander eine kleine **Kreisbewegung** von etwa der Größe einer Münze. Von Kreis zu Kreis drücken Sie etwas **stärker**, damit Sie Verdächtiges in möglichst allen Schichten der Brust fühlen können (s. auch Seite 92).

Wie gesagt führen Sie die Tastuntersuchung am besten im Liegen aus. Bei den meisten Frauen rutscht allerdings, wenn sie auf dem Rücken liegen, der äußere Teil der Brust zur Seite. Wenn Sie bei

Tipp

Sie können die Brüste vor der Untersuchung auch eincremen. Manche Frauen empfinden das Gleiten der Finger über die Haut dann als angenehmer. Als Gleithilfe bietet sich auch eine Dusch- oder Waschlotion an, wenn Sie gelegentlich das »Schnellverfahren« während der Körperhygiene wählen müssen.

Entwickeln Sie Fingerspitzengefühl: die Selbstuntersuchung der Brust

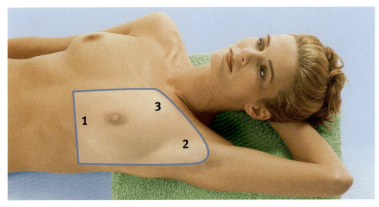

Abb. 15 Das Untersuchungsgebiet

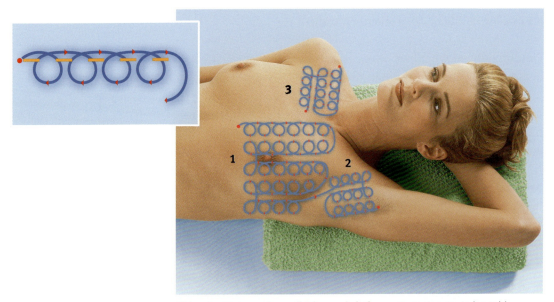

Abb. 16 Untersuchungsfelder und -bahnen. So tasten Sie jedes Feld systematisch ab (das dritte ist übersichtshalber auf der rechten Seite des Oberkörpers eingezeichnet).

Entwickeln Sie Fingerspitzengefühl: die Selbstuntersuchung der Brust

diesem Bereich angekommen sind, sollten Sie Ihre **Beine angewinkelt zur entgegengesetzten Seite** legen. Dadurch drehen Sie den Oberkörper etwas und erreichen, dass nun der äußere Teil der Brust flach auf dem Brustkorb liegt. Die Brustwarze zeigt in dieser Haltung zur Decke.

Beginnen Sie an der Innenseite Ihres Brustkorbes, also am Brustbein, und arbeiten Sie sich dann langsam **bis zur Achselhöhle** vor. Solange Sie noch nicht die Brustwarze erreicht haben, können Sie die **Beine ausstrecken**. Ihr Oberkörper befindet sich so in normaler Rückenlage und der innere Teil der Brust liegt flach auf dem Brustkorb. Ihre Hand bewegt sich in **mehreren senkrechten Bahnen vorwärts**. Machen Sie dabei mit den mittleren drei Fingern wie beschrieben immer wieder die drei kleinen Kreisbewegungen. Danach überprüfen Sie in Ruhe Ihre **Achselhöhlen**. Abschließend tasten Sie noch das Gebiet **ober- und unterhalb des Schlüsselbeins** in mehreren schräg-waagerechten Linien ab. Auch dabei kreisen die mittleren drei Finger Punkt für Punkt fortlaufend in drei Tiefen.

Die Bereiche der Achselhöhlen und der Schlüsselbeine entsprechen den Lymphabflusswegen der Brüste (s. auch ab Seite 175).

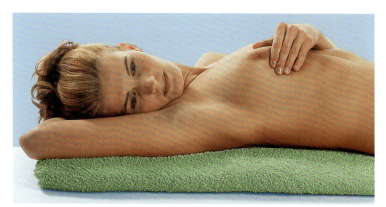

Abb. 17 Mit System und Konzentration: So wird die Untersuchung bald zur Routine!

Entwickeln Sie Fingerspitzengefühl: die Selbstuntersuchung der Brust

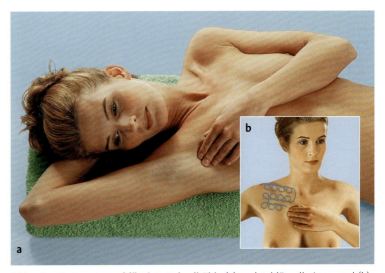

Abb. 18 Gerne vernachlässigt: Achselhöhle (a) und Schlüsselbeingegend (b). Hier untersuchen Sie sich zum Schluss.

Knoten können hart, prall, weich oder elastisch, beweglich oder unbeweglich, groß oder klein sein, an der Oberfläche oder auch in der Tiefe des Gewebes liegen. Um dorthin zu gelangen, müssen Sie kräftigen, manchmal auch leicht schmerzhaften Druck auf die Fingerspitzen ausüben.

Achtung

Worauf Sie achten müssen:

– auf tastbare Verhärtungen oder Verdickungen – Knoten – in einer oder beiden Brüsten, den Achselhöhlen oder in Schlüsselbeinnähe,
– auf eine über das »gewohnte Maß« hinaus veränderte Befindlichkeit der Brust mit einem neuartigen Schmerz- oder Spannungsgefühl und/oder örtlich begrenzter Überwärmung.

Entwickeln Sie Fingerspitzengefühl: die Selbstuntersuchung der Brust

Zweiter Schritt: das richtige Augenmaß – aufmerksames Betrachten vor dem Spiegel
Diesen Teil Ihres Untersuchungsprogramms haben Sie sich inzwischen vielleicht schon in den vorderen Umschlaginnenseiten angeschaut.

Zu Ihrer Beruhigung
Das alles klingt beim ersten Durchlesen vielleicht etwas kompliziert. Aber bereits nach der ersten Untersuchung sind Ihnen die Bewegungen vertraut. Allerdings stoßen Sie nun auf ein anderes Problem: Sie haben das Gefühl, überall Knoten entdeckt zu haben. Das, was Sie getastet haben, ist jedoch die ganz normale »Knotigkeit« der Brust. Bei menstruierenden Frauen ist sie zyklisch stärker ausgeprägt als bei Frauen, die die Wechseljahre erreicht oder sie schon länger hinter sich haben.

> Mit etwas Geduld und Übung werden Sie die kleineren und größeren Unebenheiten Ihrer Brust genau kennenlernen. Sollten Sie eine oder mehrere der in diesem Kapitel bzw. in der vorderen Umschlagklappe aufgeführten Auffälligkeiten feststellen, so ist das immer ein Grund, sicherheitshalber bald Ihren Frauenarzt aufzusuchen! Tun Sie das aber ruhig auch dann, wenn Sie sich unsicher sind, ob eine Veränderung harmlos ist oder nicht. Vergewissern Sie sich im Zweifelsfall also lieber einmal zu viel als zu wenig bei Ihrem Arzt!

Ärztliche Untersuchungen

Um die Brust genauer zu untersuchen, setzt der Arzt vor allem bildgebende Verfahren ein. Das wichtigste ist zurzeit die Mammographie, die Röntgenuntersuchung der Brust. Letzte Gewissheit über die Art eines Befundes bringt indes nur eine mikroskopisch untersuchte Gewebeprobe. Sie zu gewinnen ist dank technischer Fortschritte meist kein großer Eingriff mehr; dennoch belastet er viele Frauen in Erwartung des Ergebnisses seelisch. Das folgende Kapitel informiert Sie über all diese Aspekte; es geht dabei auch auf die Situation des Mammographiescreenings in Deutschland ein.

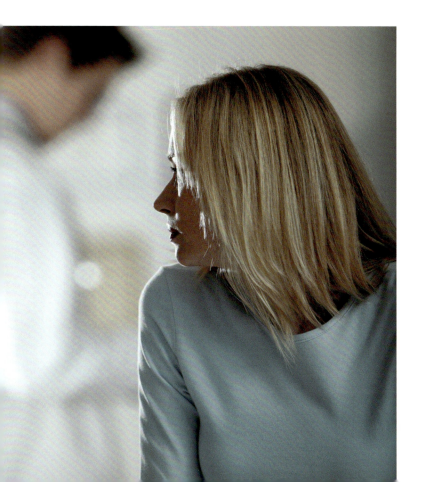

Ärztliche Untersuchungen

Das Gespräch mit dem Arzt und wie er die Brust untersucht

Wenn Sie bei Ihrer monatlichen Selbstuntersuchung (s. ab Seite 77 und Seite 92) etwas Auffälliges in einer Brust entdeckt haben, sollten Sie nicht in Panik oder lähmendes Entsetzen geraten. Es kann gar nicht oft genug betont werden: Die Mehrzahl aller getasteten »Knoten« ist gutartig! Umso wichtiger ist es jetzt, sich möglichst schnell Klarheit über den Befund zu verschaffen, denn es bestehen gute Aussichten, dass die ärztliche Diagnose Sie von Angst und Sorgen befreit. Sollte sich aber herausstellen, dass es Krebs ist, so ist es sicher besser, die Krankheit zügig anzugehen als den Kopf in den Sand zu stecken.

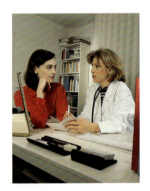

Doch ist auch Hast fehl am Platz. Gehen Sie zwar bald zum Frauenarzt, versuchen Sie aber, einen einigermaßen ruhigen Moment zu finden, damit Sie das, was er Ihnen mitteilt, auch richtig aufnehmen.

Begeben Sie sich erstmals in seine Sprechstunde – beispielsweise wegen eines Wohnortwechsels –, sollten Sie sich etwas darauf vorbereiten und alle wichtigen Angaben zu Ihrer gesundheitlichen Lebensgeschichte »parat« haben. Das betrifft u. a. den Zeitpunkt Ihrer ersten Menstruation, den Beginn der Wechseljahre sowie frühere Erkrankungen und Operationen einschließlich Eingriffen an der Brust sowie Medikamente, die Sie regelmäßig einnehmen.

Sie sollten sich außerdem gynäkologische Erkrankungen Ihrer weiblichen Verwandten – Mutter, Schwester, Großmutter – notieren, da der Arzt Ihnen dazu einige Fragen stellen könnte. Diese betreffen vor allem Brust- und Eierstockerkrankungen. Schließlich wird der Arzt erfahren wollen, wann Sie zuletzt eine Krebsfrüh-

Ärztliche Untersuchungen

erkennungsuntersuchung (s. unten) durchführen ließen und ob die entsprechenden Befunde zugänglich sind. Nehmen Sie Hormone ein – sei es zur Empfängnisverhütung, sei es als Hormonersatzbehandlung in den Wechseljahren? Wurde bei Ihnen schon einmal eine Röntgen- oder Ultraschalluntersuchung der Brust (s. ab Seite 93 und ab Seite 108) vorgenommen oder eine Gewebeentnahme? Wenn ja, sollten Sie sich Kopien der Befunde besorgen und mitbringen.

Kennt der Arzt Sie und alle diese »Fakten« schon, so wird er gleich auf Ihren Tastbefund eingehen: Wann haben Sie ihn festgestellt? Haben Sie den Eindruck, dass er sich zwischenzeitlich verändert hat? Haben Sie Absonderungen aus der Brustwarze bemerkt?

Sodann wird der Arzt Ihre Brüste zunächst betrachten und sie anschließend sorgfältig mitsamt Brustwarzen abtasten. Dabei wird er Ihren Tastbefund überprüfen und Ihnen sein eigenes Untersuchungsergebnis erläutern und dokumentieren. Er wird außerdem beide Achselhöhlen und Schlüsselbeingruben auf vergrößerte Lymphknoten kontrollieren.

Diese körperliche Untersuchung ist übrigens Teil des kostenlosen Früherkennungsprogramms von Brust- und Unterleibskrebs, das in Deutschland derzeit jede Frau, die gesetzlich krankenversichert ist, ab dem 30. Lebensjahr **einmal jährlich** in Anspruch nehmen kann.

Krebsfrüherkennungsuntersuchungen

Was der Frauenarzt hierbei kontrollieren muss bzw. »darf«, ist gesetzlich genau festgelegt. Die entsprechenden Maßnahmen umfassen zurzeit, je nach Lebensalter einer Frau, folgende Maßnahmen:

Angaben zu Ihren Lebensgewohnheiten einschließlich Ernährung, körperlicher Aktivität, Rauchen, Alkohol etc. sind für den Arzt ebenfalls wichtig.

Über die Bedeutung der zur Brust und ihrer unmittelbaren Nachbarschaft gehörenden Lymphknoten und ihres Gesundheitszustandes s. ab Seite 160 und ab Seite 176.

Ärztliche Untersuchungen

vom 20. Lebensjahr an:
- → Befragen nach Beschwerden im Aufklärungsgespräch,
- → Einstellung und Betrachtung des Gebärmuttermundes mit dem Untersuchungsspiegel (*Spekulum*),
- → Zellabstrich von der Oberfläche des Gebärmuttermundes und aus dem Gebärmutterhalskanal; mikroskopische Untersuchung der dabei gewonnenen Zellen,
- → Tastuntersuchung der Genitalorgane von innen und durch die Bauchdecke (beidhändige, so genannte *bimanuelle* Untersuchung);

zusätzlich ab dem 30. Lebensjahr:
- → Abtasten der Brüste mitsamt der Brustwarzen, beider Achselhöhlen und der Schlüsselbeingegend rechts und links,
- → **Anleitung zur regelmäßigen Selbstuntersuchung** der Brust;

zusätzlich ab 45 Jahren:
- → Tastuntersuchung des Enddarmes (mit dem Zeigefinger = *digital*, von lat. *digitus* = Finger),
- → Darmkrebs-Früherkennungsuntersuchung: Test auf verborgenes (*okkultes*) Blut im Stuhl mit einem anerkannten Schnelltest.

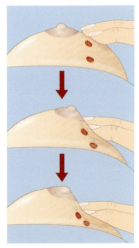

Steigern Sie den Druck beim Tasten sanft, um einen kleinen beweglichen Knoten nicht gleich »wegzuschieben«; untersuchen Sie zuletzt stets mit flach, aber »nachdrücklich« aufgelegten Fingern.

Wenn eine Frau wegen familiärer Belastung ein mutmaßlich erhöhtes Brustkrebsrisiko hat (s. ab Seite 48) und der Arzt daher regelmäßig weitere diagnostische Maßnahmen – beispielsweise Röntgen- oder Ultraschalluntersuchungen der Brust – als notwendig erachtet, so wird die Krankenkasse die Kosten dafür auch übernehmen. Jedoch handelt es sich dabei nicht um **Standarduntersuchungen im Rahmen der Krebsfrüherkennung** (zur Früherkennungsuntersuchung in der Schwangerschaft s. ab Seite 248).

Ärztliche Untersuchungen

Weiterführende Diagnostik

Bestätigt sich nun ein bei der Selbstuntersuchung festgestellter Tastbefund oder erhebt der Arzt einen solchen bei einer normalen Kontrolluntersuchung, so wird er zügig weiterführende Untersuchungen – sie werden auch **bildgebende** Verfahren genannt – einleiten. In erster Linie handelt es sich dabei um die **Röntgen-** (s. unten) und **Ultraschalluntersuchung** (s. ab Seite 108) der Brust. Nur bei speziellen Fragestellungen kommt eine *Magnetresonanztomographie* (auch *Kernspintomographie* genannt; s. ab Seite 110) in Betracht. Schließlich kann es notwendig werden, die festgestellte Veränderung anhand einer Gewebeentnahme (*Biopsie*) unter dem Mikroskop näher zu untersuchen (mehr dazu ab Seite 115). Liegt kein auffälliger Tastbefund vor oder haben Sie sich lediglich zur regelmäßigen Untersuchung wegen einer bekannten gutartigen Erkrankung der Brust eingefunden, wird der Arzt prüfen, ob eine »Kontroll-Ultraschalluntersuchung« und/oder eine »Kontroll-Mammographie« an der Zeit ist.

Magnetresonanzbilder der Brust wird der Arzt immer auch in Verbindung mit einem Mammogramm beurteilen.

Die Brust im Bild

Mammographie

Als Mammographie wird in der medizinischen Fachsprache, wie schon erwähnt, die **Röntgendarstellung** des Brustdrüsengewebes bezeichnet. Sie stellt das zurzeit **aussagekräftigste** bildgebende Verfahren zur Untersuchung der Brust dar. Die Mammographie eignet sich – dies ist wissenschaftlich gesichert – **am besten zur Diagnostik und Früherkennung**, d. h. auch zum **Screening (s. Randspalte S. 95)**, und es dient der **Nachsorge** bei behandeltem Brustkrebs. Bereits Millimeter kleine Tumore – als Schwellenwert werden derzeit etwa **fünf Millimeter** angegeben – und vor

Ärztliche Untersuchungen

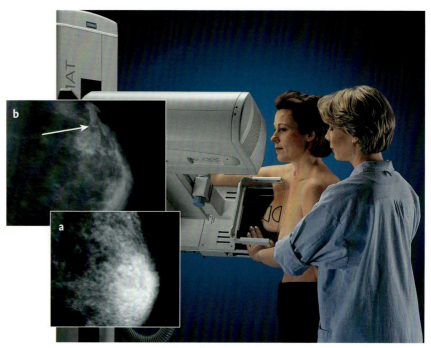

Abb. 19 Mammographie: Die Untersuchung ist einen Augenblick lang unangenehm, weil die Brust bis zur Schmerzgrenze (s. Seite 100) zusammengepresst wird. Die untere Aufnahme (a) ist normal; die obere (b) zeigt einen kontrollbedürftigen Befund (»Krebsfüßchen«, s. Seite 105).

allem auffällige sogenannte Mikrokalzifikationen (kleinste Verkalkungen als möglicherweise frühester Hinweis auf das Vorliegen von »Vorstufen« – sogenannten »In-situ-Karzinomen«) kann der Arzt im Mammogramm erkennen. Auch gutartige Veränderungen, etwa Fibroadenome (s. Seite 56), zeigen sich recht zuverlässig.

Um Flüssigkeitsansammlungen (*Zysten*) sichtbar zu machen, ist die **Ultraschalluntersuchung** allerdings geeigneter. Sie ergänzt die Mammographie bei der Brustkrebsfrüherkennung sinnvoll.

Ärztliche Untersuchungen

Mammographiescreening hierzulande:
Anspruch und Wirklichkeit

Im Jahr 2002 beschloss der Deutsche Bundestag die Einführung eines qualitätsgesicherten Mammographiescreenings nach europäischen Leitlinien. Damit sind in Deutschland 10,4 Millionen **Frauen zwischen 50 und 69 Jahren** berechtigt, alle zwei Jahre zur Krebsfrüherkennung an einem qualitätsgesicherten Mammographiescreening (»kostenlose« Röntgenuntersuchung der Brust) als Kassenleistung teilzunehmen. (s. Seite 97). Bei einer Teilnehmerquote von 70 Prozent geht man davon aus, dass die Brustkrebssterblichkeit in der gesamten Altersgruppe um etwa 25 Prozent und bei den tatsächlich teilnehmenden Frauen um etwa 35 Prozent reduziert werden kann. Seit Beginn des Screenings 2005 bis Anfang 2009 haben alle 94 Screening-Einheiten in Deutschland ihre Arbeit aufgenommen, sodass die Versorgungsstrukturen inzwischen flächendeckend sind.

Der Anteil der invasiven Karzinome von einer maximalen Größe bis zehn Millimeter liegt im Screening bei gut 30 Prozent. Vor Einführung des Mammographiescreenings waren es nur rund 14 Prozent. Bei mehr als zwei Drittel (76,7 Prozent) aller im Programm entdeckten invasiven Karzinome waren die Lymphknoten noch nicht befallen. Vor dem Screening lag der Wert mit 49 Prozent deutlich darunter.

Brustkrebs-Disease-Management-Programme (*DMP*). Diese werden zwischen Trägern der gesetzlichen Krankenversicherung, den kassenärztlichen Vereinigungen sowie Vertragsärzten in Kliniken und Praxen abgeschlossen und interessierten Patientinnen angeboten. Wichtig für die Teilnahme auf Anbieterseite: Zertifizierung (s. Seite 97) nach den offiziellen deutschen Qualitätsanforderungen, die

---

LEXIKON

Screening (engl.) bedeutet »Reihenuntersuchung« augenscheinlich gesunder Menschen. Ziel ist es, eine bis dahin unerkannte (Krebs-)Erkrankung vorzeitig festzustellen, um die Heilungschancen durch eine frühestmögliche Diagnose und Therapie zu verbessern.

Die Wirklichkeit: Der Erfolg des Screenings hängt in erster Linie von der Beteiligung daran ab. Leider sind die Teilnahmeraten regional sehr unterschiedlich, zum Teil noch viel zu niedrig (zwischen 2005 und 2007 lag die Teilnahmequote bei 54 Prozent).

Ärztliche Untersuchungen

sich wiederum an den europäischen Qualitätsleitlinien (*Eusoma*) orientieren. Das heißt: Es sind fundierte Kenntnisse in der Brustkrebsdiagnostik und -therapie zu erwerben und zu pflegen.

Warum bleiben **jüngere** Frauen vorerst vom Screening ausgenommen? Der **Früherkennungsnutzen** durch die **Röntgen-Reihenuntersuchung der Brust** bringt im Verhältnis zum damit verbundenen Strahlenrisiko (s. ab Seite 99) den größten Nutzen bei Frauen im Alter zwischen 50 und 69 Jahren. Etwa 20 Prozent der Brustkrebserkrankungen betreffen Frauen, die jünger als 50 Jahre sind; das ist deutlich weniger als in der Altersgruppe der Über-50-Jährigen. Außerdem sinkt die Aussagekraft der Mammographie umso mehr, je jünger eine Frau ist. Dies liegt an der erhöhten Dichte des Brustdrüsengewebes (die auch durch eine Hormonersatztherapie gegen Wechseljahresbeschwerden erhöht sein kann). »Alternativ« bieten sich hier die **Sonographie,** mit Einschränkung auch die **Kontrastmittel-Magnetresonanztomographie** an. Beide gehören jedoch nicht zu den anerkannten Früherkennungsuntersuchungen. Studien haben aber belegt, dass es auch gelingt, die Brustkrebssterblichkeit in der Altersgruppe zwischen 40 und 50 Jahren durch ein qualitätsgesichertes Mammographiescreening zu senken, allerdings in etwas geringerem Maße als in der »Kernzielgruppe« des Screenings. Auch Frauen über 70 Jahren könnte es noch Vorteile bringen.

Warum ist das Mammographiescreening nach wie vor umstritten?

Kritiker wenden oft ein, dass Millionen von Euro für die vom Gesetzgeber geplante Organisation des Screenings schlecht investiert seien. Zu hoffen ist, dass die Umsetzung auf regionaler Ebene die Kosten doch begrenzt. In den vorliegenden Studien sei zudem die Sterblichkeit an Brustkrebs durch Screening, kritisch betrachtet,

INFO

Nach Angaben anerkannter Brustkrebszentren werden 60 bis 80 Prozent aller Brusttumore von den Betroffenen selbst, 20 bis 40 Prozent durch Mammographie und 5 bis 10 Prozent durch Ultraschalluntersuchungen festgestellt. Verbesserte Aufklärung in Verbindung mit qualifiziert durchgeführten ärztlichen Maßnahmen (vor allem Tastuntersuchungen, Mammographie, Ultraschall) können die Überlebenschancen deutlich verbessern – denn Brustkrebs ist heilbar, wenn er frühzeitig festgestellt wird.

Ärztliche Untersuchungen

bislang nicht **ausreichend** gesenkt worden. Eine dänische Analyse sieben großer Mammographiestudien hat diesen Kritikpunkt bestätigt.

Als problematisch werden außerdem die bislang zu hohen Raten an **Fehlbefunden** angesehen. So ist davon auszugehen, dass die Mammographie in bis zu 15 Prozent der Fälle falsch negative Ergebnisse liefert. Dies bedeutet: Ein krankhafter Befund wird bei 15 von 100 Frauen übersehen, und es wird somit »falsche Sicherheit« vermittelt. Demgegenüber ergeben sich bei etwa zehn Prozent der Fälle falsch positive Ergebnisse, also irrtümlich krankhafte Befunde, die letztlich unbegründete Ängste und unnötige Folgeuntersuchungen auslösen. Diesem Missstand sollen nun die neu verankerten **Qualitätssicherungsmaßnahmen** abhelfen.

Unter Qualitätssicherung versteht man im Hinblick auf die Mammographie ein Bündel von Maßnahmen, die Fehlbefunde vermeiden helfen sollen. Zu diesem Zweck hat die Kassenärztliche Bundesvereinigung zusammen mit den Krankenkassen ein dreistufiges Qualitätssicherungsprogramm vereinbart. Dieses wird durch kontinuierliche Fortbildungen, Prüfungen und stichprobenartige Kontrollen sichergestellt (regelmäßige *Zertifizierung*). Danach können nur noch diejenigen Ärzte Mammographien mit den Krankenkassen abrechnen, die ihre Qualifizierung laufend nachweisen. Im Rahmen der laufenden Modellprojekte beispielsweise beurteilen von Anfang an zwei Ärzte die Mammographiebilder unabhängig voneinander. Im ersten Jahr hat ein Arzt Aufnahmen von mindestens 3000 Frauen unter Kontrolle eines Experten befundet und im

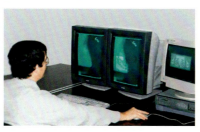

Ehrgeiziges Ziel des qualitätsgesicherten Mammographiescreenings ist es, unter 1000 Frauen Brustkrebs bei drei Frauen irrtumsfrei herauszufiltern.

Ärztliche Untersuchungen

INFO

Das Zertifikat gibt Frauen auf jeden Fall Entscheidungshilfen: Ärztliches Bemühen um Qualität kann nun zum Kriterium für die persönliche Arztwahl werden.

Zu den Begriffen In-situ-Krebs, duktal und invasiv s. ab Seite 146

ACHTUNG

Beim Mammographiescreening werden gesunde Frauen untersucht, d. h. auch zusätzlich mit Strahlen belastet. Daher muss von der Untersuchung das Maximum an Qualität und Aussagekraft gefordert werden.

zweiten Jahr mehr als 5000 Befundungen geleistet. Erwiesen ist, dass ein qualitätsgesichertes Mammographiescreening die Sterblichkeit an Brustkrebs in zehn Jahren um 20 bis 40 Prozent senkt. 20 Prozent hieße konkret, dass von 100 000 Frauen in zehn Jahren 70 bis 100 Frauen weniger an Brustkrebs sterben – ein bescheidener Fortschritt. Zu vorsichtig kalkuliert?

Mit regelmäßigem Mammographiescreening könnte es auch gelingen, schneller wachsende Tumore in der »jüngeren« Altersgruppe früher zu erfassen. Dem halten Screeninggegner entgegen, dass es sich bei den mammographisch neu entdeckten und feingeweblich bestätigten Tumoren mehr und mehr um so genannte *duktale In-situ-Karzinome*, also Vorstufen von Brustkrebs, handelt (der dabei häufig vorhandene *Mikrokalk*, s. Seite 149, ist im Röntgenbild erkennbar). In der Tat weiß niemand, ob und wenn ja, wann aus diesen Formen tatsächlich Krebs, also ein (*invasiver*) Tumor wird. Es steht jedoch zu vermuten, dass dies bei einem Drittel bis der Hälfte der Fälle eintritt. So empfehlen wir bei dieser Krebsvorstufe oft deren Entfernung mit einem (Sicherheits-)Mantel **gesunden Gewebes** (mehr dazu ab Seite 151). Das bedeutet, dass es sich hier auf jeden Fall um einen ernst zu nehmenden Befund handelt, den man frühzeitig abklären und behandeln sollte. Wenn also ein Mammographie-Screening dazu beiträgt, Krebsvorstufen und frühe Stadien zu erkennen, so ist dies selbstverständlich als positiv zu bewerten, da so viele Krankheitsverläufe günstig beeinflusst werden.

Ein weiteres Argument der Kritiker des Mammographiescreenings zielt auf die **erhöhte Strahlenbelastung** ab. Denn **eine** Mammographie **allein** genügt natürlich nicht, um die erwünschte Senkung der Brustkrebstodesfälle zu erreichen. Vielmehr bedarf es dazu etwa zweijährlicher Röntgenaufnahmen beider Brüste über einen Zeitraum von 20 Jahren (im Alter von 50 bis 69 Jahren).

Ärztliche Untersuchungen

Zum Strahlenrisiko ist nun Folgendes anzumerken: Nach amerikanischen Untersuchungen kommt es bei 10 000 Frauen, die im Alter von 40 bis 49 Jahren jährlich mammographiert werden, zu einem zusätzlichen, **strahlenbedingten** Brustkrebs-Todesfall. 1996 wurde in den USA berechnet, dass für eine Frau, die schon ab 35 Jahren mit einem jährlichen Screening beginnt und die Mammographien bis zum 75. Lebensjahr fortsetzt, der Nutzen durch die Senkung der Brustkrebssterblichkeit das Sterblichkeitsrisiko durch die Strahlenbelastung um etwa das 25-Fache übertrifft.

Dazu der Göttinger Radiologe Professor Dr. med. Eckhardt Grabbe in seiner Information für Patientinnen: »Das Risiko einer Frau, im Alter zwischen 45 und 60 Jahren an Brustkrebs zu erkranken, steigt infolge einer Mammographie von etwa zehn Prozent rein rechnerisch auf insgesamt 10,002 Prozent. Es erhöht sich nach zehn Mammographien auf 10,02 Prozent. Das natürliche Brustkrebsrisiko der Frauen liegt mithin um den Faktor 4000 höher als das Strahlenrisiko einer Mammographie und ist noch um den Faktor 500 höher als das von zehn Mammographien.«

Bisher bezahlen die Krankenkassen Mammographien vorbehaltlos dann, wenn der Arzt bei einer Patientin Brustkrebs vermutet oder wenn ein erblich erhöhtes Brustkrebsrisiko besteht (s. Seite 55), sodass Kontrollen unerlässlich sind. Es wurde jedoch geschätzt, dass in Deutschland bislang jährlich drei bis vier Millionen Mammographien verschleiert und mit schwankender Güte unter dem Aspekt der Früherkennung stattfanden (»graues Screening«). Daher waren gezielte Maßnahmen zur Qualitätssicherung tatsächlich überfällig.

> Es gibt auch kritische Stimmen, die eine schlechtere »Schadensbilanz« vorrechnen.

Ärztliche Untersuchungen

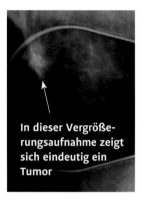

In dieser Vergrößerungsaufnahme zeigt sich eindeutig ein Tumor

INFO

Wenn Sie Hormone gegen Wechseljahresbeschwerden einnehmen, sind halbjährliche frauenärztliche Kontrollen empfehlenswert. Mammographisch ist das Brustgewebe in dieser Situation schwerer zu beurteilen. Der Arzt wird ein vorübergehendes Absetzen oder Umstellen der Therapie prüfen. Bei »zyklischen Präparaten« kann die Einnahmepause zur Mammographie genutzt werden.

Zur Untersuchung selbst

Vier Bilder in Sekundenschnelle
Bei der Untersuchung werden die Brüste einzeln je zweimal sekundenlang zwischen zwei strahlendurchlässigen Plexiglasplatten, die Bestandteil des Mammographiegerätes sind, möglichst flach zusammengedrückt. Insgesamt vier Aufnahmen, die jede Brust aus zwei unterschiedlichen Perspektiven zeigen, sind Standard: eine Schräg- (mlo-Aufnahme, auf der vor allem die brustwandnahen Drüsenanteile abgebildet werden) und eine waagerechte Aufnahme (cc-Aufnahme). Der Druck der Platten kann unangenehm bis schmerzhaft sein. Doch je flacher die zu durchstrahlende Gewebeschicht ist – idealerweise höchstens vier Zentimeter –, desto besser ist die Aufnahmequalität und desto niedriger ist auch die notwendige Strahlendosis. Außerdem kann so am ehesten die gesamte Brust dargestellt werden. Bei Bedarf wird ein verdächtiger Bezirk anhand einer ergänzenden *Vergrößerungsaufnahme* (s. Randspalte) noch näher ins Visier genommen.

Der beste Untersuchungszeitpunkt
Der günstigste Termin für eine Mammographie ist – genauso wie für die Selbstuntersuchung oder auch alle anderen bildgebenden Verfahren der Brust – etwa eine Woche nach Beginn der Monatsblutung. Dies betrifft menstruierende Frauen und Frauen, die ab den Wechseljahren eine bestimmte Form der Hormonersatztherapie durchführen, bei der es zu regelmäßigen »Hormonentzugsblutungen« kommt. Denn um diese Zeit ist das Brustgewebe am wenigsten durch Wassereinlagerungen aufgequollen, somit »transparenter« und beim Zusammenpressen im Zuge der Untersuchung etwas weniger empfindlich.

Ärztliche Untersuchungen

Was bewirken Röntgenstrahlen und wie hoch ist die Strahlenbelastung durch eine Mammographie?
Röntgenstrahlen liefern *kurzwellige elektromagnetische Energie* und gehören zu den *ionisierenden* Strahlen. Diese versetzen Atome oder Moleküle chemischer Verbindungen in einen elektrisch geladenen Zustand und machen sie damit überaus reaktionsfähig. Ihre biologische Wirkung auf die Körperzellen ist dosisabhängig. Dabei kommt jede akute als auch die im Laufe des Lebens sich summierende Strahlung zum Tragen. Röntgenstrahlen können die Träger der Erbinformation in den Zellkernen, die *Gene*, schädigen (s. auch Seite 45). Mögliche Folgen sind Erbfehler oder eine Entartung des betroffenen Gewebes. Die Strahlenempfindlichkeit des **Brustgewebes** verringert sich mit zunehmendem Alter einer Frau.

Die **natürliche** Pro-Kopf-Belastung der Bevölkerung mit ionisierenden Strahlen liegt hierzulande bei etwa **2,4 Millisievert (mSv)**. Woher bekommen wir diese Dosis »ab«? Natürliche Strahlung wirkt aus unserer täglichen Umgebung auf uns ein: Im Flugzeug (kosmische oder Höhenstrahlung) sind wir ihr ebenso ausgesetzt wie »am Boden« und selbst in Innenräumen können wir ihr nicht entgehen (wir atmen sie in Form des radioaktiven Edelgases *Radon* ein). Schließlich nehmen wir sie noch über Nahrungsmittel auf.

Die künstlich erzeugte **zusätzliche** Strahlenbelastung der »Bevölkerung« wird in Deutschland mit **ungefähr zwei mSv** pro Kopf und Jahr angegeben. Diese Dosis ist relativ hoch, entspricht jedoch nur einem ungefähren Durchschnitt. Denn sie beruht auf zivilisationstechnischen Quellen einschließlich **medizinischer Maßnahmen**, die ja die Menschen nicht gleichmäßig »treffen«. Der Anstieg besonders durch Mammographien (!), Computertomographien und röntgengestützte Kathetereingriffe an Schlagadern, etwa Herzkranzgefäßen, spielt hier eine erhebliche Rolle.

LEXIKON

Die Einheit Millisievert (mSv) bezieht sich u. a. auf die Äquivalentdosis. Sie ist das Maß für die biologische Wirksamkeit ionisierender Strahlen auf ein Organ. Bei der Mammographie, die mit »weichen« Strahlen im niederenergetischen Bereich arbeitet, wird oft die Äquivalentdosis genannt. Sie könnte künftig höher als bisher eingestuft werden.

Die »zivilisatorische« Strahlenbelastung (ohne medizinische Anwendungen) wird zurzeit mit etwa 0,04 mSv angegeben (Bundesamt für Strahlenschutz, 2001).

Ärztliche Untersuchungen

Der derzeit empfohlene Wert für die **mittlere Gewebedosis**, die bei der **Mammographie** nicht überschritten werden sollte, beträgt **etwa fünf mSv** für jede Brust (bei zwei Aufnahmen in zwei Ebenen). Moderne Mammographiegeräte liegen dank Strahlen sparender Technik jedoch bereits deutlich niedriger (bei **höchstens drei mSv**). Dazu tragen beispielsweise verbesserte Röntgenröhren und Einstelltechniken der Geräte, hoch empfindliche Filmfolien, Zusatzfilter und kürzere Aufnahmezeiten bei. Die Möglichkeit der vollständig *digital* durchgeführten Mammographie (s. unten) könnte die Strahlendosis künftig weiter senken, vor allem bei Frauen mit großen Brüsten oder jüngeren Frauen mit sehr dichtem Brustdrüsengewebe.

Experimentelle und klinische Studien zeigen eine zumindest gleich hohe Bildqualität der digitalen Techniken für Übersichtsaufnahmen sowie eine signifikant verbesserte Erkennbarkeit von sogenanntem Mikrokalk (s. Seite 105) in Vergrößerungsaufnahmen.

Ausflug in die Gegenwart der Zukunft: digitale Mammographie
Wenige radiologische Zentren an Universitätskliniken sowie einzelne radiologische Schwerpunktpraxen bieten inzwischen eine indirekte oder direkte digitale (sogenannte Vollfeld-)Mammographie an. Solche Zentren können nun schon auf eine mehrjährige Erfahrung damit zurückblicken.

Noch ist die herkömmliche Röntgentechnik Standard. Mit der Digitalisierung hat jedoch eine Entwicklung begonnen, die auf anderen Gebieten nicht mehr wegzudenken und auf dem besten Weg ist, auch die konventionelle Film-Folien-Technik abzulösen. Die digitalen Bildempfänger bestehen entweder aus digitalen Speicherfolien, die optisch »ausgelesen« werden, oder es sind großflächige Festkörperdetektoren.

Aufgrund der höheren Empfindlichkeit der digitalen Mammographie ist eine Verminderung der Strahlenbelastung vor allem bei Frauen mit voluminösen und dichten Brüsten realisierbar.

Ärztliche Untersuchungen

Ein Vorteil ist auch, dass digitalisierte Bilder Platz sparend elektronisch gespeichert, auf Tastendruck abgerufen, nachbearbeitet, vervielfältigt und sofort an andere Ärzte übermittelt werden können. Dies kann auch die Abwicklung des qualitätskontrollierten Screenings, bei dem ein zweiter Arzt die Bilder beurteilt, erleichtern. Auch ist es nützlich, dem Arzt, der eine Patientin operieren wird, die Bilder unverzüglich zur Verfügung stellen zu können. Allerdings verhindern die derzeit noch hohen Gerätekosten eine breite Anwendung der neuen Technik. Mittelfristig könnte sich dies ändern.

Eine kosmetische Brustvergrößerung erhöht das Brustkrebsrisiko nicht. Die Aussagekraft der Mammographie kann allerdings eingeschränkt sein.

Wann ist eine qualitätsgesicherte Mammographie sinnvoll und wann nicht?

Eine Mammographie (immer in zwei Untersuchungsebenen) sollten Sie anfertigen lassen,
→ wenn Sie oder Ihr Frauenarzt einen verdächtigen Knoten in der Brust getastet haben, sodass dieser genauer untersucht werden muss,
→ wenn Sie **50 Jahre oder älter sind**, da ab diesem Alter bereits kleinste Veränderungen von wenigen Millimetern Größe im Brustgewebe entdeckt werden können. Sie sollten eine Mammographie ab diesem Alter **bis zum 70. Lebensjahr alle zwei Jahre durchführen lassen,** und zwar immer zusammen mit der vollständigen ärztlichen Krebsfrüherkennungsuntersuchung (s. ab Seite 91). So können bereits Vorstufen und frühe Stadien von Brustkrebs oder Knoten, die noch nicht zu tasten sind, entdeckt werden. Sie alle haben sehr gute Heilungschancen.

Frauen zwischen 40 und 49 Jahren:
→ Ein generelles Screening für diese Altersgruppe wird nicht empfohlen, weil man den Nutzen und das Risiko in bisherigen Untersuchungen unterschiedlich einschätzt.

INFO

Wenn bei Ihren engsten weiblichen Verwandten (Mutter, Schwester) Brustkrebs aufgetreten ist und daher bei Ihnen ein erhöhtes Erkrankungsrisiko bestehen könnte, sollten Sie auch nach dem 50. Lebensjahr jährlich zur Mammographie gehen.

Ärztliche Untersuchungen

Und bei erblich erhöhtem Brustkrebsrisiko?
→ Wie Sie gesehen haben, gelten hier noch etwas strengere Empfehlungen (s. Randbemerkung auf den Seiten 55 und 103).

In der Tat haben viele Frauen Angst, durch wiederholte Mammographien das Brustkrebsrisiko zu vergrößern. Diese Gefahr ist aber nur äußerst gering (s. Seite 99). Das Risiko, durch die – heutzutage im Vergleich zu früher deutlich niedrigere – Strahlenbelastung einen Brustkrebs zu begünstigen, ist auf keinen Fall zu vergleichen mit dem Risiko, einen bösartigen Tumor zu spät zu entdecken, etwa weil die Mammographie vermieden oder abgelehnt wurde.

Gleichwohl können Sie Ihre Strahlenbelastung begrenzen. Es gibt nämlich auch Situationen, in denen Sie besser auf eine Mammographie verzichten.

Tipp

> Wählen Sie ein Institut mit modernen Geräten und kundigem Personal. Der Arzt muss in der Auswertung von Mammographiebildern erfahren sein. Das dürfte in aller Regel in einer großen Röntgenpraxis oder in der Röntgenabteilung eines Klinikums, insbesondere bei künftig erworbenem Zertifikat, gewährleistet sein, wo pro Jahr bis zu 2000 und mehr Mammographien durchgeführt werden. Zum Einholen einer zweiten Expertenmeinung (engl. second opinion) s. Erläuterung auf Seite 106.

Wann Mammographien nicht unbedingt empfehlenswert sind
→ **Vor dem 40. Lebensjahr:** Die Bilder sind im jüngeren Lebensalter wegen des noch sehr dichten Drüsengewebes weniger aussagekräftig; außerdem ist das Drüsengewebe strahlenempfindlicher. Vorrang hat hier die Ultraschalluntersuchung (mehr dazu ab Seite 108), gegebenenfalls auch die MR-Mammographie (s. Seite 110).

Das günstigste Nutzen-Risiko-Verhältnis bietet die Mammographie derzeit Frauen im Alter zwischen 50 und 70 Jahren.

Info

Der mammographische Befund stützt sich auf die sogenannten BIRADS-Kriterien (= *Breast Imaging Reporting and Data System*, USA); z. B. bedeutet BIRADS III »wahrscheinlich gutartig«, während BIRADS IV und V durch eine feingewebliche Untersuchung weiter abgeklärt werden müssen.

Ärztliche Untersuchungen

→ **Als unnötig kurzfristig wiederholte Röntgenaufnahmen der Brust:** Das können Sie vermeiden, indem Sie sich die Daten einer jeden Mammographie in Ihrem Röntgenpass notieren und Kopien der Röntgenbilder (sie tragen das Untersuchungsdatum!) bei sich aufbewahren. Wenn Ihr Arzt Ihnen zu einer außerplanmäßigen Mammographie rät und Ihnen der Grund dafür zunächst nicht einleuchtet, so fragen Sie genau nach. Ein nicht nur nachvollziehbarer, sondern geradezu notwendiger Anlass wäre zweifelsohne ein neu erhobener Tastbefund.

→ In der **Nachsorge nach Abnahme der Brust und Einlage einer** *Silikonprothese* (s. ab Seite 185): Hier sind Untersuchungen mit hochauflösender Ultraschalltechnik (s. Seite 110) oder die Magnetresonanzdarstellung aussagekräftiger.

Was ist im Mammogramm bedenklich?

Die große Mehrzahl getasteter wie auch mammographisch festgestellter Befunde ist gutartig, davon die Mehrzahl definitiv unbedenklich. Endgültig kann dies jedoch allein die feingewebliche Untersuchung (s. Seite 115) bestätigen. Doch gibt es Zeichen im Röntgenbild, die einen Befund auffällig machen.

Verdächtig: »Krebsfüßchen« und »Salzkörner«

»Krebsfüßchen« sind strahlenförmige Ausläufer (Bindegewebsfasern entsprechend), die von einem »Herd« oder »schattenartigen Fleck« im Röntgenbild ausgehen. Kleinste, streifen- oder grüppchenartig angeordnete Kalkbildungen, Salzkörnern ähnlich, heißen *Mikrokalk* (mikro-, griech. = klein). Dahinter verbirgt sich zugrunde gegangenes Zellmaterial, das sich in den Drüsengängen abgelagert hat. Mikroverkalkungen können unter Umständen auf eine **Krebsvorstufe** (medizinisch wird diese Phase *in situ* genannt; s. Seite 146) hinweisen.

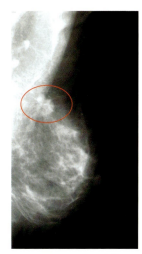

Tumor mit Krebsfüßchen

Ärztliche Untersuchungen

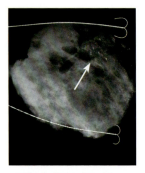

Mikrokalk (und Drahtmarkierungen) im Röntgenbild einer Gewebeprobe

Mit anderen Worten: Verkalkungen sind **nicht gleichbedeutend** mit Bösartigkeit. Besonders bei gleichmäßig runder Form und Vorkommen in beiden Brüsten können die »Salzkörner« beispielsweise lediglich eine Bindegewebsvermehrung mit Verkalkungen des Drüsengewebes, etwa im Rahmen der *fibrozystischen Mastopathie* (s. Seite 56 und Tabelle 4, Seite 372), widerspiegeln. Und glatt begrenzte, rundliche oder ovale Gewebeveränderungen, die das normale Brustgewebe nur verdrängen, nicht aber durchsetzen, sind in der Regel röntgenologische Zeichen einer gutartigen Geschwulst.

Galaktographie: Milchgänge »schwarz auf weiß«

Ergänzend zur Mammographie – und immer nur **danach**! – wird der Röntgenarzt in begründeten Situationen einen einzelnen Milchgang mit Kontrastmittel »anfärben« und ihn so im Röntgenbild darstellen. Bei der normalen Mammographie sind die Milchgänge selbst nämlich nicht direkt zu erkennen. Umgekehrt würde das Kontrastmittel bei einer erst danach durchgeführten Mammographie zu Überlagerungen führen – die Aufnahmen wären dann wertlos. Anlass zu einer Galaktographie wäre die Beobachtung, dass sich aus einem Milchgang neu aufgetreten, blutiges Sekret entleert (s. Seite 57).

Ursache dafür kann eine gutartige Zellwucherung (Fachbegriff *Papillom*, s. Seite 57 und Tabelle 4) in einem Milchgang sein. Das Galaktogramm zeigt dann an dieser Stelle einen Gangabbruch. Die entsprechende Öffnung des Milchgangs wird unter örtlicher Betäubung sondiert (d. h. eine dünne Nadel oder *Kanüle* wird eingelegt), und Kontrastmittel injiziert. Anschließend wird die Röntgenaufnahme durchgeführt. Ein auffälliger Befund im Galaktogramm (eine Kontrastmittelaussparung oder ein Gangabbruch)

> **INFO**
>
> Manche Frauen fühlen sich mit einer Beurteilung ihrer Mammographiebilder durch einen weiteren Facharzt sicherer. Sowohl im Mammographiescreening wie auch in zertifizierten Brustzentren ist es üblich, einen Doppelbefund für die Mammographiebilder einzuholen.

Ärztliche Untersuchungen

bedarf grundsätzlich der anschließenden Untersuchung durch eine Gewebeprobe. Im Übrigen wird der Arzt entnommenes Brustwarzensekret stets auf darin enthaltene Zellen untersuchen lassen. Liegt gleichzeitig ein Tastbefund vor und ist schon im normalen Mammogramm eine Veränderung erkennbar, so sollte **sofort** – statt der Milchgangsdarstellung – die feingewebliche Untersuchung angestrebt werden.

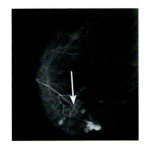

Gangabbruch (↑) im Galaktogramm

Mancherorts wird die Galaktographie durch eine vorherige *Duktussonographie* ergänzt. Darunter versteht man die Darstellung der Milchgänge mit **hochauflösendem Ultraschall** (s. Seite 110), der im Gangsystem »verborgene« Veränderungen in gewissem Umfang sichtbar macht. Die entsprechende Stelle kann, mit einem feinen Draht von außen markiert, gezielt entfernt werden. Die erneute Ultraschallkontrolle des entnommenen Gewebes bestätigt die korrekte Entnahme.

Der Einsatz eines weiteren neueren Verfahrens, die sogenannte Duktuskopie, wird derzeit geprüft. Dabei wird bei einer auffälligen Sekretion der Brustwarzen das entsprechende Milchgangsystem mittels eines Mini-Endoskops beurteilt, und man entnimmt gegebenenfalls gezielt Proben. Nur brustwarzennahe Veränderungen in einem Milchgang können damit beurteilt werden.

> **Fazit**
> Eine qualitätsvoll durchgeführte Mammographie ist die beste derzeit verfügbare Methode zur Früherkennung und zum Screening von Brustkrebs. Die Sonographie liefert ergänzende Informationen. Beide Verfahren stehen – zusammen mit der Tastuntersuchung wie auch der Familien- und Krankengeschichte der betreffenden Frau – ganz vorne an, wenn es darum geht, Brustveränderungen näher zu »durchleuchten«.

Ärztliche Untersuchungen

Die Brust im Ultraschallbild

Die Schallfrequenzen liegen bei 7 bis 13 MHz. Hertz (Hz) bzw. Megahertz (Mhz) sind Maßeinheiten für physikalische Frequenzen (1000 Hz = 1 Kilohertz, 1 Megahertz = 1 000 000 Hz).

Das Brustdrüsengewebe kann auch mit Hilfe von Schallwellen, deren Frequenz wir nicht hören (*ultra*, lat. = *jenseits*) sichtbar gemacht werden. Medizinisch heißt das Verfahren Sonographie (*sonus*, lat. = *Schall*, *-graphie* = *Aufzeichnung*). Ultraschall wird von dem entsprechenden Gerät erzeugt, über den Schallkopf, den der Arzt über die Brust führt, ausgesendet und auch wieder empfangen. Das untersuchte Gewebe wirft je nach Dichte, Form und Größe die Schallwellen in unterschiedlicher Stärke zurück. So entstehen Echos. Sie werden elektronisch zu Bilddaten verrechnet und in Graustufen auf einem Monitor sichtbar gemacht.

Ultraschall als alleinige Untersuchung eignet sich nicht zum Brustkrebs-Screening, ergänzt aber die Mammographie sinnvoll.

Als alleiniges Verfahren zur **Früherkennung** ist die Ultraschalluntersuchung **nicht geeignet** – sie zeigt beispielsweise keine Mikroverkalkungen im Gewebe auf und ist in ihrer Aussagekraft stark untersucher- und geräteabhängig. Sie bietet jedoch eine sinnvolle Ergänzung bei sehr dichtem Drüsengewebe und auffälligen Befunden in der Mammographie. Besonders gut lassen sich im Ultraschallbild Flüssigkeitsansammlungen (**Zysten**, s. Abb. 20) von »festen« Gewebeknoten in der Brust unterscheiden. Nur bei jüngeren Frauen, deren Brustdrüsengewebe oft sehr dicht ist, sodass die Mammographie weniger »hergibt« (s. Seite 104), kommt die Sonographie als **Erstuntersuchung** in Betracht.

In der frauenärztlichen Praxis ist die Ultraschalltechnik heute nahezu fester Bestandteil bei der Untersuchung der Brust. Der Arzt wird sie bei Bedarf unverzüglich durchführen. Im Gegensatz zur Mammographie verursacht der Ultraschall keine Strahlenbelastung. Die Untersuchung kann deshalb auch in der Schwangerschaft gefahrlos eingesetzt werden. Außerdem eignet sie sich gut zur Untersuchung der Brust in der Stillzeit, weil hier die Röntgen-

Ärztliche Untersuchungen

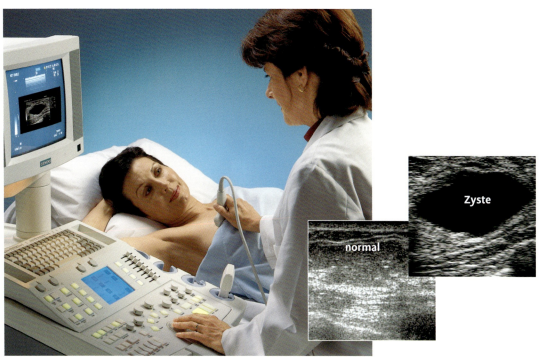

Abb. 20 Sonographie der Brust: nicht belastend und problemlos machbar. Eine Domäne sind Zysten, flüssigkeitshaltige Hohlräume im Gewebe, wie rechts oben gut zu sehen.

untersuchung wegen der hohen Dichte des Brustgewebes durch die enthaltene Muttermilch sehr viel weniger hergibt.

Die Untersuchung ist harmlos

Zunächst wird ein farbloses Gel auf die Brust aufgetragen. Es sorgt als »Kontaktmittel« dafür, dass die Schallwellen bestmöglich fortgeleitet werden. Dann fährt der Arzt mit dem Schallkopf über die Brust und untersucht systematisch den Drüsenkörper zwischen

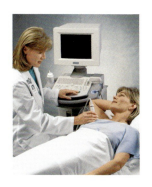

Ärztliche Untersuchungen

dem Hautmantel und der Brustmuskulatur. Die Befunde werden auf einem Papierausdruck oder digital dokumentiert. Sie können sich einen »Abzug« aushändigen lassen.

Noch »detaillierter«: hochauflösender Ultraschall

Die Ultraschalltechnik dient auch der Steuerung bei der Entnahme von Flüssigkeit oder Gewebeproben aus der Brust (s. Seite 119).

Inzwischen stehen verschiedene Weiterentwicklungen der Sonographie zur Verfügung, so der zuvor schon erwähnte **hochauflösende Ultraschall** (s. Seite 107). Dabei setzt der Arzt Geräte ein, deren Schallköpfe Frequenzen von 10 bis 13 MHz erzeugen. Hoch auflösend (bzw. hochfrequent) bedeutet, dass die Brust mit dieser Technik noch detailgenauer abgebildet werden kann.

Magnetresonanztomographie

tomó, griech. = schneiden, Schnitt; Resonanz = Mitschwingen, Widerhall. Der beste Untersuchungszeitraum ist die erste Zyklushälfte (kurz nach der Menstruation).

Gelegentlich ist es nicht möglich, mit den zuvor beschriebenen Standarduntersuchungen – Mammographie und Sonographie – festzustellen, ob eine Veränderung in der Brust bösartig oder überhaupt maßgeblich ist. Es kommt manchmal auch vor, dass ein bösartig veränderter Lymphknoten in der Achselhöhle entdeckt wird, ohne dass die üblichen Untersuchungen eine Erklärung dafür liefern. Dann kann die **Magnetresonanztomographie** der Brust oder **MR-Mammographie** (kurz: **MRM**, dritter Name: **Kernspintomographie**) weiterhelfen. Dieses Untersuchungsverfahren, das keine Strahlenbelastung verursacht, erzeugt mit Hilfe eines Magnetfeldes kontrastreiche »Schnittbildfolgen« mit fein abgestuften Grautönen.

Dazu bedarf es bei der MRM allerdings noch eines speziellen Kontrastmittels (*Gadolinium*), das der Arzt in die Blutbahn spritzt. Ein Tumor kann sich durch rasche Signalgebung aufgrund einer Kontrastmittelanreicherung, die auf einer verstärkten Durchblutung

Ärztliche Untersuchungen

seines Gewebes beruht, zu erkennen geben (s. auch Anmerkung in der Randspalte). Durch die Art der Kontrastmittelanreicherung und -abflutung sowie die Form des Herdes, der das Konstrastmittel speichert, kann auf dessen Dignität (= Wertigkeit, gut- oder bösartig) geschlossen werden. Zu beachten ist, dass auch gutartige, schnell wachsende und gefäßreiche Veränderungen Kontrastmittel anreichern. Dadurch wird verständlich, dass eine MRM als ein Baustein in der Diagnostik und nicht ohne den klinischen, sono- und mammographischen Befund zu beurteilen ist.

Auch Hightech hat ihre Grenzen
Die Aussagekraft der MRM wird eingeschränkt durch die Tatsache, dass der Arzt die beschriebenen **Kontrastmitteleffekte** gelegentlich auch bei gutartigen Veränderungen sieht, beispielsweise bei einer Mastopathie verschiedener Ausprägung (s. Seite 57). Zudem kann die MRM, genauso wie die Sonographie, **Mikrokalk** (s. Seite 105) **nicht sichtbar** machen. Das erschwert beispielsweise die Erkennung eines In-situ-Krebses (s. Seite 146).

Meist haben diese Tumore noch keine eigenen – zumindest nicht in nennenswertem Maße eigenen – Blutgefäße gebildet; das schränkt die Treffsicherheit zusätzlich ein. Schließlich ist die MRM zeitaufwendig und teuer, sodass sie nur ganz gezielt eingesetzt wird.

Was für die MR-Mammographie spricht
Wie die Sonographie kann die MRM auf ihre Weise die Röntgenmammographie in diagnostisch unklaren oder speziellen Situationen jedoch **sinnvoll ergänzen**. Wenn z. B. nach einer Operation und Bestrahlung der Brust oder nach wiederholten Gewebeentnahmen **Narbengewebe** entstanden ist, so kann der Arzt es mit Hilfe der MRM von Tumorgewebe unterscheiden. Mit der »Röntgenmammographie« gelingt dies nicht sicher oder nur verzögert.

LEXIKON

Magnetresonanz

Unter dem Einfluss eines starken Magnetfeldes geraten die Wasserstoffatomkerne des Gewebes in einen bestimmten Energie- bzw. Drehzustand (Kernspin). Werden sie dann von außen einem kurzen Radiowellen-Impuls ausgesetzt, fallen die Atomkerne buchstäblich um. Bei Rückkehr in die Ausgangslage senden sie elektromagnetische Signale (= Resonanz) aus, die zu einer Serie von Schichtbildern verarbeitet werden. Abhängig vom Wassergehalt liefert jedes Organ charakteristische Bilder.

Die Unterscheidung »Narbe oder Tumor?« ist mittels MRM etwa ein halbes Jahr nach der Operation möglich.

Ärztliche Untersuchungen

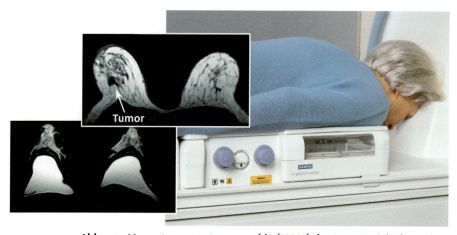

Abb. 21 Magnetresonanztomographie (MRM) der Brust: Bei der kernspintomographischen Untersuchung – sie geschieht im »diagnostischen Alltag« mit freiem Oberkörper – hängen die Brüste in zwei Vertiefungen des Gerätes herab. Die beiden Aufnahmen zeigen jeweils eine »Schicht« durch die rechte und die linke Brust. Es sind zwei völlig verschiedene Situationen: Links oben ist ein Tumor zu erkennen (Pfeil); links unten sieht man Prothesen beidseits.

Eine MRM wird auch dann durchgeführt, wenn tumorbefallene Lymphknoten z. B. in der Achselhöhle nachgewiesen wurden und man den Primärtumor (= Ausgangstumor) in der Brust weder tasten noch mit der Mammographie oder dem Ultraschall nachweisen kann. Neuerdings wird eine MRM außerdem empfohlen, wenn die feingewebliche Probenentnahme aus einem Tumor das Vorliegen eines sogenannten lobulären Karzinoms (= von den Drüsenläppchen ausgehenden Tumors) zeigt. Beim lobulären Mammakarzinom kommt es häufiger vor, dass viele Tumore innerhalb der gleichen, aber auch der anderen Brust auftreten.

Wurde nach Entfernung einer Brust eine **Silikonprothese** eingelegt und/oder die Brust mit körpereigenem Gewebe **wiederaufgebaut** (s. ab Seite 195), dann liefert die MRM ein besseres Bild vom

Ärztliche Untersuchungen

Bereich hinter der Prothese bzw. von der Brustwand. Auch können **Prothesenschäden** erkannt werden. Als Früherkennungsuntersuchung zeigt die MRM bei Frauen mit erblich erhöhtem Brustkrebsrisiko sehr positive Ergebnisse.

Szinti(mammo-)graphie

Diese Untersuchungstechnik gehört zu den *nuklearmedizinischen* Verfahren, bei denen kurzlebige radioaktive Substanzen (*Radiopharmaka*) zur Sichtbarmachung von Stoffwechselvorgängen eingesetzt werden. Um die Brust zu untersuchen, spritzt der Arzt solche Teilchen in die Blutbahn. Nach Eintritt in den Stoffwechsel senden Radiopharmaka bei ihrem Zerfall sogenannte *Gammastrahlung* aus, die von einer *Gammakamera* registriert und zu einem Bild (*Szintigramm*) verarbeitet wird. In der aktuellen Abklärungsdiagnostik der Brust hat sie keinen Stellenwert.

Positronen-Emissions-Tomographie

Das kurz und bündig als PET bezeichnete Verfahren gehört ebenfalls **nicht** zur Routinediagnostik bei der (Früh-)Erkennung von Brustkrebs. Eher (und seltener als die MRM) dient es der Klärung spezieller Situationen, die im **Verlauf der Krankheit** eintreten können. Wir erwähnen es an dieser Stelle als weiteren Vertreter nuklearmedizinischer Techniken; der Schwerpunkt von PET liegt derzeit noch in der klinischen Forschung. Wird Brustkrebs in einem fortgeschrittenen Stadium festgestellt, sodass der Operation eine Chemotherapie vorangestellt werden soll (s. Seite 243), kann die PET dazu dienen, das Ansprechen des Tumors auf die Medikamente zu testen. Sie kann also zeigen, dass er sich verkleinert hat – eine Voraussetzung für die Operation (auch für einen die Brust erhaltenden Eingriff). Bei einer **Ganzkörperuntersuchung** gelingt

---

LEXIKON

Ein **Radiopharmakon** (Einzahl von »Radiopharmaka«) besteht aus zwei Komponenten: einem radioaktiven Teilchen und einem daran gekoppelten Molekül. Dieses fungiert als Fähre, um die Verbindung zu den jeweils angepeilten Körperzellen herzustellen. So ist es möglich, dass ein beispielsweise ins Blut gespritztes Radiopharmakon auch tatsächlich an den vorgesehenen Zielort gelangt.

LEXIKON

Positronen sind Elektronen mit positiver Ladung. Beim Zerfall senden sie zwei »Energieteilchen« aus (Emission), die paarweise von einer PET-Kamera aufgefangen werden. Bei der Positronen-Emissions-Tomographie ist die Bilddichte höher als bei der Szintigraphie.

Ärztliche Untersuchungen

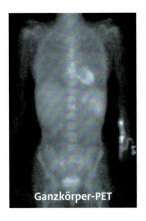

Ganzkörper-PET

es auch mit der PET, kleine Tumorabsiedelungen im Körper sichtbar zu machen. Entsprechende Veränderungen im Verlauf einer Krebserkrankung können so erfasst und unklare Symptome genauer zugeordnet werden.

Kurz zum Ablauf von PET

Zunächst werden radioaktiv markierte Zuckermoleküle in die Blutbahn gespritzt. Sie reichern sich in Krebszellen an, die mehr Energie verbrauchen und daher einen erhöhten Zuckerstoffwechsel haben. Diese Bereiche können dann etwa eine Dreiviertelstunde später mit der PET-Kamera sichtbar gemacht werden.

Warnung vor Infrarot-Imaging

Infrarot-Imaging (*Thermographie*) kann nicht zur Früherkennung von Brustkrebs empfohlen werden, da es derzeit noch kein wissenschaftlich anerkanntes Verfahren ist.

> Die bildgebenden Verfahren erreichen eine diagnostische Treffsicherheit von 80 Prozent. Das ist viel, aber nicht alles. Daher werden sich immer wieder Gewebeentnahmen anschließen. Doch ergibt die Biopsie »nur« etwa in 20 Prozent der Fälle tatsächlich Krebs. Jede Frau aus dieser Gruppe ist aber eine Betroffene zu viel! Für diejenigen, deren Gewebeproben sich als gutartig erweisen, ist ein solches Ergebnis natürlich erleichternd. Doch bedauern viele von ihnen die mit der Biopsie verbundene seelische Belastung, auch wenn sie nur kurze Zeit dauerte. Die Bestätigung der Harmlosigkeit ist ja auch keine Garantie dafür, dass Besorgnis erregende Veränderungen künftig ausbleiben. Daher wünschen sich viele Patientinnen und Ärzte einen **wirklichen Durchbruch** bei der **Früherkennung** von **Brustkrebs**.

Ärztliche Untersuchungen

Gewebeproben: Gewissheit durch das Mikroskop

Nur die feingewebliche Untersuchung einer Gewebeprobe kann endgültig Klarheit darüber geben, ob ein Knoten in der Brust gut- oder bösartig ist. Wenn das bange Warten nach einigen Tagen vorbei ist, wird die große Mehrheit der untersuchten Frauen aufatmen können: Das Ergebnis hat sich als gutartig erwiesen, eine Operation bleibt ihnen in den meisten Fällen erspart – auch in diagnostischer Hinsicht. Um im Zuge der Gewebeentnahme einen operativen Eingriff zu vermeiden, gleichwohl aber eine ausreichend sichere Diagnose erhalten zu können, wurden die *minimalinvasiven* Biopsietechniken entwickelt (s. unten).

Je nachdem wie viel Gewebe auf welchem Weg entnommen werden soll, gibt es bei der Biopsie prinzipiell zwei Wege:

→ die minimalinvasive Biopsie, dazu gehören
 – *die Feinnadelpunktion*
 – die *Hochgeschwindigkeits-Stanzbiopsie (core-cut biopsy)*
 – die *Vakuumsaugbiopsie*
→ die offene (= *operative*) Biopsie.

Minimalinvasive Verfahren greifen wenig ein. Sie machen weder einen größeren, mit einer Naht zu verschließenden Schnitt noch eine Narkose notwendig und sind ambulant durchführbar.

INFO

Die minimalinvasiven Biopsietechniken kommen allen Frauen zugute, besonders aber denjenigen, für die eine Narkose wegen einer Schwangerschaft, einer ernsthafteren Erkrankung oder fortgeschrittenen Alters ein erhöhtes Risiko darstellen würde.

Auf dem Rückzug: die Feinnadelpunktion

Punktion bedeutet Einstich mit einer Hohlnadel oder *Kanüle*. Diese ist etwa 0,5 Millimeter dünn. Aus einem **sicht- oder tastbaren**

Ärztliche Untersuchungen

Die Feinnadelpunktion kann bei einer sicht- oder tastbaren Geschwulst, vorzugsweise einer Zyste (s. Tabelle 4, Seite 370), angewandt werden.

Tumor können relativ leicht Zellen in eine auf die Punktionsnadel aufgesetzte Spritze gesaugt, auf einem Objektträger ausgestrichen, fixiert, gefärbt und anschließend unter dem Mikroskop untersucht werden (= Zytologie). Wenn Krebszellen darunter sind, dann muss man davon ausgehen, dass es sich um einen bösartigen Tumor handelt. Jedoch kann man im umgekehrten Fall, wenn also keine Krebszellen gefunden werden, nicht mit letzter Sicherheit sagen, ob die Veränderung wirklich gutartig ist, denn die Probenentnahme ist unter Umständen nicht repräsentativ – verdächtige Zellen müssen sich nicht unbedingt gerade dort befinden, wo die Nadelspitze landet.

Im Gegensatz hierzu lassen sich mit der über entsprechende Bildgebung gesteuerten und kontrollierten Gewebeentnahme mittels einer Stanzbiopsie oder Vakuumbiopsie Gewebeproben gewinnen, die histologisch (= feingeweblich) untersucht werden können und eine genaue Diagnostik ermöglichen.

Standard und innovativ: minimalinvasive Biopsien

Es gibt verschiedene Stanztechniken (s. ab Seite 118), die alle nach Verabreichung einer lokalen Betäubung (Lokalanästhesie) durchgeführt werden. Mit Hilfe des parallel eingesetzten bildgebenden Verfahrens kann die Untersuchungsstelle vor und je nach Verfahren auch während der Biopsie sichtbar gemacht werden. Bei **mammographischer** Darstellung des Befundes kommt die sogenannte **Stereotaxie** zum Tragen (stereotaktische Vakuumbiopsie). Dabei werden zwei Röntgenaufnahmen der Brust aus unterschiedlichen Winkeln angefertigt, um die Lage der Veränderung räumlich exakt (*stereotaktisch*) zu ermitteln. Mit Hilfe eines Computers

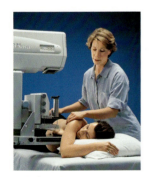

Vorbereitung zur stereotaktischen Biopsie

Ärztliche Untersuchungen

kann die korrekte Punktionsstelle bestimmt und das Biopsiegerät entsprechend positioniert werden. Die Patientin befindet sich bei der Untersuchung entweder in Bauchlage oder in sitzender Position.

Bei **Ultraschalluntersuchung** kann der Arzt den Weg der Biopsienadel im Ultraschallbild verfolgen. Er arbeitet dabei beidhändig, positioniert das Instrumentarium selbst und kann eine sichere, visuell kontrollierte Gewebeentnahme durchführen. Die Patientin liegt auf dem Rücken und ihre Brust muss nicht zusammengedrückt werden. Auch unter magnetresonanztomographischer Kontrolle lassen sich gezielt Gewebeproben entnehmen (z. B. bei der *Vakuum-Stanzbiopsie*, s. Seite 119).

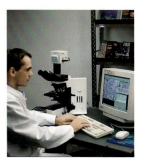

Für eine sichere mikroskopische Diagnose benötigt der Arzt ausreichend Gewebe.

Welches Verfahren gewählt wird, hängt vom jeweiligen Befund und seiner Darstellung in der jeweiligen Bildgebung ab – geht es beispielsweise darum, Gewebe, das **Mikrokalk** enthält, zu entnehmen, so wird der Arzt eine stereotaktische Vakuumbiopsie durchführen, da der Kalk nur in der Mammographie darstellbar ist. Lässt sich ein Befund sonographisch abgrenzen, so ist eine ultraschallgesteuerte Stanzbiopsie das Verfahren der Wahl – da sie sowohl technisch einfach als auch kostengünstig durchführbar ist.

Kurz zum allgemeinen Ablauf

Vor Anlegen des ca. fünf Millimeter kleinen Schnittes betäubt der Arzt die Haut über der zu untersuchenden Stelle. Nach erfolgreicher Biopsie versorgt er den Schnitt mit einem sterilen Pflaster und einem Druckverband. Die Gewebeproben werden in einer Fixierungsflüssigkeit (Formalin) gesammelt und zur mikroskopischen Untersuchung an einen Pathologen geschickt. Nun zu den einzelnen Stanzbiopsietechniken.

Die Bestätigung der korrekten Entnahme erfolgt bei zuvor festgestelltem Mikrokalk während der Biopsie durch die Präparatradiographie, die Röntgenaufnahme des entnommenen Gewebes, die den enthaltenen Mikrokalk zeigen muss.

Ärztliche Untersuchungen

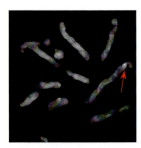

Mikrokalk in der Präparatradiographie

Hochgeschwindigkeits-Stanzbiopsie

Das Stanzinstrument – eine Hohlnadel mit Schneidemechanismus – hat einen Durchmesser von gut zwei Millimetern und ist an einer Art »Schussapparat« angebracht. Die Probenentnahme ist mit oder ohne Verwendung einer Führungskanüle möglich. Wird sie verwendet, dient sie als Tunnel, durch den das eigentliche Stanzinstrument mehrmals in das verdächtige Gewebe eingeführt und wieder entfernt wird. Die Gewebeentnahme erfolgt nach Auslösen des Stanzvorgangs am Stanzgerät. Dabei bleibt in einer Vertiefung der Hohlnadel ein ca. zwei Zentimeter langer Gewebezylinder hängen. Der Arzt entfernt die Hohlnadel und entnimmt

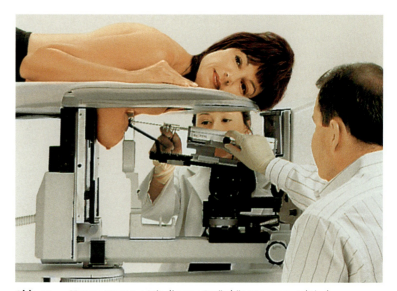

Abb. 22   »**Mammotome**«: Mit diesem Gerät können stereotaktische Vakuumbiopsien (s. nächste Seite) computergestützt durchgeführt werden; in Verbindung mit einer digitalen Mammographie-Einheit ist die elektronisch gesteuerte Positionierung der Biopsienadel möglich. Diese wird von Hand in die Brust vorgeschoben.

Ärztliche Untersuchungen

das Gewebe aus der Vertiefung. Mindestens vier Gewebeproben pro Herdbefund (durch bildgebende Verfahren entdeckter Tumor) werden nach Möglichkeit entnommen, um eine ausreichende Gewebegewinnung zu gewährleisten.

Vakuumbiopsie

Im Unterschied zur Hochgeschwindigkeits-Stanzbiopsie genügt bei diesem Verfahren in der Regel eine einmalige Platzierung der Biopsienadel, die einen achtmal so großen Gewebezylinder entfernt wie die Stanznadel. Nachdem der Arzt die Biopsienadel mittels einer apparativen Gerätehalterung in den verdächtigen Bezirk in der Brust positioniert hat, saugt der nun eingeschaltete Unterdruck (*Vakuum*) Gewebe in eine Kammer im vorderen Teil der Nadel. Ein Rundmesser, das innerhalb der Nadel vorgeschoben wird, durchtrennt mit schnellen Drehbewegungen das Gewebe. Dieses wird bis zu einem »Fenster« in der Biopsienadel zurückgeschoben, von wo aus es entnommen werden kann. Für die weiteren Gewebeentnahmen wird die Nadel im Uhrzeigersinn rotiert und die Nadelaussparung kommt damit in eine andere Position. Es werden mindestens zwölf Gewebezylinder entfernt. Bevor das Gewebe in Formalin fixiert wird, erfolgt eine Präparatradiographie um die Entfernung des Mikrokalks zu dokumentieren.

Durch eine sichere Diagnosestellung mittels dieser sogenannten interventionellen Techniken der Gewebegewinnung konnten in den letzten Jahren Behandlungskonzepte wie die präoperative Chemotherapie (neo-adjuvante Chemotherapie) eingeführt werden (s. Seite 241).

> Wird die Vakuumbiopsie nicht mammographisch, sondern mit Hilfe von Ultraschall gesteuert, so nennt man das Verfahren auch Hand-held-Biopsie (engl. von Hand geführt).

Ärztliche Untersuchungen

Nur im Zweifelsfall: operative Gewebeentnahme

LEXIKON

Exzision (lat.) bedeutet Ausschneiden, **Exstirpation** (ebenfalls lat.) nicht ganz dasselbe: Herausziehen, aber auch etwas vollständig entfernen.

Den operativen Eingriff, bei dem ein verdächtiger Bezirk in der Brust nach Möglichkeit **vollständig mitsamt eines gesunden Gewebesaumes** entfernt wird, bezeichnet man fachsprachlich als *offene Biopsie, offene Probeexzision, Exzisions-* oder *Exstirpationsbiopsie*. Dieser Eingriff findet in Vollnarkose statt.

Vorbereitung: Der verdächtige Bezirk wird markiert

Nochmals: Standard ist heute die Stanzbiopsie, nicht die operative Gewebeentnahme.

Ein operativ zu untersuchender Bezirk ist häufig **kein** tastbarer Knoten, sondern ein im Mammogramm, Ultraschallbild oder eventuell Magnetresonanztomogramm festgestellter Befund, der nicht durch eine minimalinvasiv gewonnene Biopsie der Brust geklärt werden kann. Das Gebiet muss vor dem Eingriff anhand der entsprechenden bildgebenden Technik nochmals sichtbar gemacht und sorgfältig mit einem hauchdünnen Draht (Durchmesser etwa 0,02 Millimeter) markiert werden. Der Draht wird unter örtlicher Betäubung mit Hilfe einer nur unmerklich stärkeren Führungsnadel an die entsprechende Stelle eingeführt. Auch ein nicht tastbarer, nach minimalinvasiver Biopsie als fraglich bösartig oder als mögliche Krebsvorstufe bewerteter Befund ist durch einen offenen Eingriff vollständig zu entfernen und eine entsprechende weitere Behandlung einzuleiten.

Wie geht der Eingriff vor sich?

Zunächst wird ein Hautschnitt in einem Halbbogen, den Spaltlinien der Haut folgend, oder ein Radiärschnitt, jeweils abhängig von der Tumorlage in der Brust in der Regel unmittelbar über dem zu entnehmenden Gewebe angelegt. Es ist so direkt zugänglich

Ärztliche Untersuchungen

und kann sicher entfernt werden. Die Entfernung erfolgt unter Mitnahme eines ausreichend breiten Sicherheitssaums gesunden Gewebes. Fäden oder unterschiedliche Farbmarkierungen werden am entnommenen Präparat (außen, innen, oben, unten) angebracht, um dem Pathologen die räumliche Lage des Befundes im Drüsenkörper anzugeben. Nach Blutstillung wird die Wunde verschlossen; über einen vorübergehend eingelegten kleinen Schlauch kann Wundsekret nach außen abfließen.

Selten, aber doch möglich: Wenn die Ärzte es aufgrund der vorangegangenen Untersuchungen und angesichts dessen, wie sich der Befund während der Probeexzision selbst darstellt, für hochwahrscheinlich halten, dass der Knoten bösartig ist, kann ein Pathologe während des Eingriffs eine **Schnellschnittuntersuchung** durchführen. Für den Schnellschnitt wird ein **kleines** Gewebestückchen eingefroren, in dünne Scheiben geschnitten, eingefärbt und unter dem Mikroskop begutachtet. Ergibt sich dabei, dass es sich **nicht** um Krebs handelt, wird der Eingriff beendet.

Dieser Ablauf, wenn auch mit erfreulichem Ergebnis, sollte Patientinnen heute jedoch dank der ausgereiften nicht-operativen Biopsietechniken eigentlich erspart bleiben. Führt eine Probeexzision zu dem Ergebnis, dass Krebs vorliegt, so wird dies das weitere operative Vorgehen vor allem dann beeinflussen, wenn eine vorgezogene medikamentöse Tumortherapie nicht möglich ist. Das weitere Vorgehen könnte dann so aussehen:

→ Der Arzt führt den Eingriff nach den Erfordernissen der sorgfältigen Krebsoperation in derselben Narkose fort. Dabei genügt es oft, den Tumor nebst eines gesunden Gewebesaumes zu entfernen (*Tumorektomie*; s. Seite 169). Zugleich werden **Lymphknoten aus der Achselhöhle** entnommen.

Dass das verdächtige Gewebe auch wirklich entfernt wurde, wird durch eine Präparatradiographie (s. Bild Seite 118) oder eine Präparatsonographie (bei sonographischer Darstellbarkeit) bestätigt.

INFO

Schnellschnittuntersuchungen sind in der Regel nur sinnvoll, um Gut- oder Bösartigkeit festzustellen und um das notwendige Mindestmaß des Eingriffs festzulegen; sie werden nur bei tastbarem (gegebenenfalls auch markiertem) Befund durchgeführt. Heute sollte keine Operation ohne vorher bekannte Histologie durchgeführt werden.

Ärztliche Untersuchungen

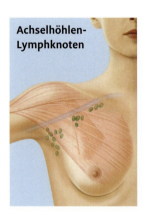

Achselhöhlen-Lymphknoten

Bei invasivem Brustkrebs: Das entnommene Gewebe wird vom Pathologen für eingehendere Analysen, unter Umständen auch der Hormon- und HER2/neu-Rezeptoren (s. Seite 158), aufbereitet.

→ Es stellt sich heraus, dass die gesamte Brust sowie wiederum Lymphknoten aus der Achselhöhle entfernt werden sollten (z. B. weil mehrere Tumorherde vorliegen). Das bedeutet, dass aus einer Gewebeentnahme eine größere Operation der Brust würde. In beiden Fällen könnten kosmetische Probleme entstehen, die jedoch mit speziellen chirurgischen Techniken (der Fachbegriff dafür lautet onko*plastische Operation*, s. Seite 181) korrigierbar sind.

→ Schließlich – das dürfte aber nur äußerst selten vorkommen – könnte auch während des Eingriffs noch unklar bleiben, ob der verdächtige Bezirk gut- oder bösartig ist. Dann muss **ausreichend entnommenes** Gewebe – also nicht nur eine kleinere Probe wie beim Schnellschnitt (s. Seite 121) – Schritt für Schritt nach Krebszellen durchforstet werden. Aus zeitlichen und technischen Gründen kann das nicht während der laufenden Narkose geschehen, da die feingeweblichen Analysen zeitaufwendig sind. Insofern würde der Eingriff dann als Gewebeentnahme beendet werden. Sollte sich anschließend bei der feingeweblichen Untersuchung jedoch herausstellen, dass tatsächlich bösartig verändertes Gewebe vorliegt, ist eine zweite Operation notwendig.

Im **Aufklärungsgespräch**, zu dem wir uns am Ende dieses Kapitels nochmals äußern, wird der Arzt Sie über alle hier angesprochenen Möglichkeiten genau informieren. Danach müssen Sie mit Ihrer Unterschrift Ihr Einverständnis zu den besprochenen und eventuell notwendig werdenden Maßnahmen erklären. Nur die mit Ihnen ausführlich vor einer Operation besprochenen Schritte dürfen auch durchgeführt werden – Sie müssen also keine Angst haben, ohne Brust aufzuwachen, wenn diese Möglichkeit nicht vorher mit Ihnen besprochen wurde.

Ärztliche Untersuchungen

Der Arzt wird die Dinge naturgemäß klarer und zwangsläufig auch nüchterner sehen als Sie selbst. Er wird Ihnen erläutern, worauf Sie sich mit hoher Wahrscheinlichkeit einstellen müssen und welcher Behandlungsweg für Sie der beste ist. Meist stimmt das Ergebnis der bildgebenden oder mikroskopischen Diagnostik vor dem Eingriff mit dem, was der Arzt während der Operation sieht bzw. was eine eventuelle Schnellschnittuntersuchung ergibt, überein. Wegweisend für alle weiteren Schritte ist immer die abschließend erarbeitete feingewebliche Diagnose.

Die gründliche Untersuchung der Gewebeprobe durch den Pathologen stellt die Weichen für das weitere Vorgehen.

Wenn die Diagnose »Brustkrebs« lautet

Wird eine Frau schließlich mit der bestürzenden Aussage »*Sie haben Brustkrebs ...*« konfrontiert, hat sie meist schon verschiedene, teilweise auch eingreifende Untersuchungen hinter sich und eine quälende Phase des Hin- und Hergerissenseins zwischen Hoffen, Bangen, Verzweifeln und Zuversicht durchlebt. Je nachdem welche medizinischen Maßnahmen eine Frau im Einzelnen über sich ergehen lassen musste und welche »Signale« sie von den Ärzten erhielt, hat sie auch ein Gespür dafür, was auf sie zukommen wird. Zugleich ist es sehr wichtig, wie der Arzt die Wahrheit vermittelt. Gut ist es, wenn er nichts beschönigt, aber auch nichts dramatisiert, wenn er zugewandt, verständlich und ruhig spricht. Nicht immer wird er vielleicht in allen Punkten die treffenden Worte finden – jede Frau hat da ganz eigene Empfindlichkeiten. Wichtig ist vor allem, dass er Ihnen als Betroffener Vertrauen vermittelt, damit Sie sich auf seine weiteren Vorschläge einlassen können.

Dass die Wahrheit zunächst wie betäubend wirkt oder als »Irrtum« aufgefasst wird, ist nichts Ungewöhnliches – selbst dann, wenn man mit dem Schlimmsten gerechnet hat. Und dass die weiteren Informationen gar nicht mehr richtig aufgenommen werden, ist

Ärztliche Untersuchungen

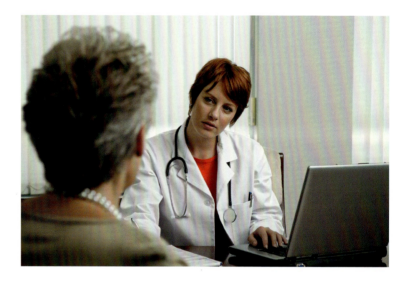

angesichts der Schwere der Situation ebenfalls mehr als normal. Lassen Sie sich nicht durch womöglich ausufernde Erklärungen, die Sie vielleicht zunächst nur verwirren, zusätzlich verunsichern oder unter Druck setzen. Sie können das Gespräch auch zu einem anderen Zeitpunkt fortführen, nachdem Sie etwas Abstand gewonnen haben und der neuen Wirklichkeit Raum lassen konnten. Entscheiden Sie in dieser Situation selbst, wie weit Sie gehen wollen. Denn: Jeder Brustkrebs ist anders, und vor allem: Er kann heilbar sein! Es kommt ganz auf die individuelle Situation und das »Gesicht« des Tumors an.

Dazu werden die Ärzte – und wir in diesem Buch – Ihnen noch viele Informationen geben, die Sie Stück für Stück nutzen sollten, um die Krankheit zu verstehen und die Behandlung aktiv mitzutragen. Nach übereinstimmender Erfahrung vieler Brustkrebsexperten kommen jene Frauen langfristig besser mit der Krankheit zurecht, die Selbstverantwortung übernehmen und aktiv an die

Ärztliche Untersuchungen

neue Situation herangehen. Sich nicht in der Rolle des Opfers oder der Behandelten, sondern als Handelnde zu sehen eröffnet neue Chancen. Keine Frage, dass dies kein leichter Weg ist – aber er lohnt sich immer!

Die Sorge, einen voreiligen Entschluss – dies betrifft vor allem die Wahl einer Wiederaufbaumethode nach Entfernung der Brust – später vielleicht zu bereuen, ist real und verständlich. Ein solch weitreichender Eingriff ist jedoch heute nur noch bei weniger als einem Drittel der Betroffenen nötig. Frauen, bei denen sich abzeichnet, dass die Brust leider doch entfernt werden muss, bevorzugen oft von vornherein ein »zweizeitiges« Vorgehen – also erst die Gewebeentnahme und später die Operation –, um sich auf die empfohlenen Schritte einzustellen und sich vor allem gründlich zu informieren. Das betrifft die vorgeschlagene Operation und Aufbaumethode genauso wie die Frage, welchem Operateur man sich schließlich anvertraut (s. dazu auch ab Seite 181). Andere Frauen wollen so schnell wie möglich die »Maximallösung« – Operation und Beginn des Wiederaufbaus der Brust – in einem Schritt, falls eine »Amputation« unvermeidlich ist. Jeder Einzelfall ist so individuell, dass wir über das hier Gesagte hinaus kaum Empfehlungen geben können.

Es entspricht unserer Erfahrung, dass die Aussicht, nach einem als Gewebeentnahme geplanten Eingriff mit einer fehlenden Brust aus der Narkose aufzuwachen, von vielen Frauen abgelehnt wird. Doch auch nach einem Wiederaufbau ist nicht gleich eine formvollendete Brust vorhanden. Dank des medizinischen Fortschritts stellt eine zweite Vollnarkose heute meist eine vertretbare körperliche Belastung dar. Die Art des Eingriffs selbst ist maßgeblicher, wenn es um die Entscheidung geht, was man auf sich nehmen möchte. Dazu mehr ab Seite 184.

Anschlag aufs Ich: die seelische Last der Erkrankung

Von Karin Ming, Ärztin

Brustkrebs hat weitreichende Auswirkungen auf Körper und Seele. Je mehr Möglichkeiten der Unterstützung in der Familie, im Selbsthilfebereich und durch professionelle Helfer vorhanden sind, desto eher wird es den betroffenen Frauen ermöglicht, wieder Halt zu finden. Dies ist auch der Weg, durch den sie ein tragfähiges Verhältnis zur eigenen Krankheit finden und die oftmals belastenden Therapien durchhalten können.

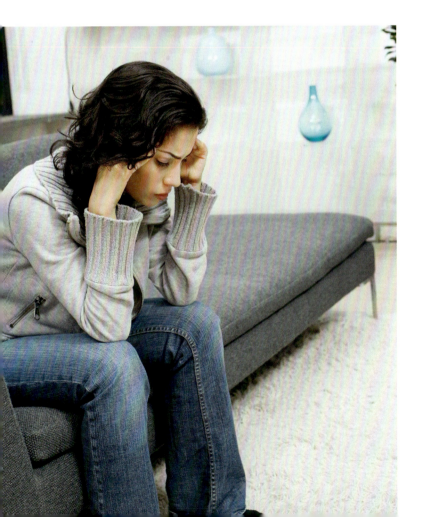

Anschlag aufs Ich: die seelische Last der Erkrankung

Sturz aus der Wirklichkeit

Die Konfrontation mit der Diagnose Krebs löst eine Fülle von Empfindungen bei den betroffenen Frauen aus: Schock, Angst, Verzweiflung, Wut, Abwehr, Schuldgefühle. Häufige Feststellungen oder Fragen sind dann: »*Das muss ein Irrtum sein. Was habe ich getan, um so gestraft zu werden? Wieso ich? Was wird aus mir? Welche Auswirkungen wird diese Krankheit auf meine Partnerschaft, meine Familie, meinen Beruf, mein ganzes zukünftiges Leben haben?*« Wenn Frauen über das Aufklärungsgespräch berichten, schildern sie oft ein Empfinden von Unwirklichkeit: »*Ich hatte das Gefühl, neben mir zu stehen; das Ganze kam mir vor wie ein schlechter Film; es war wie ein Albtraum; ich glaubte, ich fiele in ein tiefes Loch.*«

> **LEXIKON**
>
> Die *Psychoonkologie* beschäftigt sich mit der Behandlung von psychischen Problemen krebskranker Menschen.

Bei fast allen Menschen hat das Wort Krebs gedankliche Verknüpfungen mit Bildern von Schmerz, Verstümmelung, Autonomieverlust, Siechtum, Sterben und Tod. Die bisherige Lebensplanung ist möglicherweise hinfällig geworden. Von dem Psychoonkologen Nikolaus Gerdes wurde diese Belastungssituation als »*Sturz aus der Wirklichkeit*« beschrieben.

Angst und Fassungslosigkeit können überhandnehmen

Der immer wieder aufkommende Eindruck vieler Patientinnen, unvollständig vom Arzt informiert worden zu sein, rührt zumindest teilweise aus dieser Wirklichkeitsferne, in der außer der Diagnose kaum noch etwas wahrgenommen wird (s. auch Seite 123). Aber es ist auch die um sich greifende Angst, die betäubt. Daher ist kurzfristig ein weiteres Gespräch meist unumgänglich, um Schritt für Schritt nochmals die jetzt notwendige Behandlung, die dadurch ausgelösten Ängste und Sorgen, aber auch die Prognose anzusprechen.

Anschlag aufs Ich: die seelische Last der Erkrankung

Gerade die **Angst** ist es, die bei der Auseinandersetzung mit der Diagnose Krebs im Mittelpunkt steht: ein diffuses Gefühl der Bedrohung, aber auch der Hilflosigkeit und des Ausgeliefertseins an ein ungewisses Schicksal. Die Angst kann sich auf alle Bereiche des Lebens beziehen und kreist um den möglichen Verlust der Selbstbestimmung, aber auch der Selbstverwirklichung in Partnerschaft, Familie, Beruf und Freizeit. Schlagartig wird klar, dass manche Pläne vielleicht nie mehr umgesetzt werden können (»ungelebtes Leben«) und dass eine Neuorientierung auf die Betroffenen zukommt. Die Endlichkeit unserer Existenz lässt sich plötzlich nicht mehr leugnen; der Glaube an die eigene »Unendlichkeit« ist dahin.

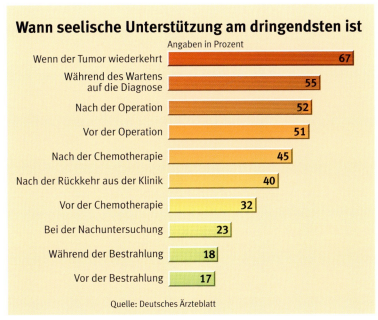

Abb. 23 »Besonders belastend …« 768 Frauen mit Brustkrebs äußern sich zu kritischen Krankheitsphasen.

Anschlag aufs Ich: die seelische Last der Erkrankung

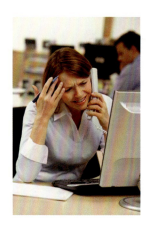

Viele Frauen werden umgetrieben von der **Suche nach der Ursache** ihrer Krebserkrankung, die häufig in einer in der Vergangenheit auf sich geladenen Schuld gesucht wird: Falsche Lebensführung, ungesunde Ernährung, zu viel Arbeit und »Stress«, ein Fehlverhalten einem anderen Menschen gegenüber werden als potenzielle Auslöser der Krebserkrankung angesehen.

So sinnvoll es ist, sich ab jetzt gesund zu ernähren, Genussmittel zu meiden, für einen vernünftigen Ausgleich zwischen Arbeit und Erholung zu sorgen und Ärger zu artikulieren, statt ihn zu unterdrücken: Die oben angeführten »falschen« Verhaltensweisen sind für sich genommen nicht in der Lage, Krebs hervorzurufen! Auch die immer wieder ins Feld geführten psychischen Auslöser von Krebs konnten nie nachgewiesen werden, übrigens ebenso wenig das Modell der »Krebspersönlichkeit«, also eines bestimmten Menschentyps, der den Krebs sozusagen an sich zieht.

Gute ärztliche Aufklärung erleichtert die Überwindung der Angst

Gerade die Information, dass bei entsprechender Therapie Heilung oder aber *Palliation*, d.h. die Besserung von Beschwerden zum Erhalt der Lebensqualität, möglich ist, bedeutet den ersten Schritt gegen die Angst und ermöglicht es, auch eingreifende therapeutische Maßnahmen zu akzeptieren. Aufklärung heißt jedoch nicht brutale und schonungslose Konfrontation mit der Diagnose, pauschales Mitteilen aller möglichen Befunde, Nebenwirkungen und Spätfolgen der Behandlung oder das unkritische Präsentieren von Statistiken. Es geht um Wahrhaftigkeit: Die jeweils bedeutsamen Befunde und ihre therapeutischen Konsequenzen kann ein Arzt durchaus mitfühlend erläutern. Dies betrifft auch Erklärungen darüber, was der Verzicht auf sinnvolle Eingriffe bedeuten kann. Es

Anschlag aufs Ich: die seelische Last der Erkrankung

geht darum, berechtigte Hoffnung zu erhalten, ohne Befunde zu beschönigen und so die Basis für ein therapeutisches Bündnis gleichwertiger Partner zu schaffen (s. auch Seite 355).

Seien Sie in diesem Punkt besonders kritisch und wenig kompromissbereit. Scheuen Sie sich als Betroffene nicht, für Ihre Entscheidung wichtige Fragen an die Ärzte zu richten, und machen Sie klar, dass Sie die wahrheitsgemäße Beantwortung erwarten. Diskutieren Sie mögliche Behandlungsalternativen und deren Vor- und Nachteile und erkundigen Sie sich nach der daraus resultierenden Therapieempfehlung. Die Abwägung von Risiken, sowohl des Handelns als auch des Unterlassens, kann nur in vertrauensvollen Gesprächen mit dem Arzt erfolgen, die von gegenseitigem Respekt getragen sind; mit Sicherheit wird es mehrere solcher Gespräche geben. Unterdessen gewinnen Sie ein Stück Kontrolle über Ihr Leben zurück. Dieses Übernehmen von Verantwortung wird Ihnen helfen, anders und bewusster mit den auftretenden Ängsten umzugehen; und es wird hoffentlich dazu führen, dass Sie die Angst beherrschen und nicht die Angst Sie. Längerfristig können so auch Phasen der Depression leichter überstanden werden.

Jede Patientin hat letztlich ein feines Gespür dafür, ob ihr Arzt beim Gespräch die richtige Ebene sucht und auch gefunden hat.

Was Frauen mit Brustkrebs besonders belastet

Verlust der körperlichen Unversehrtheit

Die Brust ist als »sekundäres Geschlechtsmerkmal« (s. Seite 23) ein für die weibliche Identität sehr wesentliches Organ. Sie dient zum Stillen der Kinder und wird daher in fast allen Kulturen als Symbol der Fruchtbarkeit, der Nahrung, der Mütterlichkeit und der Geborgenheit angesehen, kann eine Quelle der Lust darstellen und ist

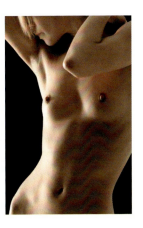

Anschlag aufs Ich: die seelische Last der Erkrankung

ein wesentliches Attribut weiblicher Schönheit. Die Bilder barbusiger Frauen – immer jung und hübsch – sind in der Werbung und in den Medien allgegenwärtig. Entspricht der Busen nicht den eigenen Vorstellungen oder einem abstrakten Schönheitsideal, werden korrigierende Operationen auch in Europa immer häufiger. In unserer stark auf Äußerlichkeiten ausgerichteten Gesellschaft, in der sich viele Menschen über Jugendlichkeit und Attraktivität definieren, die es möglichst lange und mit allen Mitteln zu erhalten gilt, wird das potenzielle Auftreten von Krankheiten weitgehend verdrängt. Es wäre aber billig, mit Fingern auf »diese Gesellschaft« zu deuten, von der wir schließlich alle ein Teil sind und deren Strömungen und Normen wir uns gar nicht entziehen wollen.

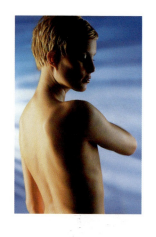

Wenn eine bösartige Krankheit das äußere Erscheinungsbild bedroht, wie es bei einer Brustkrebsoperation der Fall sein kann, kommt das nicht selten zumindest am Anfang einer Katastrophe gleich. Vor der Veränderung des vorher vertrauten Körperbildes kann man nicht davonlaufen: Jedes Bad, jede Dusche erinnern an die bösartige Krankheit und lassen vorhandene Ängste aufleben. Häufig ist zu hören: »*Ich (oder mein Mann) war so stolz auf meinen schönen Busen.*« Gerade diese Frauen haben eine harte Zeit durchzustehen, bis sie lernen, ihr Selbstwertgefühl aus anderen Quellen zu speisen.

Auch wenn die Integrität des Körperbildes nach einer eventuell nötigen Entfernung der Brust zerstört sein mag und viele Betroffene in vieler Hinsicht »*nicht mehr die Alte sind*« – ihre **Persönlichkeit** bleibt intakt. Trotzdem: Die doppelte Belastung, sich mit dem Vorliegen einer bösartigen Erkrankung und deshalb auch mit dem Bewusstwerden und möglichen Näherrücken des eigenen Sterbens auseinandersetzen zu müssen und gleichzeitig die äußeren Veränderungen durch Operation und/oder Bestrahlung an dem die

Anschlag aufs Ich: die seelische Last der Erkrankung

Weiblichkeit repräsentierenden Organ zu erleben, macht die psychische Verarbeitung besonders schwer. Dazu kommen Nebenwirkungen der Therapie. Nicht selten schränken Chemo- und Hormontherapie Belastbarkeit und Wohlbefinden zusätzlich ein.

Partnerschaft und Familienleben leiden oft mit

Das Auftreten einer Brustkrebserkrankung kann weitreichende Auswirkungen auf eine Partnerschaft haben. Es bedeutet eine erhebliche Herausforderung für ein Paar, sich mit dieser Situation zu befassen und Lösungsmöglichkeiten zu finden. Viele Frauen fragen sich nach Diagnosestellung: »*Wird mein Mann mich weiter lieben? Wird er mich verlassen, sich eine andere suchen?*« Die Scham über ihren veränderten Körper bewegt die Betroffene dazu, sich zurückzuziehen und sexuelle Kontakte zu vermeiden. Geht der Mann aus Rücksichtnahme darauf ein, fühlt sie sich zurückgestoßen. So kann sich auf längere Sicht ein Teufelskreis entwickeln, dem schwer zu entrinnen ist, vor allem wenn kein Gespräch über die eigenen Gefühle und Ängste zustande kommt.

Der **Partner** macht, ähnlich wie die erkrankte Frau, ein Wechselbad der Gefühle durch: Angst, die geliebte Frau zu verlieren; Unsicherheit im Umgang mit ihr und ihren Stimmungsschwankungen; Hilflosigkeit; der Wunsch, alles möge wieder wie früher sein; Hoffnung, dass nach der Operation »alles überstanden ist«; zunehmende Überlastung durch Übernahme von Pflichten der Kranken bei Fortführung der eigenen Aufgaben; Gleichgültigkeit des Umfeldes gegenüber seiner schwierigen Situation. Partner beklagen sich häufig: »*Alle fragen, wie es meiner Frau geht, niemand fragt nach meinem Befinden.*« Ähnliche Erfahrungen, besonders der fehlenden Würdigung ihrer Belastung, schildern auch sonstige Familienmitglieder.

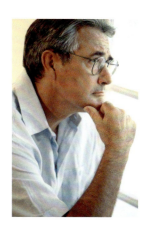

Anschlag aufs Ich: die seelische Last der Erkrankung

INFO

Was hast du, Mama?

Kinder entwickeln zwar schnell Ängste, doch sind sie oft viel stärker, als Erwachsene glauben. Kinder sollen wissen, dass die Mutter Brustkrebs hat. Meist genügt es zunächst, ihnen zu sagen, dass eine Operation und dann noch eine Behandlung nötig ist, nach der es der Mutter wieder gut gehen wird. Stimmen Sie sich unbedingt gemeinsam darüber ab, was und wie Sie es sagen, und zeigen Sie den Kindern unverändert Ihre Liebe.

Kinder leiden besonders unter der Krebserkrankung eines Elternteils. Wenn die Mutter ins Krankenhaus muss, geht ihnen die Trennung sehr nahe. Größere können mit Aggressionen reagieren oder wieder zum Kleinkind werden (nuckeln, einnässen), Kleinere werden quengelig, weinen viel, wollen nicht mehr in ihrem Bettchen schlafen, sondern nur noch im Elternbett. Wenn die Sprösslinge nicht altersgerecht aufgeklärt oder in die Überlegungen der Eltern einbezogen werden, fühlen sie sich allein gelassen und verlassen. Denn den Unterschied zu vorher und dass etwas nicht stimmt, schon weil der Alltag umorganisiert werden muss oder sie die Mutter vielleicht öfter weinen sehen – das spüren sie ganz genau. Das »Neue« beunruhigt sie. Mit dem gesunden, aber hoch belasteten Elternteil können sie oft nicht sprechen. So entwickeln sie angstvolle Phantasien, häufig auch Schuldgefühle. Verständnisvolle Verwandte, erwachsene Freunde der Familie, Lehrer oder Seelsorger können Zeit zum Gespräch, häufig auch konkrete Hilfe anbieten und bestehende Betreuungslücken zumindest vorübergehend etwas schließen.

Die Umorganisation des Alltags betrifft alle Familienmitglieder; sie erfordert Flexibilität und guten Willen, auch in der Zeit nach der Entlassung aus der Klinik. Wenn darauf geachtet wird, dass Kinder nicht überfordert werden, können sie (wie Ehemänner!) Fähigkeiten an den Tag legen, von denen niemand etwas ahnte, und – auf ihre Art – der Mutter engagiert bei so manchem Handgriff helfen. Das wird das Selbstbewusstsein der Kleinen sogar stärken und ihnen das gute Gefühl geben, jetzt noch wichtiger zu sein!

Möglichkeiten, die Krankheit zu verarbeiten

Krebs ist noch immer ein Tabuthema, allerdings weniger als früher, da zunehmend auch prominente Frauen sich öffentlich zu ih-

Anschlag aufs Ich: die seelische Last der Erkrankung

rer (Brust-)Krebserkrankung bekennen. Diese Offenheit fällt aber nicht allen betroffenen Frauen leicht. Gerade ältere Frauen, die noch mit eher körperfeindlichen Vorstellungen aufwuchsen, müssen sich gelegentlich sehr überwinden, über etwas so Privates wie ihre Krankheit und ihre Gefühle zu sprechen. Dazu kommt, dass nicht selten Gedanken wie »*Ich muss es alleine schaffen*« verhindern, sich anderen zu öffnen. Hilfe anzunehmen ist für Frauen, die es gewohnt sind, in erster Linie für das Wohlergehen ihrer Lieben zu sorgen, nur schwer vorstellbar oder auszuhalten. Vor allem sie selbst sehen das Teilen ihrer Probleme mit anderen erst einmal als persönliche Schwäche an.

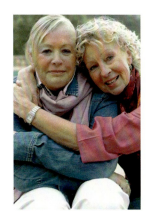

Die eigenen Kräfte mobilisieren

Selbstverständlich ist es sinnvoll, sich in einer Belastungssituation wie der Auseinandersetzung mit einer bösartigen Erkrankung auf eigene Stärken zu besinnen und zu überlegen, welche Maßnahmen sich in einer vielleicht früher schon einmal gemeisterten Krise als hilfreich erwiesen haben. Das können Entspannungsübungen wie autogenes Training oder progressive Muskelrelaxation (Seite 141 f.) sein, Literatur oder Musik, kreative Betätigungen wie Malen oder Töpfern, die Ausübung von Hobbys wie Handarbeiten oder sich der ganz persönlichen Sammlung geliebter Gegenstände widmen, die Arbeit im Garten oder Spaziergänge in der Natur, die anregende Nähe von Kindern oder Enkeln, Spiritualität als Beschäftigung mit religiösen Fragen oder Zwiesprache mit Gott im Gebet.

Die Ihnen zur Verfügung stehenden Möglichkeiten sind so vielfältig wie Ihr Leben vor dem Ausbruch des Krebses.

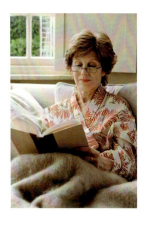

Sich Unterstützung im Familien- oder Freundeskreis zu suchen ist kein Zeichen von Unvermögen, mit Grenzsituationen umzugehen, sondern es ist schlicht vernünftig. Wer einer betroffenen Frau am nächsten steht und wem sie am ehesten ihre Ängste anvertrau-

Anschlag aufs Ich: die seelische Last der Erkrankung

en mag, hängt von ihrer Lebenssituation ab: dem Partner, einer Schwester oder anderen Verwandten, einer Freundin oder einer Kollegin oder sonst jemandem. Die Chance, eine bestehende Beziehung zu vertiefen, ist größer als das Risiko, enttäuscht zu werden. Das Verständnis und die Hilfestellung der nächsten Umgebung kann von anderen (professionellen) Helfern nicht ersetzt werden; allerdings ergänzen sich im Idealfall all diese Möglichkeiten.

Aus der Rehabilitation Positives in den Alltag mitnehmen

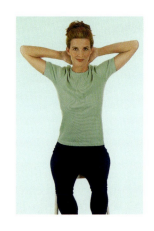

Ein Teil der im vorletzten Absatz genannten Aktivitäten wie das Erlernen von Entspannungstechniken (s. Seite 141) oder das Experimentieren mit kreativen Beschäftigungen kann im Rahmen einer Rehabilitationsmaßnahme ausprobiert oder wiederentdeckt werden. Wichtig ist aber auch die Gelegenheit, sich unter fachlicher Anleitung spezielle Übungen anzueignen, die nicht nur Komplikationen wie einem Lymphödem (s. ab Seite 263) oder Muskelverspannungen durch eine Fehlhaltung vorbeugen, sondern auch helfen, den Körper und seine Belastungsgrenzen neu zu erspüren. So kann das Fremdheitsgefühl dem eigenen Körper gegenüber allmählich abgebaut werden. Die endlich einmal mögliche Entlastung von alltäglichen Pflichten wie Kochen oder Waschen gestattet vielen Frauen, sich ohne »schlechtes Gewissen« Zeit für sich selbst zu nehmen, Neues zu wagen und in Ruhe über sich und ihre Situation nachzudenken (mehr dazu ab Seite 286).

Gerade in einer Anschlussheilbehandlung oder Nachsorgekur bieten sich häufig genug Anlässe, mit anderen Menschen ins Gespräch zu kommen und zu spüren, wie entlastend der gedankliche Austausch sein kann. Bei den vielen Mitpatientinnen und Mitpatienten findet sich fast immer jemand, die oder der ähnlich

Anschlag aufs Ich: die seelische Last der Erkrankung

denkt und fühlt. Die Rehabilitationsmaßnahme bildet oft den Anfang eines konstruktiven Dialogs mit anderen Betroffenen, der dann im günstigen Falle in der häuslichen Umgebung fortgesetzt wird.

Selbsthilfegruppen können eine starke Stütze sein

Der Meinungsaustausch mit anderen an Krebs Erkrankten kann sowohl mit Einzelpersonen im Freundes- oder Bekanntenkreis geschehen als auch in einer Selbsthilfegruppe. Das Zusammensein in einer solchen Gruppe gibt den Teilnehmerinnen einen geschützten Raum, in dem sie über ihre Probleme und Sorgen reden können, ohne auf Unverständnis zu stoßen. Gleichzeitig werden praktische Hilfe und Informationen angeboten. In der Gruppe können sie aber auch erfahren, wie andere Frauen mit möglichen körperlichen Einschränkungen und der psychischen Belastung durch die Krankheit umgehen, und vor allem sehen sie, dass Überleben möglich ist. Dieses Wissen und die Solidarität unter den Frauen macht Mut! Eine wichtige Funktion solcher Gruppen ist es jedoch auch, der tatsächlichen oder befürchteten Isolation entgegenzuwirken.

Sport setzt neue Energie frei

Auch die Sportgruppen für Frauen nach Brustkrebs (s. auch Seite 294), die von speziell ausgebildeten Übungsleiterinnen geführt werden, bieten die Möglichkeit, zu festen Zeiten, aber in lockerem Rahmen mit betroffenen Frauen zusammenzutreffen und über sich und mit anderen zu sprechen. Diese Sportgruppen arbeiten nicht leistungsbezogen, sondern sind auf den Erhalt und die Verbesserung von Körperfunktionen nach Behandlung der Krebserkrankung ausgerichtet.

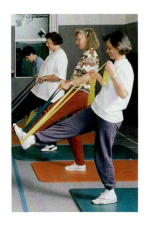

Anschlag aufs Ich: die seelische Last der Erkrankung

Ein beispielhaftes Konzept (Bundesland Hessen) lautet: »Bewegung, Spiel und Sport in der Brustkrebsnachsorge«. Träger sind meist Sportvereine oder Selbsthilfegruppen; die Ausbildung der Übungsleiterinnen erfolgt durch den Landessportbund. Solche Modelle gibt es in allen Bundesländern.

Psychoonkologische Betreuung als nachhaltige Hilfe in Anspruch nehmen

Auch Angehörige können Angebote für psychoonkologische Betreuung wahrnehmen.

In Studien wurde nachgewiesen, dass im Verlauf der Krebserkrankung mindestens 30 Prozent aller Betroffenen zu irgendeinem Zeitpunkt **professionelle Hilfe** benötigen. Idealerweise beginnt die psychoonkologische Betreuung schon bei der Erstbehandlung im Krankenhaus; sie kann anschließend nahtlos ambulant fortgeführt werden. Kompetente Ansprechpartner nach der Entlassung aus der Klinik sind psychologisch ausgebildete Mitarbeiterinnen und Mitarbeiter von psychoonkologischen und sozialen Diensten, Krebsberatungsstellen, Gesundheitsämtern sowie niedergelassene ärztliche oder psychologische Psychotherapeuten, Seelsorgerinnen und Seelsorger. Je nach Ausbildungsschwerpunkt werden medizinische Informationen, Ernährungs- und Sexualberatung, Broschüren zu verschiedenen Themen, soziale Beratung und psychologische Begleitung angeboten.

Diese Fragen sind in Krebsberatungsstellen gewissermaßen an der Tagesordnung.

»Entspricht meine Behandlung dem heutigen Standard? Kommt eine experimentelle Therapie oder die Teilnahme an einer Studie für mich in Frage? Wo kann ich eine zweite Meinung (»second opinion«, s. auch Seite 106) einholen? Wer ist Experte für meine Symptomatik (etwa Schmerz)? Was kann ich tun, um meine Überlebenschancen zu verbessern? Wie kann ich mit Therapiefolgen umgehen? Wie ist der Stellenwert alternativer Methoden?« Es ist einleuchtend, dass angesichts der Komplexität dieser Themen kompetente Ansprechpartner auf

Anschlag aufs Ich: die seelische Last der Erkrankung

den verschiedensten Feldern gefragt sind. Hier können das in den Selbsthilfegruppen vorhandene Wissen und die bestehenden Kontakte zu Experten wertvolle Hilfe und Zeitgewinn sein.

Die Fragen nach **sozialen Hilfen** oder **Ansprüchen** umfassen ein weites Spektrum: vom Schwerbehindertenausweis über Rehabilitationsmaßnahmen oder die Möglichkeiten der beruflichen Wiedereingliederung bis zur Rente wegen Erwerbsminderung (s. Seite 282).

Den Schwerpunkt bildet aber üblicherweise die **psychologische Begleitung**. Im Gegensatz zu vielen Befürchtungen wird »ressourcenorientiert« (und nicht aufdeckend) gearbeitet. Mit anderen Worten: Den Betroffenen wird geholfen, ihre eigenen Stärken zu erkennen und diese für ihre Krankheitsverarbeitung zu nutzen. Ziel ist es, mit fachlicher Hilfe individuelle Lösungen zu finden (nicht aber, eine Patentlösung überzustülpen). Themen in der Beratung sind der Umgang mit der Angst, und zwar in allen Krankheitsphasen, familiäre und Partnerschaftskonflikte, Trauer, depressive Verstimmungen sowie *neurotisches* Verhalten, das vielleicht schon früher vorhanden war und durch die Krebserkrankung aktiviert oder verstärkt wird.

> »Ressourcenorientiert« heißt, dass die einer Patientin innewohnenden Kräfte zur Überwindung der Krise ausgelotet werden.

Zum Einsatz kommen beispielsweise *Gesprächspsychotherapie*, *Verhaltenstherapie*, *Körper- und Gestalttherapie*, *Visualisierung*, *systemische Therapie* und *Entspannungstechniken*, abhängig von der Störung und der Ausbildung der Therapeutin oder des Therapeuten. Zu den genannten Therapieformen möchten wir Ihnen nun noch einige kurze Informationen geben.

> Neurotische Störungen können in Angstreaktionen, Depressionen, Beziehungsproblemen und körperlichen Symptomen, z. B. Herzschmerzen, bestehen; der Ursprung wird oft in seelischen Kindheitskonflikten gesehen.

Gesprächspsychotherapie
Der Therapeut begleitet eine Betroffene im einfühlsamen Dialog und nimmt so an den angesprochenen Problemen teil. Alles, was in

Anschlag aufs Ich: die seelische Last der Erkrankung

einer Therapiestunde thematisiert wird, präsentiert der Therapeut abschließend in eigenen Worten und somit in einer anderen Sichtweise, die die Betroffene jedoch gut als neue »Optik« übernehmen kann. Ziel ist, sich selbst im Lauf der Therapie besser verstehen zu lernen, sich anzunehmen und angemessene Problemlösungen zu finden. Die Gesprächspsychotherapie ist meist eine Einzeltherapie.

Verhaltenstherapie

Dass unser Verhalten, Denken und Fühlen durch eine Vielzahl von Erfahrungen und Erlebnissen positiver wie auch negativer Art im Lauf unseres Lebens geprägt werden, ist Ausgangspunkt verhaltenstherapeutischer Konzepte. Gerade problematische Verhaltensweisen und Einstellungen können aber mit bestimmten therapeutischen Techniken, beispielsweise der *systematischen Desensibilisierung*, durchbrochen und überwunden werden. Dabei wird eine Angst oder andere unangenehme Gefühle auslösende Situation zunächst in der Vorstellung und in Gesprächen mit dem Therapeuten erlebt und bearbeitet. Schritt für Schritt wird die Situation konkreter – zunächst durch Ansehen entsprechender Bilder oder Fotos, durch eigenhändiges Aufzeichnen. Schließlich folgen Konfrontationen mit der jeweiligen realen Situation – stets im schützenden Beisein des Therapeuten. Im Erfolgsfall wird die Angst überwunden, das vorgeprägte Verhalten also »verlernt«.

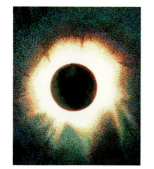

Körper- und Gestalttherapie

Diese Therapieform nutzt häufig ein Agieren des Einzelnen vor oder in einer Gruppe. Dabei werden verschiedene, vom Therapeuten gesteuerte Techniken, z. B. das sogenannte *Psychodrama*, eingesetzt. Ziel ist es, die eigenen gegenwärtigen Gefühle, Gedanken, Verstrickungen zuzulassen und darzustellen. Die Gestalttherapie beruht auf der Anfang des 20. Jahrhunderts entwickelten Gestaltpsychologie. Unter »Gestalt« wird die gedankliche Umfor-

Anschlag aufs Ich: die seelische Last der Erkrankung

mung von Erlebtem in gedachte Gestalten mit den verschiedensten Eigenschaften verstanden.

Systemische Therapie
Diese Form der Psychotherapie hat sich aus der sogenannten Familientherapie entwickelt, die die Beziehungen der Mitglieder einer Familie, deren »Innenleben« und Struktur untersucht und hinterfragt. Systemisch orientierte Therapeuten sehen Probleme oder Krankheiten nicht als Eigenschaften der Betroffenen, sondern als Ausdruck von außen einwirkender Vorgänge: Soziale Systeme und deren Stellvertreter prägen die »Beziehungsmuster«. Ebenso vielfältig sind die Behandlungsansätze und die Anwendungsbereiche – systemische Therapie arbeitet mit Einzelpersonen genauso wie mit Paaren, Familien oder Gruppen, z. B. in beruflichen Feldern. Es geht ihr darum, die Beziehungsmuster herauszufiltern, innere Ressourcen wie eigenverantwortliches Planen freizulegen und die Handlungsspielräume zu erweitern.

Entspannungstechniken: immer ein gutes Rüstzeug
Entspannung kann – obwohl dies paradox, weil nach Anstrengung, klingt – erlernt werden. Jedoch bitte nur unter fachkundiger Anleitung! Zu den bekanntesten Entspannungstechniken zählt zweifellos das *autogene Training*. Es bedient sich bestimmter, formelhafter Gedanken (Beispiel: »*Die Arme sind schwer, die Beine sind schwer, alles ist schwer, angenehm schwer, ich werde ruhig, ganz ruhig, und entspannt*«), die auf das vegetative, unwillkürliche Nervensystem Einfluss nehmen. Dieses regelt z. B. den Herzschlag, das Atmen, die Verdauung.

Bei den Übungen können Sie eine »Liegehaltung der Entspannung« einnehmen; wenn Sie die Augen schließen, können Sie sich noch besser auf die Übungsformeln konzentrieren. Über eine zu-

> **TIPP**
>
> Entspannung lernt sich am besten in Rückenlage. Kniebeugen und Nacken können Sie mit einem Kissen, einer zusammengelegten Decke oder Ähnlichem abstützen. Die Fußspitzen weichen leicht auseinander, die Arme liegen locker gestreckt neben dem Körper.

Anschlag aufs Ich: die seelische Last der Erkrankung

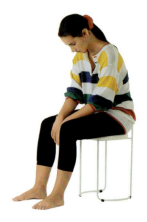

nehmende Entspannungstiefe kann der ganze Körper in eine große Ruhe eintauchen. Dieses spürbare positive Gefühl wirkt sich auch auf die psychische Verfassung aus. Danach wird die Entspannung wieder zurückgenommen: Sie ballen die Hände zu Fäusten, der Körper »reckt und streckt« sich. Wer das autogene Training beherrscht, kann es in vielen Alltagssituationen einsetzen.

Auch die *progressive Muskelrelaxation nach Jacobson* ist ein vielseitig anwendbares Verfahren, das über den bewusst herbeigeführten Wechsel von Muskelanspannung und -entspannung wirkt. Es werden bestimmte willkürlich aktivierbare Muskelgruppen fest angespannt, diese Spannung einige Sekunden gehalten und wieder losgelassen.

Der Entspannungszustand geht nach und nach auch auf andere »Zonen« im Körper, mutmaßlich sogar die kleinen Muskeln der Blutgefäße, über. Schließlich entspannt sich alles im Körper – und auch die Psyche. Geübt wird die Wahrnehmung der Spannungsunterschiede (dies nennt der Therapeut »Kontrast erleben«).

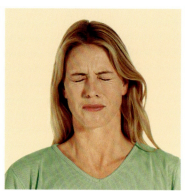 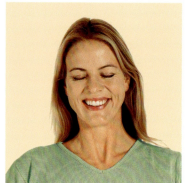

Abb. 24 Progressive Muskelrelaxation: Lösen Sie Spannungen um Augen, Stirn, Mund, Nase ...

Anschlag aufs Ich: die seelische Last der Erkrankung

Visualisierung – Imagination

Therapeutisch geleitetes Erleben positiver innerer Bilder (auch bildhafter Erinnerungen) und Phantasien, die mit der eigenen Lebensgeschichte verknüpft sind und »befreienden« Charakter haben, kann – wiederum im Zustand einer bewusst herbeigeführten Entspannung – das seelische Befinden stabilisieren. In gesundheitlicher Hinsicht zielt eine solche Visualisierung (auch: *Imagination*) auf körperliche Abläufe, die bildhafte Gestalt annehmen. Dies kann beispielsweise eine filmähnliche Szene sein. Die Vorstellung dieses Bildes muss so stark werden, dass sie für das eigene Ich zwingend positive Bedeutung erlangt.

INFO

Nach Konfrontation mit der Diagnose Brustkrebs besteht zu verschiedenen Zeiten ganz unterschiedlicher Beratungs- und Betreuungsbedarf. In einem Netzwerk aus bekannten und befreundeten »Helfern«, Selbsthilfegruppen und Institutionen kann sich in Verbindung mit den geeigneten Therapien die Widerstandskraft und Lebensqualität der betroffenen Frauen und ihrer Familien verbessern.

Frühe Brustkrebsformen und die Erstbehandlung

Die »Diagnose Brustkrebs« zieht meist noch ergänzende spezielle Untersuchungen der Gewebeproben nach sich, da die Erkrankung in den unterschiedlichsten Formen auftritt. Erst wenn alle Einzelheiten bekannt sind, kann der Arzt einen für jede Frau maßgeschneiderten Behandlungsplan aufstellen. Oft wird dabei die Reihenfolge Operation – systemische Therapie (Chemo- und/oder Hormon- und/oder neuere spezifische sogenannte Targettherapien) – Strahlentherapie gewählt. Je nach Erfordernis kann sich dieser Rhythmus manchmal ändern. Wie auch immer: Die umfassende Behandlung bringt heute mehr als der Hälfte der betroffenen Frauen Heilung, und die gute Nachricht ist: Die Rate steigt weiter!

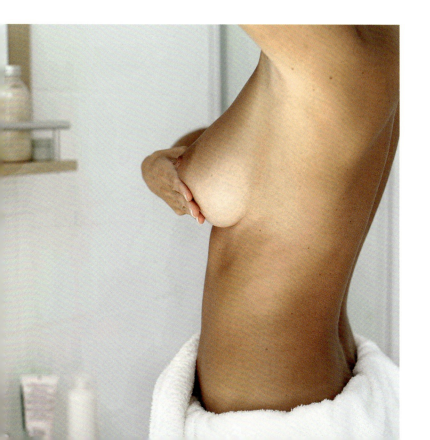

Frühe Brustkrebsformen und die Erstbehandlung

In-situ-Krebs

Sie erinnern sich: Das Brustdrüsengewebe besteht aus den Drüsenlappen und ihren Untereinheiten, den Läppchen, ferner aus dem weit verzweigten Milchgangssystem. Wenn sich in dem bei der Untersuchung entnommenen Gewebe »Krebsnester« finden, die **innerhalb** eines Drüsenläppchens oder eines Milchgangs liegen, dann spricht der Arzt von einem *Carcinoma in situ*. Dies bedeutet, dass die entarteten Zellen nicht in die Umgebung eingedrungen sind. Mit anderen Worten: Sie sind nicht **invasiv** (s. auch ab Seite 153). Damit stehen die Heilungschancen in aller Regel bestens. Durch die verbesserte Früherkennung und nicht zuletzt das Mammographiescreening werden In-situ-Erkrankungen der Brust in bis zu 25 Prozent diagnostiziert.

Nur »Risikoveränderung«: das lobuläre In-situ-Karzinom (LCIS/LIN I-III)

Sitzt ein in-situ-Krebs in einem **Drüsenläppchen**, so sprechen die Mediziner von einem l*obulären* I*n-situ-C*a*rzinom* (**LCIS**; *lobós*, griech. = *Lappen*) oder heute der Lobulären Intraepithelialen Neoplasie (LIN), die in die Grade I bis III eingeteilt wird. Genauer: Die entarteten Zellen befinden sich in den Endverzweigungen des Milchgangssystems innerhalb der Drüsenläppchen. Das LCIS bzw. die LIN stellt mit Abstand »die günstigste aller Brustkrebsformen« dar, da es weder Krebs im strengen Sinne noch eine Vorstufe, sondern nur eine – zudem seltene – »**Risikoveränderung**« ist.

Dass wir das LCIS bzw. die LIN nicht bei den gutartigen Erkrankungen eingeordnet haben, liegt daran, dass hier bösartig veränderte Zellen im Spiel sind. Sie bringen ein erhöhtes Brust-

---

LEXIKON

carcinoma (lat.) = Krebs, der von Epithelzellen ausgeht (Karzinom). Brustdrüsenzellen gehören zu diesem Zelltyp (s. Seite 42).
In situ (ebenfalls lat.) bedeutet: in natürlicher Lage.

INFO

Das LCIS gilt als Warnzeichen für einen später möglichen Krebs in beiden Brüsten. Daher erfordert es auf jeden Fall intensive Früherkennungsmaßnahmen. Neuerdings wird es als Risikofaktor eingestuft.

Frühe Brustkrebsformen und die Erstbehandlung

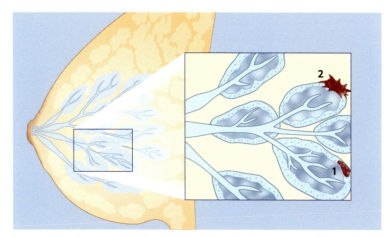

Abb. 25 Bedeutsamer Unterschied: Während ein in-situ-Läppchen-Krebs die Grenzschicht des Drüsenläppchens respektiert (1), ist dies beim invasiven Krebs (2) nicht der Fall – er wächst in die Umgebung hinein.

krebsrisiko mit sich, das über demjenigen »kritischer« gutartiger Veränderungen liegt, z. B. einem Fibroadenom mit atypischen Zellen (s. Seite 58). Würde man eine Beobachtungszeit von gut 20 Jahren ansetzen, so wäre das Krebsrisiko innerhalb dieser Zeit etwa um das Sechs- bis Siebenfache gesteigert. Auch die andere Brust ist vermehrt gefährdet.

Meist entpuppt sich ein LCIS bzw. eine LIN als Zufallsbefund in einer Gewebeprobe, die der Arzt wegen einer unklaren, aber als sehr wahrscheinlich gutartig eingeschätzten Veränderung entnommen hat.

Wie geht es weiter?

Wird ein LCIS bzw. eine LIN festgestellt, so wird die Veränderung je nach ihrer Ausprägung beobachtet oder entfernt. Auch die wei-

Frühe Brustkrebsformen und die Erstbehandlung

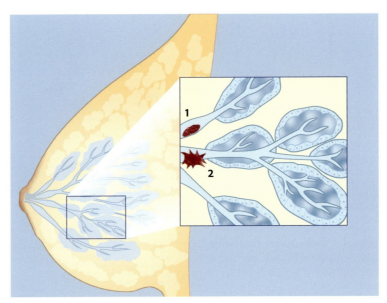

Abb. 26   Respekt vor Grenzen: Auch ein in-situ-Krebs des Milchgangs (1) bleibt vor Ort, während der invasive Krebs (2) auswandert. Dabei setzt er sich über die wichtige Schranke der Basalmembran (s. Abb. 11 auf Seite 47) hinweg.

tere Kontrolle nach einer Operation richtet sich nach dem endgültigen Befund der Gewebeuntersuchung. In Brustkrebs-Vorbeugungsstudien erhalten Frauen in den Wechseljahren nach Entfernung eines LCIS bzw. einer LIN fünf Jahre lang das Medikament *Anastrozol* oder ein *Placebo* (s. Seite 204 bzw. Seite 240).

Gut heilbare Krebsvorstufe: das duktale In-situ-Karzinom (DCIS)

Sind Krebszellen auf einzelne Milchgänge begrenzt, so wird der Befund *ductales In-situ-Carcinom* genannt (abgekürzt **DCIS**; *ductus*, lat. = *Gang*). Dabei handelt es sich um eine behandlungs- und

Frühe Brustkrebsformen und die Erstbehandlung

kontrollpflichtige **Krebsvorstufe**. Denn bei einem Drittel bis zur Hälfte der Betroffenen kann ohne Behandlung ein Krebs im eigentlichen Sinne daraus entstehen. Dass ein DCIS vorhanden sein könnte, legt die Mammographie anhand von »Salzkörnern« aus Kalk (Mikrokalk, s. Seite 105) oft sehr zuverlässig nahe. Tastbar ist ein solcher Befund aber nur bei etwa der Hälfte der Frauen. Er wird also häufig erst bei mammographischen Untersuchungen der Brust festgestellt.

Verschiedene Formen, unterschiedliches Risiko

Bei DCIS herrscht Formenvielfalt. Daher bemühen sich die Ärzte anhand einer Vorhersage- oder *Prognose-Klassifikation* (s. unten und Seite 154) darum, Ordnung in diese Vielfalt zu bringen. Das hilft, die Behandlung zu optimieren. Drei Kriterien sind für die Beurteilung des Krankheitsverlaufs (Prognose) bei einem DCIS, also für die Frage, wie hoch das Risiko einer späteren Wiederkehr ist, ausschlaggebend:

→ die Befundgröße – so ist ein DCIS mit einem Durchmesser von maximal zwei Zentimetern besser als jeder größere Befund;
→ Breite und Güte des Schnittrandes der operativ entfernten Geschwulst, d. h. wie viel gesundes Gewebe als Sicherheitssaum mit entnommen wurde;
→ feingewebliche »Aggressivitätsmerkmale«, etwa die Abweichung vom normalen Zellbild (so genannter *Differenzierungsgrad*) und andere Besonderheiten, z. B. Reste zugrunde gegangener Zellen.

Es ist einleuchtend, dass ein DCIS, das sich anschickt, millimeterweit doch schon die vorgegebenen Gewebegrenzen zu überspringen.

> Zur weiteren Klassifizierung werden heute auch die Bindungsstellen für Hormone in den Zellen eines DCIS (Hormonrezeptoren, mehr dazu ab Seite 157) bestimmt. Das ist wichtig für die Nachbehandlung (s. Seite 150).

Frühe Brustkrebsformen und die Erstbehandlung

… nicht mehr DCIS … würde bedeuten, dass ein invasiver, also ein Brustkrebs im eigentlichen Sinn vorliegt, der auch In-situ-Anteile enthalten kann.

INFO

Beide Nachbehandlungsmaßnahmen – Tamoxifen und Bestrahlung – senken das Krebsrisiko der erkrankten, Tamoxifen auch das der gesunden Brust. Im Fall positiver Hormonrezeptoren wird Tamoxifen ebenfalls bei einer Vorstufe wie dem DCIS eingesetzt. Bei »günstiger Risikolage« des DCIS verzichtet man auf eine Bestrahlung. Die IBIS-II-Studie untersucht, inwieweit auch Aromatasehemmer beim DCIS ähnlich wie beim invasiven Krebs besser vor Rückfällen schützen können.

gen und das anhand weiterer Merkmale gewisse »wildwüchsige« Tendenzen zeigt, intensiver angegangen werden muss als eine harmlosere Variante. Man könnte nun einwenden, dass es dann ja eigentlich keine Frühform mehr ist. Wie so oft in der Medizin sind die Grenzen auch hier fließend. Es kommt darauf an, dass der Pathologe die ihm überlassene Gewebeprobe gründlich nach allen Richtungen durchsucht, um sich dann auf die Diagnose (… noch oder nicht mehr DCIS …) festzulegen. Der das Gewebe entnehmende Arzt muss ebenfalls sehr sorgfältig arbeiten und dem Pathologen genaue Informationen dazu geben, u. a. zur Lage der Entnahmestelle. Fest steht: Operiert werden muss ein DCIS in jedem Fall. In Frage kommen, je nach Ergebnis bzw. den angesprochenen Prognosekriterien, folgende Wege:

→ Entfernung nur des erkrankten Bezirks nebst eines Saumes gesunden Gewebes (s. S. 151); dabei wird ein Segment, also ein Anteil aus einem Quadranten der Brustdrüse (zu »Quadrant« s. Seite 152) herausoperiert, die Brust aber erhalten. Voraussetzung: Das DCIS ist auf einen Quadranten beschränkt.

→ Zusätzlich zu dem zuvor genannten Vorgehen (bzw. zur Entfernung eines größeren Gewebeanteils) eine Bestrahlung sowie eine Behandlung mit dem Medikament Tamoxifen, bei Gegenanzeigen mit dem Arzneistoff Anastrozol (s. Seite 202 bzw. 204).

→ Entfernung der gesamten Brust (der Fachausdruck dafür ist *Mastektomie*, s. auch Seite 170). In diesem Fall wird heute eine gleichzeitige Mitentfernung des Wächterlymphknotens empfohlen, denn sollte sich in der endgültigen Histologie ein invasiver Tumor zeigen, dann wäre diese Technik nicht mehr durchführbar.

Frühe Brustkrebsformen und die Erstbehandlung

Wann kann die Brust erhalten werden?

Ein DCIS muss, wie gesagt, sorgfältig entfernt werden. Das bedeutet, dass der Operateur einen »**Sicherheitssaum**« gesunden Gewebes entnehmen sollte. Außerdem wird er die Ihnen schon auf Seite 106 erläuterte Präparateradiographie durchführen. Dabei wird im Vergleich mit dem Mammogramm vor der Operation anhand einer Röntgenaufnahme des entnommenen Gewebes geprüft, ob wirklich der gesamte Bereich mit Mikrokalk (oft typisch für ein DCIS) erfasst wurde.

Ist dies nicht der Fall und/oder zeigt sich bei der feingeweblichen Aufarbeitung des entfernten Gewebes, dass die erforderliche Breite des Sicherheitsrandes nicht erreicht wurde oder stellenweise Tumorzellen bis an die Ränder reichten, ist eine Nachoperation notwendig. Dies heißt nicht, dass der Operateur schlecht gearbeitet hätte. Vielmehr ist der Tumor mit bloßem Auge in seiner Ausdehnung schwer zu erkennen, da er »nach Belieben« dem geschlängelten Gangsystem in der Brustdrüse folgt.

Vor der Nachoperation entscheidet sich, ob die Brust weiterhin erhalten werden kann. Unter anderem hängt das von der Größe des Befundes ab. Es ist natürlich einfacher, nur einen kleinen Anteil Brustdrüsengewebe entnehmen zu müssen, da eine kleinere »Lücke« besser zu schließen ist als eine große. Um auch größere Defekte kosmetisch befriedigend zu decken, bedarf es spezieller plastisch-operativer Verfahren (s. ab Seite 181). Irgendwann stößt der Operateur an die Grenze, bei der ein brusterhaltender Eingriff noch machbar ist.

Wie eingangs erwähnt, bringt ein DCIS, dessen Durchmesser größer als zwei Zentimeter ist, ein höheres Rückfallrisiko mit sich als eines, das unterhalb dieser Größenordnung liegt. Auch deshalb

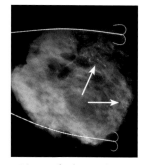

Diese Aufnahme zeigt mit feinen Drähten markiertes und entferntes Gewebe mit Mikrokalk (↑) bei einem DCIS.

Eine vor der Operation angebrachte Drahtmarkierung (s. Seite 120 und Bild in der Randspalte) zeigt dem Operateur zwar die Richtung auf, nicht aber, wie weit er Millimeter für Millimeter gehen muss.

Frühe Brustkrebsformen und die Erstbehandlung

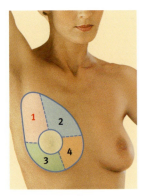

Die vier Quadranten (und das Zentrum) der Brust: oben außen (1), oben innen (2), unten außen (3), unten innen (4)

Zur Bedeutung der Achselhöhlen-Lymphknoten s. Seite 29

TIPP

Denken Sie auch an die Selbstuntersuchung der Brüste – sie gibt Ihnen zusätzliche Sicherheit!

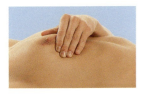

wird bei sehr großen DCIS (größer als vier Zentimeter) oder solchen, bei denen der mitentfernte Sicherheitssaum weniger als zwei bis fünf Millimeter beträgt und die gleichzeitig »aggressivere« feingewebliche Merkmale aufweisen, nachoperiert und gegebenenfalls dann die gesamte Brust entfernt. Dies gilt auch, wenn an mehreren Stellen in der Brust »DCIS-Nester« gefunden wurden. Nach Möglichkeit wird jedoch stets angestrebt, den Tumor unter Erhaltung der Brust zu entfernen und die schon erwähnten Zusatzmaßnahmen anzuschließen.

Der Eingriff läuft dann meist auf die Entnahme des betroffenen Quadranten hinaus, um einen ausreichenden Sicherheitssaum gesunden Gewebes (mindestens zwei bis fünf Millimeter) und zugleich ein kosmetisch befriedigendes Ergebnis zu erreichen. Ferner wird eine Bestrahlung der Brust, eventuell auch eine Behandlung mit dem Medikament Tamoxifen (s. auch Seite 65: IBIS-II-Studie) vorgeschlagen. Ergibt die feingewebliche Untersuchung der Gewebeprobe, dass Krebszellen stellenweise die Grenzen der Milchgänge überschritten haben, sich also beginnend **invasiv** verhalten, muss der Operateur auf jeden Fall für Klarheit hinsichtlich der Achselhöhlen-Lymphknoten sorgen (s. Seite 174).

Heilungschancen und Nachsorge

Die Aussichten auf Heilung eines DCIS sind im Prinzip sehr gut: Sie werden mit bis zu 99 Prozent angegeben. Dies bezieht sich auf eine Nachsorgezeit von zehn Jahren nach sorgfältiger Erstbehandlung. Die **ärztliche Nachsorge** umfasst Tastuntersuchungen der Brüste (auch der wiederaufgebauten Brust nach Mastektomie) sowie der Lymphabflussgebiete beidseits in dreimonatigen Abständen während der nächsten drei Jahre. Außerdem wird eine jährliche Kontrollmammographie empfohlen.

Frühe Brustkrebsformen und die Erstbehandlung

Sonderform Paget-Krebs – Tumor der Brustwarze

Weniger als zwei Prozent aller Krebserkrankungen der Brust sind dieser Sonderform zuzurechnen. Es handelt sich, rein äußerlich betrachtet, um eine manchmal zunächst nur diskrete Hautveränderung im Bereich der Brustwarze und des Warzenhofes: Die Haut ist gerötet; aufgrund von Absonderungen aus der Brustwarze kann sie aber auch nässen und Krusten bilden. Der dafür übliche hautärztliche Fachbegriff lautet *Ekzem*. Ein Hautarzt wird sich jedoch mit dieser Diagnose und irgendeiner örtlichen Behandlung nicht begnügen, sondern Ihnen eine baldige Untersuchung beim Frauenarzt empfehlen. Sie selbst sollten darauf bestehen, falls die Neigung zur reinen »Beobachtung« besteht.

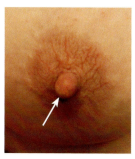

Selten: Paget-Krebs

In der Regel geht das »Ekzem« von Krebszellen aus, die sich in einem **Milchgang** gebildet haben – entweder von einem **In-situ-** oder aber von einem bereits **invasiven Krebs** (s. unten). Im frühen Stadium kann der Tumor sich auf Milchgangsabschnitte unmittelbar hinter der Brustwarze beschränken. Dann genügt es, diesen Anteil mitsamt der Brustwarze zu entfernen.

Die **Nachkontrollen** entsprechen denjenigen des DCIS. Liegt jedoch ein fortgeschrittener Paget-Krebs vor, der tiefer in die Milchgänge und darüber hinaus in das Brustgewebe vorgedrungen ist, wird der Arzt oft zur Entfernung der Brust raten. Die Nachsorge gestaltet sich dann wie bei Brustkrebs selbst (s. Seite 283).

Auch eine die Brust erhaltende Operation mit Entfernung des zentralen Anteils einschließlich Brustwarze und Warzenhof ist möglich.

Der eigentliche (invasive) Brustkrebs

Nachfolgend geht es im Allgemeinen um die Erstbehandlung von Brustkrebs bis zu einer Größe von maximal fünf Zentimetern mit

Frühe Brustkrebsformen und die Erstbehandlung

> **INFO**
>
> Bis der Arzt das Wesen des Tumors vollständig entschlüsselt hat, sind also noch Geduld und die Bereitschaft zu verschiedenen Untersuchungen notwendig; dies muss sein, damit die Behandlung optimal greift.

alles in allem guten Heilungschancen. Nach der Diagnose wird sich jede Betroffene zu Recht zügige Behandlung wünschen. Sie wird vom Arzt wissen wollen, wie er die Prognose einschätzt und welche Therapie vorgesehen ist. Um diese Fragen zu beantworten, muss der Arzt zunächst ein detailliertes Profil des Tumors erarbeiten, um zu sehen, wie weit sich dieser entwickelt hat; er muss ihn also »klassifizieren«.

Tumorprofil und Tumorstadium

»Gesicht« und »Verhalten«

Je genauer der Arzt den Tumor kennt, desto gezielter kann er ihn bekämpfen. Beginnen wir mit der Frage, wie der Krebs unter dem Mikroskop aussieht und welche biologischen Eigenschaften er aufweist. Die wesentlichen »Gesichtszüge«, die Rückschlüsse auf den Charakter der Geschwulst erlauben, beruhen auf

→ der feingeweblichen Art (engl. *typing*),
→ den biologischen Eigenschaften, u. a. jenen, die unter dem englischen Begriff *grading* zusammengefasst werden.

Grading bedeutet Einstufung, Gradeinteilung.

Beides zusammen ergibt ein Profil.

Das Mikroskop verrät, wie der Tumor aussieht

Ähnlich wie die In-situ-Formen dringt auch Brustkrebs im eigentlichen Sinne entweder von den Milchgängen oder von einem **Drüsenläppchen** (s. Bilder in der Randspalte rechts) aus in die Umgebung – Binde- und Fettgewebe, Blut- und Lymphgefäße – vor. Demgemäß wird Brustkrebs als »*duktal invasiv*« (vom Milchgang ausgehend) bzw. »*lobulär invasiv*« (von einem Drüsenläppchen abstammend) bezeichnet. »Invasiv« leitet sich vom lateinischen

Frühe Brustkrebsformen und die Erstbehandlung

invadere = *eindringen* ab und bedeutet, dass die Krebszellen die Grenzschicht zur Umgebung des Drüsengewebes überschritten haben. Meist geht der Krebs von den Endabschnitten der Milchgänge bzw. vom Endstück der Drüsen aus, also mehr oder weniger vom gleichen Startpunkt. Warum sich ganz verschiedene Formen (duktal, lobulär) mit jeweils sehr unterschiedlichen Merkmalen entwickeln können, ist unbekannt.

Milchgangskrebs ist mit Abstand (Vorkommen etwa 80 Prozent) die häufigste Tumorart der Brust. Wenn er viele Bindegewebsfasern enthält, kann er zur Einziehung der Brustwarze führen und als Knoten tastbar sein. Er neigt auch dazu, vermehrt drüsenartige Zellen zu bilden. Meist als einzelner Herd in Erscheinung tretend, kann er häufig brusterhaltend operiert werden.

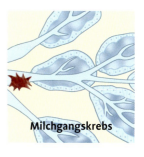

Das *muzinöse Karzinom* (*Gallertkarzinom*) ist ein Verwandter des Milchgangskrebses. Der eigenartige Name stammt vom lateinischen *mucus* = *Schleim*. Der Tumor ist »gelartig« beschaffen und kann gelegentlich im Ultraschallbild einer Zyste ähneln. Die Aussichten sind bei durchweg »gallertiger« Ausstattung günstig.

Die hier genannten Krebsarten sind eine Auswahl aus der möglichen Vielzahl.

Der seltenere **Läppchenkrebs** (Häufigkeit bis zu zehn Prozent) zeigt meist ein ausgestaltetes Zellbild und wächst eher langsam. Daher wird er seltener im Anfangsstadium festgestellt. Gleichwohl hat er keine ungünstige Prognose. Bei erhöhtem Anteil an Bindegewebsfasern unterscheidet er sich stärker von normalem Brustdrüsengewebe und ist dann auch eher mammographisch erkennbar.

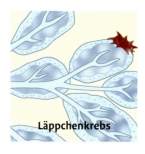

Eine Variante des Läppchenkrebses ist das *tubuläre Karzinom* (etwa zwei Prozent). Auch sind Mischungen zwischen beiden möglich oder aber die Einstreuung von In-situ-Krebszellen, die aus Milch-

Frühe Brustkrebsformen und die Erstbehandlung

> **LEXIKON**
>
> **Tubulär** (lat.) bedeutet röhrenförmig und bezieht sich auf die feingeweblich hier vorherrschenden schlauchförmigen Drüsen.
> Auch die Bezeichnung **medullär** leitet sich aus dem Lateinischen ab; sie steht für mark- oder schwammartig.

gängen stammen. Wenn diese Tumorart wirklich rein tubulärer Natur ist, neigt sie zu einem eher günstigen Verlauf.

Ab und zu stellt der Pathologe ein *medulläres Karzinom* fest (ebenfalls etwa zwei Prozent aller Brustkrebsarten). Medulläre Tumore sind bindegewebsarm und daher von weicher Beschaffenheit. Besonders dann, wenn sie die Achsellymphknoten verschonen, ist ihre Prognose recht gut.

Das gilt aber alles in allem für jede Brustkrebsart. Darüber hinaus sind zellbiologische Merkmale bedeutsam. Nachfolgend dazu einige Informationen, die Ihnen helfen können, einen schriftlich abgefassten Arztbericht besser zu verstehen.

Von den biologischen Eigenschaften zur Prognose: Wie wird sich der Tumor verhalten?
Etliche der in den letzten Jahren entdeckten und erforschten zellbiologischen Merkmale von Krebszellen sind zurzeit eher noch von wissenschaftlichem Interesse. Jedoch lassen sich aus einigen dieser »Charaktereigenschaften« wertvolle Informationen zur Beurteilung des Krankheitsverlaufes und für therapeutische Entscheidungen ableiten.

> **LEXIKON**
>
> **Immunhistochemie** ist eine spezielle Markierungsmethode, die der Pathologe bei der feingeweblichen Untersuchung einsetzt.

→ Untersucht wird zum einen, wie stark sich die Krebszellen in ihrem Zellbild von gesunden Zellen unterscheiden. Dieser zuvor schon einmal erwähnte **Differenzierungsgrad** bzw. dieses **Grading** bezieht sich auf das Wachstumsverhalten des Tumors. Üblich ist die Einteilung in G1 = langsam wachsend, G2 = mittelschnell wachsend und G3 = schneller wachsend. **Gx** bedeutet, dass der Differenzierungsgrad unbekannt ist.

→ Ausschlaggebend ist zum anderen, wie viele **Bindungsstellen für weibliche Hormone** (Östrogene und Gestagene) auf den

Frühe Brustkrebsformen und die Erstbehandlung

Krebszellen vorhanden sind. Denn an diesen auch **Rezeptoren** genannten Punkten können insbesondere die Östrogene ansetzen und das Wachstum der Geschwulst fördern. Mit speziellen Labormethoden kann man die Menge der Hormonrezeptoren im Verhältnis zur Menge des Gewebes messen. Ab dem Schwellenwert von zehn Prozent *immunhistochemisch* angefärbten Zellen wird die Geschwulst als *hormonrezeptor-positiv* (andernfalls: *hormonrezeptor-negativ*) bezeichnet. Der Sinn der Sache: Auch mit Hilfe dieses sogenannten *Hormonrezeptorstatus* können die Ärzte Aussagen über die Wachstumsgeschwindigkeit der Geschwulst treffen und gleichzeitig einen wesentlichen Teil des Therapiekonzepts festlegen: Hormonrezeptor-positive Geschwülste wachsen oft langsamer als andere, und ihre Neigung zu einem Rückfall oder zur Ausbreitung im Körper können durch einen **Hormonentzug** (s. ab Seite 202) gebremst werden. Etwa 50 Prozent der vor den Wechseljahren und etwa 75 Prozent der danach festgestellten Brusttumore sind hormonrezeptor-positiv.

→ Seit einiger Zeit wird zudem der so genannte **HER2/neu-Status** bei Brustkrebs bestimmt. Die Abkürzung **HER2** steht für H*umaner* E*pidermaler* W*achstumsfaktoren*-R*ezeptor* 2 (s. Seite 327). Er ist ein spezieller Eiweißstoff, der Wachstumskommandos steuert. Etwa 25 Prozent aller bösartigen Geschwülste in der Brust bilden ihn, genetisch bedingt, vermehrt. Deshalb wachsen sie überstürzt. Dieses Wissen hat die Medizin sich zunutze gemacht: Es wurde eine neue Substanz entwickelt und auch in Deutschland zur Behandlung der Ersterkrankung und der fortgeschrittenen Brustkrebsstadien zugelassen, die die Erkrankung deutlich eindämmt (s. ab Seite 327). Dieses gentechnisch hergestellte Medikament, ein Antikörper (*Trastuzumab* = *Herceptin*®), blockiert die Wechselwirkung des zuvor genannten Wachstumsfaktors mit den Tumorzellen.

ACHTUNG

Bei Männern ist Brustkrebs 150-mal seltener als bei Frauen. Auch bei ihnen weist er meist (> 90 %) Rezeptoren für weibliche Hormone auf. Verdächtig auf Krebs kann eine einseitige Schwellung im Brustbereich sein.

Frühe Brustkrebsformen und die Erstbehandlung

INFO

Mikrometastasen in Lymphknoten, einzelne Tumorzellen im Knochenmark bzw. Blut, »Genprofile«, Stoffe wie uPA/PAI-1 (sie haben mit der Fähigkeit von Krebszellen zu tun, in fremdes Gewebe einzudringen) sind neuere Parameter die schon zum Teil routinemäßig bestimmt werden. Sie sind noch in der klinischen Prüfung, dürften aber z. B. bei Patientinnen mit gesunden Lymphknoten für die Prognose und damit Entscheidung »pro oder contra« adjuvante Chemotherapie künftig hilfreich sein, so uPA/PAI-1. Die Frage »Ist wirklich eine aggressive Therapie nötig?« wird sich dann oft leichter beantworten lassen.

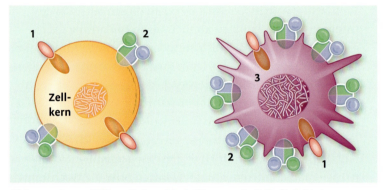

Abb. 27 Augenfälliger Unterschied: Die gesunde Zelle (links) hat nur wenige Rezeptoren für Hormone (1) und Wachstumsfaktoren (2). Von diesen besitzt die Krebszelle (rechts) deutlich mehr, und ihr Zellkern (3) ist aktiver.

→ Mithilfe sogenannter Genchipanalysen, wie dem Oncotype DX® Regressionscore, der auf 16 Genen beruht, können hormonabhängig wachsende Tumoren in eine niedrig-, mittel- und hochmaligne Gruppe eingeteilt werden. Ein ähnlicher Test heißt Mammaprint® und umfasst 70 Gene.

Das Entwicklungsstadium: »Wo hört der Krebs auf?«

Um diese Frage zu beantworten, wird zunächst die »Tumorgeographie« herangezogen: die Lage des Tumors in der Brust, seine **Größe** und eventuelle **Ausdehnung** in **ortsnahe Lymphknoten**. Diese Kriterien bestimmen einerseits Zeitpunkt und Umfang der Operation, andererseits sind sie ausschlaggebend dafür, ob eine Nachbehandlung als notwendig erachtet wird und wenn ja, welche. Operation und Strahlentherapie arbeiten Hand in Hand, um den Tumor radikal zu entwurzeln. Nur so kann verhindert werden, dass er irgendwann am selben Ort nachwächst. Eine zusätzliche

Frühe Brustkrebsformen und die Erstbehandlung

Medikamentenbehandlung zielt auf verborgene Herde im **gesamten Körper**.

→ Zur **Lage des Tumors**: Der Arzt wird genau festhalten, in welchem Quadranten der Brust der Tumor sitzt (innen oder außen, oben oder unten; s. Seite 152), ob er bei Lage in Brustmitte nahe der Brustwarze liegt oder eher in der Tiefe der Brust. Wichtig ist auch zu wissen, ob es **mehrere Tumorherde** in ein und derselben Brust gibt (hier kann eine Magnetresonanztomographie hilfreich sein). Dann bestünde das Risiko, dass bösartiges Gewebe zurückbleiben könnte, wenn nur der Haupttumor entfernt würde. In einem solchen Fall ist es meistens unvermeidlich, die Brust insgesamt zu entfernen. Der Tumorsitz hat manchmal auch kosmetische Konsequenzen. Befindet sich die Geschwulst tatsächlich in der Mitte der Brust oder weist sie mehrere Herde auf, die alle entfernt werden müssten, so könnte das Ergebnis bei Erhaltung der Brust optisch unbefriedigend ausfallen. Da mag es aus Gründen der Sicherheit und des Erscheinungsbildes sinnvoller sein, die Brust zu entfernen und sie neu aufzubauen (s. ab Seite 181).

→ Die **Größe der Geschwulst** in der Brust wird vor der Operation anhand des ärztlichen Tastbefunds und der bildgebenden Diagnostik, in der Regel mammographisch und sonographisch, bestimmt. Endgültige Auskunft gibt der Pathologe, der das vom Operateur entfernte Gewebe begutachtet. Hat sich der Krebs beispielsweise in **Lymphknoten** der gleichseitigen Achselhöhle ausgedehnt, spricht der Arzt von *regionären* (ortsnahen) **Metastasen**. Ob bzw. wie viele Lymphknoten betroffen sind, kann ebenfalls erst nach der Operation (s. Seite 174) genau festgestellt werden. Tastbar vergrößerte Lymphknoten sind nur Anhaltspunkte. Tumore, die kleiner als

INFO
Die Entfernung der Brust ist heute alles in allem nur noch bei weniger als einem Drittel der Betroffenen notwendig. Die Brust kann sogar erhalten werden, wenn der Tumor »zentral« sitzt.

Es ist durchaus möglich, dass auch größere Tumore die Lymphknoten der Achselhöhle gewisse Zeit verschont lassen.

Frühe Brustkrebsformen und die Erstbehandlung

einen Zentimeter sind und die Achsellymphknoten nicht befallen haben (s. auch Seiten 201 und 211), sind so gut wie sicher heilbar. Zwischen der Größe des Tumors und der Wahrscheinlichkeit seiner Streuung in die benachbarte Lymphknotenstation (vor allem die Achselhöhle) besteht nämlich ein gewisser Zusammenhang. Doch sind auch die zuvor erläuterten biologischen Eigenschaften für das Zusammenspiel zwischen Tumor und Körper bedeutsam.

→ Ferner prüft der Arzt, ob im Körper **Absiedelungen des Tumors** erkennbar sind. Solche **Fernmetastasen** können bei Brustkrebs beispielsweise die Lungen oder die Leber, das Skelett oder das Gehirn, die Eierstöcke oder die Haut erreichen. Bildgebende Verfahren helfen bei der Spurensuche. So wird die Lunge geröntgt, die Leber mit Ultraschall untersucht. Das Knochengerüst wird mit Hilfe der Szintigraphie dargestellt, verdächtige Stellen zusätzlich geröntgt oder computertomographisch untersucht (s. u. a. ab Seite 111). Wenn Tochtergeschwülste in anderen Organen, z. B. dem Gehirn, vermutet werden, ist eine Magnetresonanztomographie angezeigt.

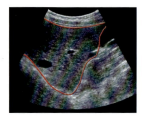

Die Leber im Ultraschallbild

Wurde nur eine Wächterlymphknoten-Biopsie durchgeführt, so erhält das Kürzel pN den Zusatz sn (engl. *sentinel node* = Wächterlymphknoten).

Festlegung des Krankheitsstadiums (Staging)
Schon vor Jahren haben sich Krebsforscher weltweit auf ein international gültiges Schema geeinigt, das die momentane Ausbreitung einer Krebserkrankung im Körper erfasst: die **TNM-Klassifikation**. Sie wird von Zeit zu Zeit an neue Entwicklungen angepasst. Darin steht **T** für die Größe des Tumors, **N** (von lat. **n**odus = Knoten) sagt etwas über den Befall der brustnahen Lymphknoten aus und **M** bezieht sich auf Vorhandensein von Metastasen fern der Brust im Körper (Fernmetastasen).

Frühe Brustkrebsformen und die Erstbehandlung

Tabelle 1 TNM-Klassifikation bei Brustkrebs (Auszüge; 2010)

pT	Krebs bei der Erstdiagnose
→ pTX	Krebs nicht beurteilbar
→ T0	kein Krebs in der Brust nachweisbar
→ pTis	In-situ-Krebs-Formen (Krebs in Milchgängen, Drüsenläppchen *oder* auf die Brustwarze begrenzter Paget-Krebs)
→ pT1	Krebs kleiner *oder* gleich 2,0 cm*
– pT1mic:	Krebs kleiner *oder* gleich 0,1 cm*
– pT1a:	Krebs größer als 0,1 und kleiner *oder* gleich 0,5 cm*
– pT1b:	Krebs größer als 0,5 und kleiner *oder* gleich 1,0 cm*
– pT1c:	Krebs größer als 1,0 und kleiner *oder* gleich 2,0 cm*
→ pT2	Krebs von 2,0 bis 5,0 cm*
→ pT3	Krebs größer als 5,0 cm*
→ pT4	Krebs jeder Größe, nach innen mit der Brustwand *oder* nach außen mit der Haut verwachsen
pN	**Ortsnahe (regionäre) Lymphknotenmetastasen**
→ pNX	ortsnahe Lymphknoten nicht beurteilbar
→ pN0	keine ortsnahen Lymphknotenmetastasen nachweisbar
→ pN0i+	einzelne Tumorzellen bis 0,2 mm* in Achsellymphknoten (immunhistochemisch positiv)
→ pN1mi	Mikrometastase von 0,2 bis 2 mm*
→ pN1	Metastasen in ein bis drei gleichseitigen Achsellymphknoten *und/oder* entlang der gleichseitigen inneren Brustarterie, jedoch nur mikroskopisch bei Wächterlymphknoten-Operation feststellbar
– pN1a:	mind. eine von drei Metastasen in Achsellymphknoten ist größer als 2 mm*
– pN1b:	Metastasen entlang der gleichseitigen inneren Brustarterie, mikroskopisch bei der Wächterlymphknoten-Operation feststellbar
– pN1c:	entspricht pN1a plus pN1b

* jeweils größte Ausdehnung

Frühe Brustkrebsformen und die Erstbehandlung

Tabelle 1 TNM-Klassifikation bei Brustkrebs (Auszüge; 2002) (Fortsetzung)

→ pN2 — Metastasen in vier bis neun gleichseitigen Achsellymphknoten oder in klinisch als »auffällig« eingestuften Lymphknoten entlang der gleichseitigen inneren Brustarterie, wobei die Achsellymphknoten frei sind

- pN2a: Metastasen in vier bis neun gleichseitigen Achsellymphknoten, davon mindestens eine größer als 2 mm*
- pN2b: Metastasen in zuvor klinisch als »auffällig« eingestuften Lymphknoten entlang der gleichseitigen inneren Brustarterie; dabei freie Achsellymphknoten

→ pN3 — Metastasen in zehn oder mehr gleichseitigen Achsellymphknoten.
Oder in gleichseitigen Lymphknoten unterhalb des Schlüsselbeins.
Oder Metastasen in klinisch auffälligen Lymphknoten entlang der gleichseitigen inneren Brustarterie; zumindest ein Achsellymphknoten ist miterkrankt.
Ebenso Metastasen in mehr als drei Achsellymphknoten mit mikroskopisch nachweisbaren Metastasen in Lymphknoten entlang der gleichseitigen inneren Brustarterie

- pN3a: Metastasen in mindestens zehn gleichseitigen Achsellymphknoten, davon mindestens eine größer als 2 mm*. *Oder* Metastasen in gleichseitigen Lymphknoten unterhalb des Schlüsselbeins
- pN3b: Metastasen in zuvor klinisch als »auffällig« eingestuften Lymphknoten entlang der gleichseitigen inneren Brustarterie, wobei mindestens ein Achsellymphknoten mit erkrankt ist. *Oder* Metastasen in mehr als drei gleichseitigen Achsellymphknoten und in Lymphknoten entlang der gleichseitigen inneren Brustarterie, mikroskopisch bei der Wächterlymphknoten-Operation feststellbar
- pN3c: Metastasen in gleichseitigen Lymphknoten oberhalb des Schlüsselbeins

pM	Fernmetastasen
→ pMX	Vorhandensein von Fernmetastasen nicht beurteilbar
→ pM0	Keine Fernmetastasen nachweisbar
→ pM1	Fernmetastasen nachweisbar

* jeweils größte Ausdehnung

Frühe Brustkrebsformen und die Erstbehandlung

Kleine Lesehilfe zur TNM-Klassifikation
T1 N0 M0 besagt z. B., dass die Krebsgeschwulst kleiner als zwei Zentimeter ist, die Lymphknoten gesund sind und keine Fernmetastasen vorliegen (klinischer Befund). Bei Zuordnung nach der Operation wird ein p vorangestellt (z. B. pT1 pN0 pM0), sofern die Festlegung aufgrund detaillierter Gewebeanalysen durch einen Pathologen erfolgte (s. Tabelle 1). Eine vor der Operation durchgeführte Chemo-, Hormon- oder Strahlentherapie wird durch ein vorangestelltes »y« gekennzeichnet (z. B. ypT1).

Im Dialog mit dem Arzt

Wir stehen gedanklich nun dem »wirklichen« (*invasiven*, wie die Ärzte sagen) Brustkrebs in all seiner komplizierten Gespensthaftigkeit gegenüber. Üblicherweise wird der jeweils für eine eingreifende diagnostische oder therapeutische Maßnahme zuständige Arzt die Patientin persönlich über alles damit Zusammenhängende aufklären. Für sie ist es vielleicht schon das dritte oder vierte Gespräch dieser Art. Da drängen sich einige über den medizinischen Rahmen dieses Buches hinausgehende Gedanken auf. Der täglich mit dem Brustkrebs konfrontierte Arzt wird kaum in der Lage sein, gefühlsmäßig auf eine Patientin einzugehen. Die Gründe dafür liegen auf der Hand: Zeitnot, Arbeitsdruck, Zwang zu rational begründeten Entscheidungen, vielleicht auch unbewusste innere Abwehr der körperlich-seelischen Notlage der Betroffenen. Für diese ist es, falls nicht auch sie sich in innerer Abwehr lieber »allem verschließt«, genau umgekehrt: Sie durchlebt ein Wechselbad der Gefühle zwischen Bangen und Hoffen. Sich einer potenziell lebensbedrohlichen Krankheit ausgesetzt zu sehen, erlebt wohl jeder als zutiefst beängstigend und verunsichernd. Bei Brustkrebspatientinnen kommt noch die Angst vor körperlicher Entstellung hinzu, sollte kein Weg an der Entfernung

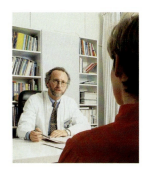

Frühe Brustkrebsformen und die Erstbehandlung

der Brust vorbeiführen. Jeder Brusteingriff hinterlässt auch seelische Narben – nicht nur die bei frühen Krebsformen seltener gewordene Amputation, für die das natürlich ganz besonders gilt.

In dieser schwierigen Lage ist guter Rat gefragt. Nutzen Sie entsprechende Angebote von Selbsthilfegruppen bzw. anderen Einrichtungen, die sich mit Brustkrebs befassen, z. B. dem KID am Deutschen Krebsforschungszentrum (s. Anhang).

Der Krebs, anfangs höchstens ein tastbarer Knoten, wird spätestens mit der Operation in seiner vollen Tragweite spürbar. Was der Arzt nicht empfindet, sondern vernunftmäßig angeht, erlebt die Betroffene doppelt und dreifach. Darin besteht eines der normalen, kaum überbrückbaren »existenziellen« Ungleichgewichte im Dialog zwischen Patientin und Arzt. Viele Betroffene suchen dennoch immer wieder das Gespräch. Manche brauchen ein »Ventil« für ihre oft heftigen und scheinbar widersprüchlichen Gefühle, die zur seelischen Verarbeitung der Krankheit gehören. Es ist wichtig, dafür das richtige Umfeld zu finden. Wenn der Arzt ein positiv erlebtes Aufklärungsgespräch geführt hat und auch danach Fragen zugänglich ist, ist das wertvoll. Um intensiver über all Ihre mit der Krankheit verbundenen Probleme zu sprechen, sind Sie sicher besser aufgehoben in dafür eingerichteten, psychotherapeutisch geleiteten Gesprächsgruppen.

Was der Verlust einer Brust bedeuten kann

Wenn das Übel an der Wurzel gepackt worden, »das Gewebe oder die Brust mit dem Krebs drin endlich weg ist«, fühlen sich nicht wenige Frauen zunächst einmal außer Gefahr und erleichtert. Sie haben sich also womöglich für eine Amputation entschieden, auch bei einem Krebs im frühen Stadium.

Es kann aber auch anders sein. So ist die Brust in ihrer natürlichen Anlage »des ausgewogenen Rechts und Links« Ausdruck körperlich-seelischer Ganzheit und auch psychischer Identität, damit also eigentlich unersetzlich. Dass gelegentlich ein wenig mit den

Frühe Brustkrebsformen und die Erstbehandlung

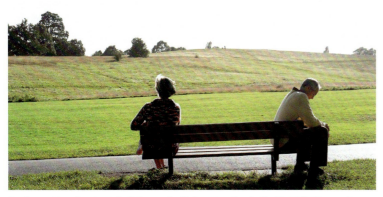

In einer guten Partnerschaft kann die Belastung durch die Krankheit gemeinsam bewältigt werden.

Proportionen gehadert wird, ändert nichts daran. Die Brust als Quelle der Lust – mehr noch in der Liebe als beim Stillen, in der Hinwendung zum Kind – das ist für viele Frauen ohne »intakte Brust« unvorstellbar. Sie werden, vor die Wahl gestellt, einen Wiederaufbau bevorzugen. Das Identitätsgefühl ist natürlich auch auf den Partner ausgerichtet. Ist es gestört, so beeinflusst das auch sein Erleben. Er sieht womöglich nun vor allem die »versehrte und bedrohte Frau« in seiner Partnerin und ist dadurch selbst verunsichert. Es gehört viel Einfühlungsvermögen im Hinblick auf den Partner, viel Selbst-, vielleicht auch Gottvertrauen oder eine andere Form innerer Stärke dazu, mit tatsächlicher oder vermuteter Unsicherheit bzw. »Ablehnung« richtig umzugehen. Blockaden zu lösen oder zu verstehen, dass die Krankheit nicht das eigentliche Problem ist, wenn es plötzlich zu Schwierigkeiten miteinander kommt, ist ein wichtiger Schritt der Bewältigung dieser auch die Partnerschaft belastenden Situation wie auch bei der Entscheidung über die Operation.

Frühe Brustkrebsformen und die Erstbehandlung

Solche Überlegungen können aber auch unerheblich sein, weil die Partnerschaft oder Familiensituation stabil ist oder aber weil beides nicht (mehr) den Mittelpunkt des Lebens bildet, sondern vielmehr der Beruf. Für manche Frauen mag es vorrangig darum gehen, der Krankheit zwar mit **allen notwendigen**, aber keinesfalls **allen möglichen** Maßnahmen zu begegnen. Das bedeutet, dass sie sich gerade nicht bis zum Letzten der Medizin »ausliefern« möchten. Mit der Narbe oder dem »sichtbaren Defekt« zu leben und auf einen eingepflanzten Fremdkörper, eine nachgebaute (auch wenn sie aus »eigenem Fleisch und Blut« wäre) oder plastisch verbesserte Brust zu verzichten, erscheint ihnen wichtiger. Denn das bedeutet ja auch, sich zusätzliche Behandlungen zu ersparen und die gewonnene Zeit für sich selbst zu nutzen.

> **INFO**
>
> Das eigene Mitentscheiden über den Behandlungsweg gehört letztlich mit zu den größten persönlichen Herausforderungen, wenn es darum geht, den Brustkrebs zu bekämpfen und zu überwinden.

Die Entscheidung für einen eventuell infrage kommenden Wiederaufbau der Brust hängt nicht zuletzt von der individuellen Belastbarkeit und den eigenen Perspektiven ab. Keine Frau wird es sich damit leicht machen. Vielmehr wird sie umfassend nach Rat suchen – bei Ärzten, in der Familie, bei Freunden oder neutralen Fach- und Selbsthilfeorganisationen. Über die medizinischen Belange gut informiert und mit sich selbst, idealer Weise auch mit dem Partner, »einig« zu sein, was beinhaltet, die eigenen Bedürfnisse, Stärken und Schwächen realistisch einzuschätzen, wird dazu verhelfen, den richtigen Weg einzuschlagen. Außerdem ist es sehr wohl möglich, die Entscheidung in sich reifen zu lassen. Unterdessen können in Ruhe alle notwendigen Informationen eingeholt werden. Für den Verlauf der Krebserkrankung selbst und ihre Behandlung ist eine Rekonstruktion keinerlei Erschwernis oder Risiko. Es muss aber die individuell geeignete Vorgehensweise gewählt werden. Für die seelische Genesung dagegen ist ein Brustwiederaufbau oft vorteilhaft. Jede Frau hat das Recht auf Information und Behandlung nach modernen und anerkannten Maßstä-

Frühe Brustkrebsformen und die Erstbehandlung

ben. Lassen Sie sich nicht einschüchtern, sollte Ihre Krankenkasse eine vorgeschlagene Behandlungsmaßnahme ablehnen oder Ihnen ein DMP-Programm (s. Einführung und Seite 95) als einzig mögliche Lösung vorschlagen. Informieren Sie sich genau (s. Anhang). Sie dürfen nach reiflicher Überlegung und in Kenntnis möglicher Konsequenzen eine Maßnahme auch ablehnen, ohne befürchten zu müssen, als »schlechtere« Patientin dazustehen.

Erstbehandlung: Am Anfang steht oft die Operation

Das Bild von der Krankheit hat sich gewandelt

Bis Anfang der 80er Jahre galt Brustkrebs als eine örtlich begrenzte Erkrankung – eben der Brust und ihrer unmittelbaren Umgebung –, die erst im fortgeschrittenen Stadium in den übrigen Körper vordringt. In den letzten Jahrzehnten hat sich das Verständnis von Brustkrebs grundlegend verändert. So ist man nunmehr der Ansicht, dass es sich um ein Geschehen handelt, das früh den ganzen Körper erfasst. Auch wenn die Geschwulst in der Brust noch sehr klein ist, können bereits Krebszellen im Körper verstreut sein, ohne dass man es spürt und ohne dass der Arzt sie auf Anhieb findet: Sie entziehen sich dem Nachweis und »ruhen« bis auf Weiteres. Die Gründe für dieses unberechenbare Verhalten sind noch nicht im Einzelnen bekannt, aber man kann sagen, dass sie mit besonderen biologischen Eigenschaften (s. Seite 156) der verschiedenen Brustkrebsformen zusammenhängen müssen.

> Brustkrebs gilt heute als örtliche und als Systemerkrankung. Das heißt, dass er den Körper als Ganzes betrifft.

Die neue Sichtweise hat zu grundlegenden Veränderungen in der Therapie geführt. Es wurde einerseits klar, dass die Operation allein zur Behandlung nicht ausreicht. Dies führte zu einer völlig

Frühe Brustkrebsformen und die Erstbehandlung

neuen Bewertung der Chancen einer unterstützenden bzw. *adjuvanten* Therapie (von lat. *adiuvare = helfen, unterstützen*), die sich auf den ganzen Körper richtet, also **systemisch** wirkt. So gewannen Chemo- und Hormontherapie (s. ab Seite 200) nun auch in der Erstbehandlung früher Brustkrebsformen an Bedeutung, während sie ursprünglich den späteren Stadien vorbehalten waren.

Als neue Leitlinie der Brustkrebsbehandlung wurde formuliert:

→ Wann immer möglich, sollte die Brust bei der Operation erhalten werden.
→ Zusätzlich zur Operation und Bestrahlung, die der örtlichen Tumorbekämpfung dienen, sollte bei Patientinnen mit erhöhtem Rückfallrisiko (mehr dazu wiederum ab Seite 200) eine medikamentöse Behandlung erfolgen, um auch im Körper verstreute Krebszellen zu erreichen, nämlich eine Chemo- und/oder Hormontherapie, worauf wir in diesem Kapitel noch näher eingehen werden.

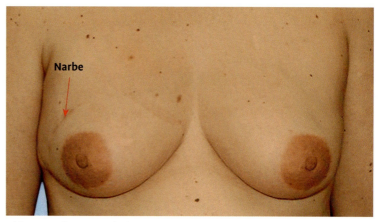

Abb. 28   Die Brust erhalten: Das ist heute immer öfter bei der Krebsoperation möglich.

Frühe Brustkrebsformen und die Erstbehandlung

Erhalten geht vor Entfernen:
Techniken, die die Brust bewahren

Wenn die Situation es erlaubt, wird heute also versucht, die Brust bei der Operation möglichst nicht zu entfernen. Die Entscheidung zwischen Erhaltung und Entfernung hängt von den medizinischen, kosmetischen und anderen persönlichen Gegebenheiten jeder einzelnen Patientin ab. Über zwei Drittel aller Frauen können heute brusterhaltend operiert werden. Allerdings ist diese Vorgehensweise technisch schwieriger als die Abnahme der Brust, da die Geschwulst sicherheitshalber mit einem Saum gesunden Gewebes (mindestens einen Millimeter breit) entfernt werden muss. Hierfür reichen die vorhandenen Reserven nicht immer aus, und dies kann zu Problemen bei der Formung einer »neuen« Brust führen. Das angestrebte gute kosmetische Ergebnis setzt also ein günstiges Verhältnis zwischen Tumor- und Brustgröße voraus – eine individuell zu prüfende und zu entscheidende Frage, bei der die Sicherheit absoluten Vorrang haben sollte.

Die medikamentösen Therapien verlängern die tumorfreie Zeit und die Überlebenszeit deutlich.

Besonders kosmetisch: Nur der Tumor wird entfernt (Tumorektomie oder Segmententfernung)

Bei diesen Eingriffen wird der Tumor mitsamt einem Mantel aus gesundem Gewebe herausgetrennt. Der Schnitt wird direkt über dem Tumor gelegt – sei er tastbar oder zuvor z. B. mit einem Draht markiert (s. Seite 120) –, dabei erfolgt die Schnittführung entsprechend dem Tumorsitz entweder in einem Halbbogen oder radiär. Wenn der Tumor oberflächlich liegt oder die Haut mit einbezogen hat, wird dieser Bereich in Form einer Spindel mitentfernt, um auch die Haut feingeweblich beurteilen zu können (Festlegung des pT-Stadiums, s. Seite 161).

Wird bei der Krebsoperation ein Anteil eines Quadranten der Brust entnommen, so spricht der Arzt von einem entfernten Segment; zu -ektomie s. Seite 172.

Frühe Brustkrebsformen und die Erstbehandlung

> **LEXIKON**
>
> Fachsprachlich heißt die Verlagerung von Drüsengewebe intramammäre Verschiebeplastik zur Defektkorrektur (intramammär bedeutet innerhalb der Brust; -plastik steht für den formenden Eingriff).

Gleichzeitig strebt der Operateur die Wiederherstellung einer optisch schönen Brust an. Dazu kann manchmal eine operative Verlagerung von Drüsengewebe aus derselben Brust notwendig werden. So lässt sich auch die Wunde spannungsfrei verschließen. Nach Blutstillung werden die Wundränder vernäht. Ein dünnes Schläuchlein (Drainage), das für kurze Zeit das Wundsekret durch die Naht nach außen ableitet, wird nach zwei bis drei Tagen wieder entfernt.

Seltener infrage kommend: die Quadrantektomie (Teilentfernung der Brust oder Teilmastektomie)
Hierbei wird ein größerer Teil der Brust, nämlich ein **Quadrant** mitsamt dem Tumor, der Haut, einem Teil der Brustwarze und des Warzenhofes sowie der tief unterhalb der Brustdrüse liegenden Bindegewebshülle des großen Brustmuskels (s. Seite 22) entfernt. Der Schnitt verläuft beispielsweise strahlenförmig (*radiär;* s. Bild in der Randspalte). Infrage kommt sie, wenn die Geschwulst in der unteren oder oberen/äußeren Brusthälfte liegt. Wegen der Entnahme von immerhin gut einem Viertel der Brust entsteht ein deutlicher Defekt, den der Operateur wiederum anteilig mit verlagertem Gewebe aus der übrigen Brustdrüse (s. oben) oder mit körpereigenem Ersatzgewebe auffüllen kann (s. ab Seite 192).

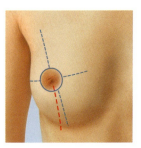

Der radiäre Schnitt wird bis unter die Umschlagsfalte der Brust gelegt. Eine eventuell resultierende Asymmetrie kann auch durch äußerlich anwendbare Ausgleichsschalen korrigiert werden (s. Seite 277).

Die Mastektomie

Wenn beispielsweise wegen nicht möglicher vollständiger Entfernung des Tumors das **Rückfallrisiko** zu hoch ist, wird der Arzt von einer brusterhaltenden Operation abraten. Obwohl in frühen Stadien viel seltener notwendig als in fortgeschrittenen, gibt es bestimmte Situationen, in denen auch heute noch die Entfernung der Brust empfohlen wird. Bei frühen Formen von Brustkrebs wird eine Mastektomie in folgenden Situationen vorgeschlagen:

Frühe Brustkrebsformen und die Erstbehandlung

→ Es liegt (zusätzlich) ein (ausgedehntes) DCIS (s. Seite 148) vor, das nur so sicher behandelbar ist.
→ Der Tumor sitzt in mehr als einem Quadranten.
→ Die alleinige Tumor- bzw. Quadrantektomie (s. Seite 170) lässt ein kosmetisch unbefriedigendes Ergebnis erwarten, z. B. bei sehr kleiner Brust mit einem ungünstigen Verhältnis zwischen der Größe des Tumors und der Brust.
→ Eine Bestrahlung der Brust wird abgelehnt oder ist aus medizinischen Gründen nicht möglich.
→ Es ist der Wunsch der Patientin, die sich so z. B. unter Umständen eine Nachbestrahlung ersparen will.

Unerlässlich ist die Mastektomie bei **fortgeschrittener** Erkrankung, wenn beispielsweise

→ der Tumor den großen Brustmuskel, die Brustwand oder die Brustwarze bzw. die Haut erreicht hat und durch brusterhaltendes Operieren nicht vollständig entfernt werden kann,
→ ein Tumor oder mehrere Tumore jeweils in unterschiedlichen Brustquadranten festgestellt wurden,
→ in den Milchgängen bzw. Drüsenläppchen um die bösartige Geschwulst herum ausgedehnte Krebsfrühformen (DCIS-Anteile, s. Seite 148) vorhanden sind, die über einen Quadranten hinausgehen,
→ wenn eine Sonderform des Brustkrebses, das sogenannte »inflammatorische Mammakarzinom« vorliegt.

Manche Frauen sind für die Entfernung der erkrankten Brust, wohl wissend, dass der weitere Krankheitsverlauf **nicht** von der Ausdehnung der Operation abhängt; sie fühlen sich dann trotzdem sicherer. Andere wiederum entscheiden sich – nach ausführlicher Information und gegen den Rat des Arztes – für die Erhaltung der

INFO

Das moderne Behandlungskonzept bei Brustkrebs ist heute darauf ausgerichtet, jedwedem Rückfallrisiko nachhaltig vorzubeugen. Außerdem wird die Chemotherapie immer häufiger der Operation vorgeschaltet (s. Seite 243). Dadurch kann die Brust bei der Krebsoperation noch öfter erhalten werden, sodass heute bei weniger als einem Drittel der Betroffenen eine Mastektomie notwendig ist.

Frühe Brustkrebsformen und die Erstbehandlung

Brust. Beide Standpunkte muss der Arzt selbstverständlich respektieren. Allerdings wird er sich gegen eventuelle spätere Klagen absichern: Der Inhalt der Aufklärungsgespräche und sämtliche medizinischen Befunde werden sorgfältig dokumentiert, ebenso muss die Einverständniserklärung der Patientin zu der gewählten Behandlung vorliegen.

Mastektomie heute: die Technik
Im Unterschied zu früher ist diese Operation heute weniger eingreifend; daher heißt sie auch *modifiziert radikale Mastektomie*. Der Operateur entfernt die gesamte Brustdrüse einschließlich Brustwarze und Warzenhof sowie die Bindegewebshülle des großen Brustmuskels. Dieser selbst sowie der darunter liegende kleine Brustmuskel (s. dazu Abb. 29, Seite 176) werden geschont. Dadurch bleibt die Schulterbeweglichkeit voll erhalten, denn besonders der große Brustmuskel hilft beim Vorwärtsheben des Armes. Nur der über dem Tumor liegende Hautbereich wird mit entnommen. Der Schnitt (und später die Narbe) verläuft in quer- oder schräg-ovaler, seitlich leicht nach oben ansteigender Richtung. Nach Umschneidung der Brust wird eine Art Lappen aus Haut und Unterhautgewebe gebildet, der am Ende der Operation dazu dient, die Wunde glatt zu verschließen – auch dann, wenn die Brust künstlich wiederaufgebaut wird (s. Seite 181). Es ist wichtig, dass das Drüsengewebe so gut wie restlos entfernt wird, um etwaigen nachwachsenden Krebszellen den Boden zu entziehen.

Schon wenige Tage nach der Operation können Sie eine leichte Watte- bzw. Baumwollprothese in einem Spezialbüstenhalter tragen. Dazu erhalten Sie noch in der Klinik ein Rezept für ein Sanitätshaus (s. auch ab Seite 276). Haben Sie sich gegen einen Wiederaufbau der Brust entschieden, so können Sie nach Abschluss der Wundheilung eine äußere Prothese aus einem hautverträg-

---

LEXIKON

Mastektomie, die Entfernung der Brust, leitet sich von (griech.) *mastós* = Brust und *ektomie* = Herausschneiden ab. Heute wird so hautsparend wie möglich operiert, um die kosmetische Ausgangslage für den Wiederaufbau der Brust mit einer Prothese oder Eigengewebe zu verbessern.

Frühe Brustkrebsformen und die Erstbehandlung

lichen Kunststoff (Silikon) benutzen. Sie ist in Gewicht und Beweglichkeit dem Brustgewebe sehr ähnlich und kann der äußeren Form der gesunden Brust angepasst werden (mehr ab Seite 276). Auf die Möglichkeiten einer Anschlussheilbehandlung nach der Operation bzw. nach Abschluss der Erstbehandlung gehen wir ab Seite 259 ein.

Hautsparende Mastektomie (= skin-sparing mastectomy)
In den letzten Jahren setzt sich, nicht zuletzt im Hinblick auf einen verbesserten Wiederaufbau der Brust, die sogenannte »hautsparende Mastektomie« immer mehr durch. Darunter versteht man eine Entfernung des gesamten Brustgewebes unter Belassung des ganzen oder großer Teile des Hautmantels, unter Umständen sogar der Brustwarze. Voraussetzung für die Durchführung dieser Operationstechnik ist, dass kein Resttumorgewebe verbleibt. Der Operateur muss also möglichst alles Brustdrüsengewebe entfernen, darf aber die notwendige Blutversorgung des Hautmantels nicht zerstören, da es sonst zu einem Untergang (= Nekrose) des Hautmantels kommt.

Zunächst bestand die Befürchtung, dass durch das Zurücklassen von mehr Hautmantel die Wahrscheinlichkeit für das Wiederauftreten des Tumors (»Rezidiv«, s. Seite 302) erhöht sein könnte. Inzwischen konnten jedoch eine Reihe von Nachbeobachtungsuntersuchungen zeigen, dass dies, bei entsprechender Indikation und sorgfältiger Durchführung, nicht der Fall ist. Ob eine »hautsparende Mastektomie« in Ihrem Fall infrage kommt, muss der behandelnde Arzt mit Ihnen besprechen. Vorteil dieser Technik ist, dass durch das Belassen der ursprünglichen »Brusthülle« unter Umständen sofort ein definitives Implantat zum Wiederaufbau verwendet werden kann und in der Regel ein besseres kosmetisches Ergebnis erzielt wird.

Frühe Brustkrebsformen und die Erstbehandlung

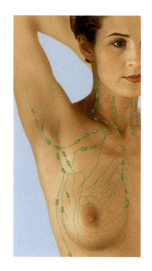

Die Entfernung von Lymphknoten aus der Achselhöhle

Dass wir diesen Aspekt getrennt von den Verfahren der Brustoperation und vor den erst später folgenden brustchirurgischen Aufbautechniken behandeln, hat verschiedene Gründe. Zum einen wollen wir die Bedeutung dieser Maßnahme verdeutlichen. Denn für die Prognose und Therapie des Brustkrebses ist es entscheidend, ob die Lymphknoten in der Achselhöhle (der gleichen Körperseite) gesund sind. Bei tumorfreien Verhältnissen sind die Heilungsaussichten ausgesprochen gut. Sind Krebszellen vorhanden, so ist dies aber kein Grund zur Verzweiflung, denn auch dann kann die Erkrankung sehr gut beherrscht werden. Insofern muss der Arzt die Situation in der Achselhöhle jedoch auf jeden Fall prüfen, um die weitere **Behandlung unmittelbar nach der Operation** gezielt planen zu können. Die Entfernung Krebs enthaltender Lymphknoten bedeutet auch die »Ausmerzung« des Tumors vor Ort.

Je nach Schnittführung, entsprechend der Lage des Tumors in der Brust, wird die Operation der Achselhöhle über den gleichen oder einen getrennten Schnitt durchgeführt. Liegt der Tumor z. B. im oberen äußeren Quadranten der Brust und ist eine Segment- oder Quadrantektomie notwendig, sodass der Operateur eine radiäre Schnittführung wählt, kann über diesen Zugang auch die operative Entfernung von Lymphknoten erfolgen. Liegt der Tumor hingegen z. B. im unteren inneren Viertel der Brust, so wird ein getrennter operativer Zugang und ein zusätzlicher Schnitt im Bereich der unteren Achselhöhle erforderlich.

Auch im Rahmen einer **zweiten Operation** ist der Eingriff an der Achselhöhle nichts Ungewöhnliches. Zuvor kann ja – beispielsweise wegen eines unklaren Befundes – nur eine Entnahme von Gewebe stattgefunden und sich erst nach dessen Untersuchung

ACHTUNG

Wenn Brustkrebs vorliegt, müssen grundsätzlich Achsellymphknoten entfernt und untersucht werden! Hierbei geschieht der Eingriff an der Achselhöhle in der Regel in derselben Narkose wie die Brustoperation.

Frühe Brustkrebsformen und die Erstbehandlung

der Krebs herausgestellt haben. Notwendigerweise erfolgen dann im zweiten Schritt die Tumor- oder Brustentfernung zusammen mit der Achselhöhlenoperation (oder aber nur diese allein, weil der Tumor nach Auskunft des Pathologen zuvor vollständig und mit ausreichendem Sicherheitsabstand entfernt werden konnte). Nach Entfernung der gesamten Brust kann die Achselhöhle von derselben Wunde aus eröffnet werden; ein getrennter Schnitt ist dann nicht nötig.

Standardoperation der Achselhöhle
Etwa 80 Lymphknoten befinden sich in der Achselhöhle. Man teilt sie nach ihrer Lage in der unteren, mittleren und oberen »Achselhöhlenetage« in drei Gruppen ein. Entfernt werden üblicherweise alle Lymphknoten der Gruppe I und II – insgesamt mindestens zehn, bedarfsweise auch der Gruppe III (s. Abb. 29). Bei getrenntem Zugang zur Achselhöhle – also in der Mehrzahl der Fälle – wird der Schnitt quer verlaufend oder entlang des großen Brustmuskels innerhalb derselben gelegt. Im Operationsgebiet, das seitlich bis an die Rückenmuskulatur (M. latissimus dorsi), mittig bis an die Brustwand und nach oben bis unter die Schlüsselbeingegend reicht, liegen zahlreiche Muskeln, Nerven, Blut- und Lymphgefäße. Während des Eingriffs können einzelne Abflussbahnen der Armlymphe, die durch das »Nadelöhr Achselhöhle« in den Oberkörper ziehen, unterbrochen werden. Dadurch neigt der Arm in der Folgezeit zu Schwellungen (*Lymphödem*) und Schmerzen. Ein solches Lymphödem entwickelt sich bei etwa drei bis zehn Prozent aller operierten Frauen – deutlich weniger als früher. Dennoch: Einschränkungen der Schulterbeweglichkeit sind durchaus möglich. Narbengewebe, das im Operationsgebiet entstanden ist, kann die genannten Probleme begünstigen. Wurden Nervenbahnen durchtrennt, können Gefühlsstörungen an der Oberarminnenseite oder Bewegungseinschränkungen die Folge sein.

> **LEXIKON**
>
> Die Entfernung von Lymphknoten aus der Achselhöhle heißt **axilläre Dissektion** (*axillär* = zur Achselhöhle gehörig, *Dissektion* = Einschnitt) oder auch **Lymphonodektomie** = Lymphknotenentnahme.

Vorbeugend beginnt man schon ein bis zwei Tage nach dem Eingriff mit behutsamer Krankengymnastik. Was Sie selbst tun können, um ein Lymphödem zu vermeiden, bzw. wie Sie sich verhalten, wenn es eingetreten ist, darüber informieren wir Sie ab Seite 263.

Frühe Brustkrebsformen und die Erstbehandlung

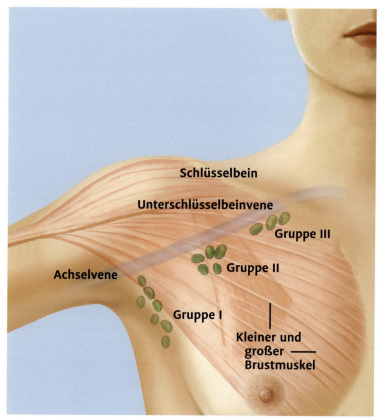

Abb. 29 Lymphknoten der Achselhöhle: Bei der herkömmlichen Achselhöhlenoperation (nach wie vor gültiger Therapiestandard) werden diejenigen der Gruppe I und II entfernt und mindestens zehn feingeweblich untersucht.

Auf dem Weg zum Standard und den Klinikalltag erobernd: die Biopsie des »Wächterlymphknotens«
Inzwischen wird eine neue Vorgehensweise angewendet, die es ermöglicht, die Lymphknoten in der Achselhöhle weniger eingreifend zu operieren, aber nahezu genauso aussagekräftig wie bisher

Frühe Brustkrebsformen und die Erstbehandlung

beurteilen zu können. Das Verfahren kommt jedoch derzeit **nur** für Patientinnen in Betracht, bei denen sich keine krankhaft vergrößerten Achsellymphknoten tasten lassen und eine Ultraschalluntersuchung ebenfalls keine Auffälligkeiten zeigt.

Wir möchten Ihnen hier kurz vorstellen, worin der Vorteil der neuen Methode besteht und wie sie durchgeführt wird. Einer Patientin bringt die »Ausräumung« der Achselhöhle, wie man den Eingriff wenig schön auch bezeichnen könnte, hinsichtlich der Heilungschancen ja keine weiteren Vorteile, wenn sich (erfreulicherweise!) herausstellt, dass die entnommenen Lymphknoten tatsächlich gesund sind. Demgegenüber bleiben womöglich unnötigerweise in Kauf genommene Störungen wie Taubheitsgefühle, Schmerzen oder Schwellungen des Armes als Folgen des Eingriffs zurück. So ist es ein großer Gewinn, dass man nun die Patientinnen, die keine tumorbefallenen Lymphknoten aufweisen, tatsächlich für ein schonenderes Vorgehen »herausfiltern« kann.

Der »Wächterlymphknoten und seine Enttarnung«
Wenn Sie die Abbildung 30 anschauen, werden Sie sehen, dass jede aus der Brust kommende Lymphbahn in einen Lymphknoten einmündet. Diese jeweils erste »Filterstation« der Lymphe wird als **»Wächterlymphknoten«** bezeichnet. Alle Krebszellen, die auf irgendeiner Lymphstraße die Brust verlassen, müssen eine solche Station passieren. Also wird sich eine erste Tochtergeschwulst höchstwahrscheinlich genau dort aus Ansammlungen von Krebszellen bilden. Statt nun nach Augenschein viele Lymphknoten aus dem Inneren der Achselhöhle zu entfernen, müsste es demnach ausreichen, zunächst gezielt diese Wächterlymphknoten (in der Regel einer bis drei) anzupeilen und zu untersuchen. Sind sie gesund, so kann der Eingriff in der Achselhöhle unterbleiben. Enthalten sie Krebszellen oder werden sie nicht gefunden – auch dies

Frühe Brustkrebsformen und die Erstbehandlung

ist ab und zu der Fall –, so muss die übliche Operation der Achselhöhle durchgeführt werden.

Wie aber macht der Operateur einen Wächterlymphknoten dingfest? Am Tag vor der Operation spritzt der Nuklearmediziner einen Markierungsstoff – eine schwach radioaktiv strahlende Substanz

Der Zustand des Wächterlymphknotens darf als repräsentativ für die anderen Lymphknoten gelten.

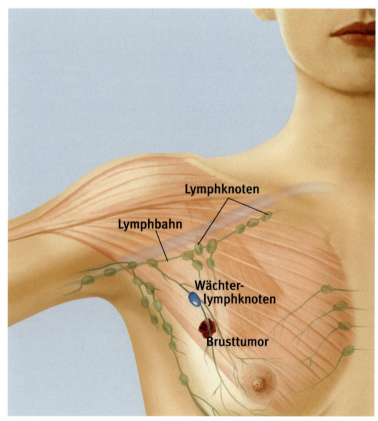

Abb. 30   Wächterlymphknoten. Tumorzellen, die über die Lymphbahnen auswandern, werden in der ersten benachbarten Kontrollstation – einem Wächterlymphknoten – aufgefangen.

Frühe Brustkrebsformen und die Erstbehandlung

(s. auch Seite 113) – um den Tumor herum in das Brustgewebe wie auch unter den Hautbereich unmittelbar über dem Tumor. Zusätzlich kann der Arzt kurz vor dem Eingriff um den Tumor eine blaue Farbstofflösung einbringen. Beide Stoffe gelangen in die Lymphgefäße und ahmen den Weg der Tumorzellen bis zur ersten Lymphknotenstation nach. Sie wandern indes kaum noch weiter.

Den Weg der radioaktiven Substanz verfolgt der Arzt vor und noch einmal während der Operation. Vor dem Eingriff werden mit einer sogenannten Gammakamera (s. Seite 113) mehrere Aufnahmen angefertigt (*Lymphabfluss-Szintigraphie*). Bereits innerhalb von zehn Minuten stellt sich der Weg der Lymphe anhand der mit der Kamera aufgefangenen Strahlung dar, nach weiteren 20 Minuten zeigt sich dann der erste Lymphknoten, der vermutlich Wächterfunktion hat. An dieser Stelle wird die Haut für den Operateur farbig markiert. Im Bereich der unteren Achselhöhle wird nun die Haut durch einen kleinen Schnitt eröffnet. Wird mit einem Farbstoff gearbeitet, so entnimmt nun der Operateur alle blau gefärbten Lymphknoten. Im Falle einer radioaktiven Markierung hingegen werden alle radioaktiv speichernden Lymphknoten mittels einer stabförmigen Strahlenmesssonde aufgesucht und entfernt. In der Regel findet man 1-3 Wächterlymphknoten, die dann, während die Patientin noch in Narkose ist und während der Tumor aus der Brust entfernt wird, histologisch untersucht werden. Finden sich keine Tumorzellen in den untersuchten Lymphknoten, ist keine Entfernung weiterer Lymphknoten notwendig; weisen sie hingegen Tumorzellen auf, werden noch mehr Lymphknoten entfernt. Durch die Darstellung der Wächterlymphknoten wurde der operative Eingriff in der Achselhöhle deutlich eingeschränkt mit einer deutlichen Verbesserung der Armbeweglichkeit und geringerem Risiko für ein Lymphödem. Die Strahlenbelastung ist sowohl für das OP-Team als auch für die Patientin gering

Die Lymphabfluss-Szintigraphie zeigt dem Operateur die Wegrichtung zum Wächterlymphknoten auf bzw. lässt erkennen, ob überhaupt mit ihm zu rechnen ist.

Frühe Brustkrebsformen und die Erstbehandlung

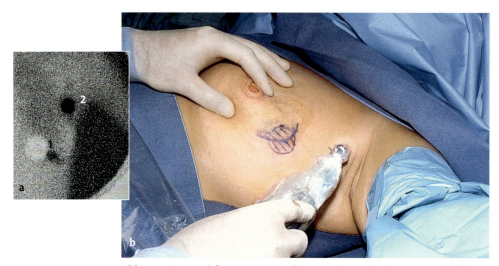

Abb. 31 Spurensicherung: Im vor der Operation registrierten Lymphabfluss-Szintigramm stellt sich ein Wächterlymphknoten dar (a 2); während der Operation spürt der Arzt ihn mit der Strahlenmesssonde (b 1) auf. a 1: Der Ort der Einspritzung des Markierungsstoffes um den Tumor herum wird mit einer kleinen Bleiplatte abgedeckt.

(für diese werden 0,21 bis 0,28 mSv angegeben). Ergänzende spezielle (*immunhistochemische* oder *molekularbiologische*) Analysen zeigen ein sehr genaues Ergebnis.

Bislang ist es nicht möglich, definitiv miterkrankte Achsellymphknoten von außen, also mit bildgebenden Verfahren, zu erkennen. Insofern ist die hier beschriebene Methode ein deutlicher Fortschritt. Die Trefferquote der »Wächterlymphknotenbiopsie« erreicht nach bisheriger Erfahrung nahezu 98 Prozent. Wichtig: Auch hier werden Zug um Zug qualitätssichernde Maßnahmen eingeführt. Vielleicht werden Sie sich angesichts dessen nun fragen, wem Sie sich konkret zur Behandlung Ihrer Krebserkrankung persönlich anvertrauen können. Unser Rat:

Frühe Brustkrebsformen und die Erstbehandlung

Wo soll ich mich operieren lassen?

Wählen Sie eine Klinik (gegebenenfalls auch einen Klinikverbund), in der Krebsoperationen der Brust häufig durchgeführt werden (150 pro Jahr) und zusammen mit Strahlen-, Chemo- und Hormontherapie ein Gesamtkonzept bilden. Für jedes dieser Gebiete gibt es Spezialisten. Wenden Sie sich am besten an ein zertifiziertes Zentrum für Brusterkrankungen, wo diese Experten, die sich tagtäglich mit der Diagnostik und Behandlung von Brustkrebs befassen, im Team arbeiten und forschen. Musste die Brust bei der Operation abgenommen werden, kann sich früher oder später eine zweite chirurgische Behandlung zum Wiederaufbau anschließen. Gerade dann ist es besonders wichtig, dass Sie sich einen erfahrenen Operateur suchen und mit diesem bereits vor Behandlungsbeginn die gewünschte Vorgehensweise genau besprechen. Spezialisten für den Brustwiederaufbau sind Frauenärzte mit entsprechender Erfahrung oder Ärzte für Plastische Chirurgie (s. auch im Anhang). »Haken« Sie, wenn Ihnen eine plastische Operation angeraten wird, nach, ob dies auch wirklich sinnvoll ist.

Zertifizierte interdisziplinäre Brustzentren: Sie müssen verschiedenen Qualitätskriterien erfüllen und nehmen auch an klinischen Diagnose- und Therapiestudien teil. Mehr Infos unter www.senologie.org und www.krebsgesellschaft.de

Der Wiederaufbau der Brust

Nach Entfernung nur des Tumors kann der Operateur mithilfe verschiedener Techniken die verbleibende Brust ästhetisch formen und die Körpersymmetrie wahren. Insgesamt sind heute die Möglichkeiten, die Brust trotz Krebs zu erhalten, dank neuer Verfahren immer größer geworden. Wenn aber die Brust entfernt werden musste, kann eine nahezu natürlich wirkende »Ersatzbrust« gestaltet werden. Auch kommen jeweils unterschiedliche plastisch-operative Verfahren zum Einsatz. Unter Umständen schließen sie eine Verkleinerung, seltener Vergrößerung der ge-

INFO

Unserer Meinung nach besteht der »beste Wiederaufbau« darin, die Brust zu erhalten. Wenn das nicht geht, kann mithilfe der heute verfügbaren Techniken ein zufriedenstellender »Ersatz« geschaffen werden.

Frühe Brustkrebsformen und die Erstbehandlung

sunden Brust ein, d. h. ihre Anpassung an die neue Form der operierten Brust.

Der Wiederaufbau – die **Rekonstruktion** – der Brust ist grundsätzlich jederzeit möglich – also auch gleich im Anschluss an die Krebsoperation. Gerade dann, wenn die Brust entfernt werden muss, bevorzugen nicht wenige Frauen den zeitgleichen Beginn des Wiederaufbaus. Allerdings bedarf es häufig mehrerer Schritte. Es ist also leider nicht immer möglich, dass die Betroffene bereits mit einer vollständig nachgebildeten Brust aus der Narkose erwacht.

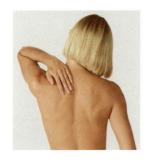

Dennoch: Für viele Frauen ist die Lebensqualität wieder deutlich verbessert, wenn das relativ langwierige Verfahren erst einmal zufriedenstellend abgeschlossen wurde. Es gelingt ihnen, zu mehr Stabilität zurückzufinden und die Krankheit so auch seelisch eher zu überwinden. Erwähnt sei noch ein anderer Gesichtspunkt, der für die Rekonstruktion spricht: Durch die ungleiche statische Belastung, die nach einer Brustamputation auftreten kann, sind Fehlhaltungen der Wirbelsäule und dadurch chronische Schulter- und Rückenschmerzen möglich. Dem kann der Wiederaufbau der Brust durch eine bessere »Statik« des Oberkörpers vorbeugen.

Aufbautechniken

Bei der **Neuformung** der erhaltenen Brust nutzt der Operateur meist Implantate. Nach einer **Amputation** ist der Wiederaufbau der Brust sowohl mit **körperfremdem Material** (Expanderimplantate s. ab Seite 185) als auch mit **körpereigenem Gewebe** oder der **Kombination von beidem** möglich (s. Seite 194). Unabhängig von der Art der Rekonstruktion, aber abhängig vom Tumorstadium sowie den jeweiligen individuellen Bedingungen jeder Patien-

Frühe Brustkrebsformen und die Erstbehandlung

tin und nicht zuletzt mitbeeinflusst durch die notwendigen nachfolgenden Behandlungsschritte, kann ein Wiederaufbau sofort oder aber in einem zeitlich versetzten Intervall erfolgen. Vor- und Nachteile des jeweiligen Vorgehens müssen eingehend zusammen besprochen werden. Nachteilig ist für diejenigen Frauen, denen die Brust zunächst entfernt werden musste, die Konfrontation mit dem oft unvermeidlichen Schockerlebnis der (zunächst) verlorenen oder noch unfertigen Ersatzbrust. Nochmals: Der Wiederaufbau der Brust durchläuft, bis auch die Brustwarze »steht«, in der Regel mehrere Stadien und erfordert damit häufig auch mehrere Eingriffe – selbst beim sofortigen Beginn!

Dass der Aufbau bei erhaltener Brust abgeschlossen und nach Amputation zumindest eingeleitet werden kann, erleben viele Frauen als erleichternd.

Neuformung der erhaltenen Brust

Wenn aus medizinisch notwendigen Gründen ein größerer Gewebeanteil aus der Brust, beispielsweise ein ganzer Quadrant (s. Seite 170), entfernt werden muss, dann kann das Ergebnis entstellend sein; das Hauptziel brusterhaltenden Operierens, nämlich die bessere optische und psychologische Lösung, wäre verfehlt. Mit bestimmten zusätzlichen Operationsmaßnahmen, genannt *intramammärer* Verschiebelappenplastik (= onkoplastische Operationen, also Aufbau aus eigenen »Brustreserven«; s. auch Seite 170) bzw. plastisch-operative Brustverkleinerung (*Reduktionsplastik*) hilft der Operateur aus diesem Dilemma heraus: Er kann beispielsweise angrenzendes Drüsengewebe lösen, es innerhalb der »Restbrust« (was kein einfühlsamer Ausdruck ist, die Situation aber zutreffend beschreibt) verlagern und einmodellieren. Hierfür kommt beispielsweise Gewebe aus den beiden äußeren, drüsenreicheren Quadranten infrage. Eine Entfernung der Brustwarze stellt bei diesen onkoplastischen Operationen eher die Ausnahme dar. Sollte dies jedoch erforderlich sein, kann sie wieder rekonstruiert werden. Um sodann eine Symmetrie mit der gesunden Brust

Frühe Brustkrebsformen und die Erstbehandlung

herzustellen, kann deren Verkleinerung, Vergrößerung oder Anhebung bzw. Straffung (s. auch Seite 200) erwogen werden.

Das optisch-ästhetische Ergebnis hängt davon ab, wie voluminös die Brust insgesamt ist, wo der Tumor saß – oben außen oder innen, in der Mitte, unten außen oder innen – und welche Größe er hatte. Wichtig ist auch, ob der allgemeine Gesundheitszustand der Patientin gut ist. Zum anderen ist natürlich die Erfahrung des Operateurs ausschlaggebend: Wie beurteilt er die individuell vorliegende Ausgangslage der zu operierenden Brust? Außerdem spielt es eine Rolle, wie das Brustgewebe auf die Behandlung reagiert: Ist die Wundheilung nach der Operation komplikationslos verlaufen? Gab es eine Infektion? Wie sind die Narbenverhältnisse?

Wiederaufbau nach Abnahme der Brust

Zwei Zeitpunkte – sofort oder später – und drei Möglichkeiten führen zu einem ästhetischen Ansprüchen genügenden Wiederaufbau der Brust:

→ mit einem Implantat (*Silikonprothese*),
→ mit einem Implantat und zusätzlich körpereigenem Gewebe oder
→ ausschließlich mit körpereigenem Gewebe.

Welcher Zeitpunkt und Weg des Wiederaufbaus wünschenswert ist – das entscheiden heute viele an Brustkrebs erkrankte Frauen **vor** der Entfernung der Brust. Dabei können sie auch zu dem Schluss gekommen sein, erst später über den Wiederaufbau befinden zu wollen. Der Arzt wird ausführlich über die einzelnen Schritte informieren. Nachfolgend noch einige Erklärungen und Entscheidungshilfen.

Frühe Brustkrebsformen und die Erstbehandlung

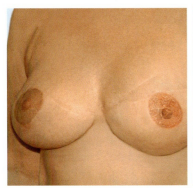 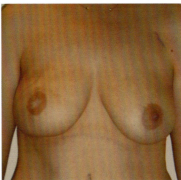

Abb. 32 Wiederaufbau der Brust: Links mit einem Implantat, rechts durch körpereigenes Gewebe (TRAM-Lappen). Jeweils neu angelegte Brustwarze.

Wiederaufbau mit einer Silikonprothese
Ein- oder Zweischrittverfahren

Nach Entfernung der Brust mit der darüber liegenden Haut muss zunächst der verbliebene Hautmantel gedehnt werden, um für eine Prothese und letztlich ästhetischen Brustwiederaufbau eine ausreichende »Hülle« zu bieten. Deshalb wird in diesen Fällen am Ende der Operation (oder später über einen Schnitt in der Mastektomienarbe!) zunächst eine sogenannte *Expanderprothese* unter den großen Brustmuskel gelegt. Dabei handelt es sich um eine Art Luftkissen oder Ballon aus Silikon, der in kurzen Zeitabständen (7 bis 14 Tagen) von außen über ein Ventil mit physiologischer Kochsalzlösung gefüllt wird. Die Zeitabstände des Auffüllens und das jeweilige Füllvolumen hängen von der Dehnbarkeit des Hautmantels ab und werden individuell angepasst. Dadurch kann der Hautmantel über einen Zeitraum von meist zwei bis vier Monaten langsam gedehnt und geformt werden.

Es gibt ganz unterschiedliche Varianten von Expandern: Einkammerige oder doppelkammerige Modelle mit Distanzventilen oder

INFO

Ob sofort oder später: Beide »Optionen« zeigen vergleichbar gute Ergebnisse! Nach Bestrahlung ist der Brustaufbau mit körpereigenem Gewebe günstiger, weil die Dehnbarkeit des Hautmantels geringer ist und die Prothese so schwerer unterzubringen und das Risiko für Infektionen und Wundheilungsstörungen höher ist. Auch nach einem Wiederaufbau mit einer Prothese beeinflusst die Bestrahlung das kosmetische Ergebnis und wird deshalb heute nach Möglichkeit vermieden (s. auch Seite 190).

to expand (engl.) = dehnen, aufdehnen

Frühe Brustkrebsformen und die Erstbehandlung

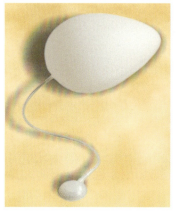

Abb. 33

Tropfenförmiger Einkammerexpander mit Distanzventil: Dieses ist über einen Schlauch mit dem Expander verbunden. Das Schlauchende mit Ventil liegt frei zugänglich in der Achselhöhle.

Doppelkammerexpander mit integriertem Ventil: Die beiden Kammern sind unterschiedlich geformt. Der Arzt findet das unter der Haut liegende Magnetventil mit einem sterilisierbaren Magneten. Der Einstich zum Auffüllen tut nicht mehr weh als eine Blutabnahme. Eine örtliche Betäubung ist also nicht nötig.

integrierten Ventilen, in querovaler, runder oder längsovaler Form. Die Auswahl des jeweiligen Systems hängt vor allem von der individuell wieder aufzubauenden Brustform und -größe ab (s. Abb. 33).

Die Aufdehnung beginnt so früh wie möglich in dem Maße, wie der »Hautmantel« es verträgt. Die fertig aufgefüllte Brust ist zunächst größer als die gesunde, was gewollt ist, da die Haut später wieder etwas schrumpft. Man kann dieses Ungleichgewicht mit Jacken, Westen oder Tüchern kaschieren. Wenn der Auffüllvorgang abgeschlossen ist, folgt eine »Stabilisierungsphase« von weiteren

TIPP

Pflegen Sie die Brusthaut in der Dehnungsphase mit einer guten Creme oder Lotion, um die Elastizität zu verbessern. Ihre Apotheke wird Sie beraten.

Frühe Brustkrebsformen und die Erstbehandlung

sechs bis acht Wochen. Danach kann der Expander gegen ein endgültiges Implantat ausgetauscht und gegebenenfalls die Brustkontur nachkorrigiert werden (das entspricht somit der zweiten Phase des prothetischen Aufbaus, ist also der zweite operative Eingriff).

Die **endgültige Silikonprothese** findet, ebenso wie der zunächst entfernte Expander, **unter dem großen Brustmuskel** Platz (s. Bilder in der Randspalte). Die Platzierung unter den Brustmuskel wird vor allem für eine verbesserte Gewebeabdeckung der Prothese gewählt. Nach der Einlage der endgültigen Prothese wird die Brustwarze mit ihrem Hof neu angelegt (s. Seite 199). Falls erforderlich, passt der Operateur anschließend noch die gesunde Brust an die Form der neuen Brust an. In Ausnahmefällen, bei Vorliegen eines ausreichend dicken Gewebemantels, kann die Prothese auch direkt unter den Hautmantel und nicht unter den angehobenen Brustmuskel gelegt werden.

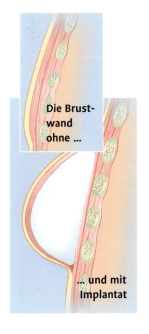

Die Brustwand ohne ...

... und mit Implantat

Neben den bereits erwähnten Expandersystemen gibt es sogenannte »Permanentexpander«, die neben einer silikongefüllten Hülle, über eine innere, mit Kochsalzlösung aufzufüllende Kammer verfügen. Sie sind **sowohl Expander als auch** – wenn die richtige Brustgröße erreicht worden ist – **endgültiges Implantat**. Das Auswechseln eines solchen expandierbaren Brustimplantates ist bei richtiger Platzierung, Form und Größe, also bei einem ästhetisch guten Ergebnis, nicht mehr notwendig.

Silikonprothesen: ein Porträt
Die Silikonkissen ähneln mit ihrer leicht gewölbten Oberseite und flachen Grundfläche taschenartigen Schulterpolstern (s. Abb. 34). Auch hier gibt es verschiedenste Formen und Größen: rund oder tropfenförmig; solche, die der anatomischen Form der Brust nahe kommen, und mit unterschiedlichen »Profilen«.

Frühe Brustkrebsformen und die Erstbehandlung

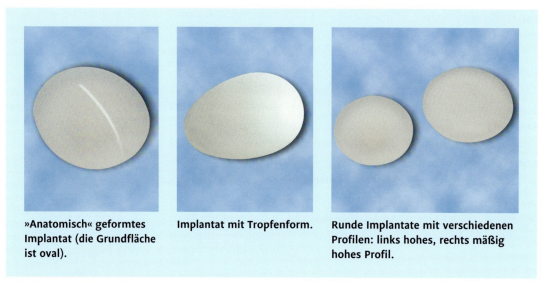

»Anatomisch« geformtes Implantat (die Grundfläche ist oval).

Implantat mit Tropfenform.

Runde Implantate mit verschiedenen Profilen: links hohes, rechts mäßig hohes Profil.

Abb. 34 Vielfältig: Silikonimplantate: Hier eine Auswahl. Der Operateur schlägt die jeweils am besten geeignete Variante vor.

Die Implantathülle besteht immer aus Silikon, ihre Füllung aus Silikongelen (»Kohäsivgelen«) oder physiologischer Kochsalzlösung. Die Silikonoberfläche kann glatt, texturiert oder ähnlich einem »Schwamm« polyurethanbeschichtet sein. Der Körper erkennt ein Implantat immer als »Fremdkörper« und bildet eine sogenannte Kapsel um das Implantat herum. Die »Kapselfibrose«, eine Verhärtung, die so ausgeprägt sein kann, dass sie zu schmerzhaften Beschwerden führt, ist nach wie vor die am meisten gefürchtete Komplikation nach einer Implantateinlage. Durch die speziellen Oberflächenbeschichtungen wurde versucht, das Risiko für eine Kapselfibrose zu senken – dennoch kann diese unerwünschte Begleiterscheinung bis heute nicht ganz verhindert werden. Silikonfüllungen kommen den natürlichen Gewebeeigen-

Frühe Brustkrebsformen und die Erstbehandlung

schaften der Brust sehr nahe. Die neue Generation von Implantaten enthält eine spezielle (*kohäsive*, in sich stark vernetzte) Silikonzubereitung, die bei einem Bruch nicht mehr ausfließen kann. Sie ist besonders anpassungsfähig und formstabil; so nimmt das Implantat jede neu vorgegebene (allerdings auch eine schlecht sitzende!) Lage an. Das kann natürlich auch einmal nachteilig sein, falls das Implantat sich verschoben hat.

Implantate, die Kochsalzlösung enthalten, haben den Nachteil, dass sie im Laufe der Zeit Volumen verlieren können, wodurch es zu einer gewissen Faltenbildung der Brust kommen kann. Da die austretende Kochsalzlösung vom Gewebe aufgenommen (*resorbiert*) wird, ist dies vor allem ein kosmetisches Problem.

Pro und contra Silikon

Pro: Der Kunststoff Silikon kam in den letzten Jahren wegen angeblich Krebs erregender und anderer gesundheitsschädigender Eigenschaften in Verruf. Der Verdacht, dass Silikon Rheuma und andere Bindegewebserkrankungen auslösen könne, hat sich nicht bestätigt. Auch ist inzwischen erwiesen, dass Silikonprothesen **Krebserkrankungen nicht begünstigen**. Silikon tritt auch nicht in die Muttermilch über. Als Füllmaterial bietet Silikon die besten Eigenschaften. Die **Verträglichkeit** der verwendeten Modelle hat sich deutlich verbessert. Silikon bewährt sich in der Medizin seit Jahren auf den verschiedensten Gebieten, ob als Nahtmaterial, Innenauskleidung von Spritzen, Kathetern oder von Flaschen für Infusionslösungen wie Blutkonserven, bei Herzschrittmachern und künstlichen Herzklappen. Erstaunlicherweise ist uns kaum bewusst, wo Silikon uns im Alltag auf Schritt und Tritt begegnet: In Backmischungen, Kosmetika, sogar in Produkten zur Babypflege, Zahnpasta und Textilien ist es allenthalben anzutreffen.

INFO

Aus modernen Implantaten treten höchstens kleinste Mengen von Silikonteilchen aus der Hülle aus. Sie nennen sich daher »Low-bleeding-Modelle« (*bleeding*, engl. blutend, *low* = niedrig). Schädliche Wirkungen im Organismus, wie früher behauptet, sind nicht erwiesen.

Silikon ist ein Kunststoff mit großer Wärme- und Wasserbeständigkeit.

Frühe Brustkrebsformen und die Erstbehandlung

Contra: Es kann im Laufe der Zeit zu **Verhärtungen** in dem die Prothese immer umschließenden Bindegewebe (Kapselfibrose, s. Seite 191) kommen. Dabei spielt es jedoch keine Rolle, welches Füllmaterial verwendet wurde. Also ist dieses Contra nur ein eingeschränktes. Nachteilig ist, dass das kosmetische Ergebnis der Prothesenbehandlung nach einer **Bestrahlung** häufig ungünstig ausfällt, weil die Haut Elastizität einbüßt. Daher wird von einem prothetischen Brustaufbau abgeraten, wenn eine Bestrahlung notwendig ist.

> Im Abschnitt »Nachsorge« (s. ab Seite 283) lesen Sie, wie der Arzt Ihre Kontrolluntersuchungen gestaltet, wenn Sie ein Implantat bekommen haben.

Die Angst, dass eine eventuell neu auftretende Krebsgeschwulst schlechter erkannt wird, weil die Prothese sie verdeckt, ist eher unbegründet. Zwar vermindert Silikongel die Strahlendurchlässigkeit im operierten Gebiet bei einer Mammographie und oft wird deshalb nach Prothesenbehandlung kontrollhalber zur Sonographie der Brust, gegebenenfalls auch zur MR-Mammographie, geraten. Wenn der Verdacht besteht, dass am Rand oder vor der Prothese ein Tumor nachgewachsen sein könnte, ist eine MR-Mammographie sinnvoll. Meist ergibt dann die entsprechende Aufnahme aber doch, dass es sich um eine harmlose Narbe handelt. Wenn es zu einem Zweittumor kommt, dann bildet er sich, wie gesagt, eher über oder im Randbereich der Prothese. Dort kann er getastet bzw. sonographisch oder auch magnetresonanztomographisch festgestellt werden (s. ab Seite 191).

Wissenswert
Die **durchschnittliche Haltbarkeit** neuer Silikonprothesen liegt bei mindestens zehn Jahren. Eine Austauschoperation ist machbar (s. Seite 192) wird heute aber in der Regel nur dann durchgeführt, wenn ein Prothesendefekt oder eine ausgeprägte Kapselfibrose festgestellt wird oder das kosmetische Ergebnis im Laufe der Zeit unbefriedigend geworden ist. Das Gefühl – die **Sensibili-**

Frühe Brustkrebsformen und die Erstbehandlung

tät – der Haut über der Prothese oder dem Expander entspricht demjenigen der Haut über dem Brustkorb, kann aber durch Operationsnarben eingeschränkt oder verändert sein. Ohne weiteres sind mit einem Brustimplantat sportliche Aktivitäten möglich. Lediglich ca. sechs bis acht Wochen nach Erst- oder Neueinlage eines Implantates sind gewisse Verhaltensmaßregeln u. a. eine eingeschränkte sportliche Aktivität notwendig. Das neue Implantat muss sozusagen erst »einwachsen« und in seiner Position »befestigt« werden. Natürlich sollte ein Stoß gegen die Prothese möglichst vermieden werden. Dass eine Prothese nicht mehr richtig sitzt, spürt die betroffene Frau meist selbst zuerst. Bei entsprechendem Verdacht empfiehlt es sich unbedingt, zum Arzt zu gehen.

Kapselfibrose, Prothesenschaden, unzulängliches kosmetisches Ergebnis: Was tun?
Die schon erwähnte Kapselfibrose (s. Seite 190) ist nach wie vor der häufigste Grund zur Nachoperation. Diese ist notwendig, wenn sich eine die Brustkonturen langsam verformende und/oder gar schmerzhafte Schrumpfung der zwangsläufig um die Prothese herum entstehenden Gewebekapsel entwickelt hat. Zunächst werden die vorhandene Prothese sowie die verhärtete Kapsel entfernt, und wenn die Patientin dies wünscht, wird eine neue Prothese eingelegt. All dies geschieht immer über die gleiche Narbe, sodass keine neue entsteht. Es handelt sich also um eine **Korrekturoperation**.

Bei einem **Prothesenschaden** (Bruch oder Schrumpfung) kommt es meist zu einer sichtbaren Formveränderung der Brust; die Oberfläche kann »wellenförmig« erscheinen. Einen sicheren Nachweis liefert die MR-Mammographie. Schon bei der Ultraschallkontrolle kann der Arzt eine unterbrochene Kontur erkennen. Das defekte

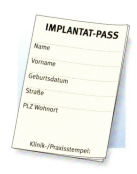

In einen an die Patientin ausgehändigten Implantatpass werden unter anderem Implantattyp, -größe und -lage, Zeitpunkt der Implantation und Termine für die ärztlichen Nachkontrollen (z. B. 1, 3, 6, 12 Monate nach Einlegen der Prothese) eingetragen.

Frühe Brustkrebsformen und die Erstbehandlung

Modell wird ausgetauscht. Der Wiederholungseingriff ist nicht sehr belastend, er kann also, sofern die betreffende Patientin kein außergewöhnliches Operationsrisiko hat, unproblematisch durchgeführt werden. Dies gilt auch, wenn er zur Verbesserung eines optisch unbefriedigenden Ergebnisses erfolgt.

Brustwiederaufbau mit Eigengewebe

Der Wunsch vieler Frauen, die Brust möglichst mit körpereigenem Gewebe wiederaufzubauen, ist mehr als verständlich, handelt es sich doch meist um eine Lösung ohne Fremdkörper, also ohne Implantat (Prothese), mit meist hervorragendem kosmetischem Ergebnis und, sofern die Operation komplikationslos verläuft, auch von Dauer. Doch vorab noch Folgendes:

Medizinisch heißt der Aufbau mit Eigengewebe *autologe Brustrekonstruktion; autolog* (griech.) bedeutet eigentlich »von mir selbst«.

Auch **Prothesenrekonstruktionen** bedürfen gelegentlich der zusätzlichen »Abdeckung« mit **körpereigenem Gewebe**, also eines *kombinierten* Wiederaufbaus, um ein gutes Ergebnis zu erreichen.

Der Wiederaufbau der Brust mit körpereigenem Gewebe bedeutet jedoch immer einen größeren operativen Aufwand mit längeren Operationszeiten, größeren Wundflächen, zusätzlichen Narben, einem höheren Risiko für Infektionen und Wundheilungsstörungen und nicht zuletzt einem längeren stationären Aufenthalt und einer längeren Rekonvaleszenzeit. Eine ausführliche Beratung über den Ablauf und die Risiken sowie die patientenbezogenen Risikofaktoren muss zuvor erfolgen. Deshalb sollte die Patientin körperlich fit sein und die aufwendige Operation ganz bewusst »schultern« wollen.

Beginnen wir mit der Verlagerung des »größten Rückenmuskels«, der *Latissimuslappen-Plastik*. Sie wird manchmal durch ein **Implantat** ergänzt (s. oben).

I N F O

Möglichkeiten des Brustaufbaus mit eigenem Gewebe:

– Verschiebung einer Haut-Muskel-Partie bzw. einer Haut-Unterhautfett-Partie aus dem Unterbauch- (TRAM-/DIEP-Lappen) oder Gesäßbereich (GAP-Lappen),

– Verlagerung eines Haut-Muskel-Anteils aus der Rückengegend (Latissimus-dorsi-Lappen).

Frühe Brustkrebsformen und die Erstbehandlung

Latissimuslappen-Plastik

Der *Musculus latissimus dorsi* ist der flächengrößte Muskel unseres Körpers und befindet sich am Rücken, mit seinem Ansatz am Oberarm und verläuft flächig unterhalb des Schulterblatts Richtung Wirbelsäule und Beckenkamm, wo er mit sehnigen Ausläufern anhaftet. Obwohl er der größte Muskel ist, reicht dennoch sein Volumen nicht in jedem Fall aus, um das notwendige Brustvolumen zu erzielen und er wird deshalb nicht selten mit einer Prothese unterlegt.

Bei der Operation wird er zusammen mit einer individuell unterschiedlich zur Verfügung stehenden Hautspindel am Rücken ausgelöst, sein Ansatz am Oberarm abgelöst und durch die Achselhöhle nach vorne auf die Brustwand geschwenkt. Im Bereich der Achselhöhle verläuft ein sogenanntes Gefäß-Nervenbündel, welches die Durchblutung des Lappens gewährleistet. Es handelt sich herbei um einen so genannten »gestielten« Lappen. Der den Muskel versorgende Nerv wird gekappt, um ungewollte Muskelkontraktionen zu vermeiden. An der Brustwand wird dann mit Hilfe des Muskels und der darüberliegenden Haut eine neue Brust geformt und fehlendes Volumen unter Umständen mit einer Prothese ausgeglichen. Da es sich um einen Muskellappen handelt, kann es im Laufe der Zeit durch eine Muskelrückbildung zu einem Volumenverlust um 20 bis 40 Prozent kommen. Das bedeutet auch, dass kurz nach der Operation die rekonstruierte Brust gewollt größer ist – denn später wird sie sich häufig durch die Muskelschrumpfung verkleinern. Durch die Entfernung des Muskels entstehen für den Alltag in der Regel keine Bewegungseinschränkungen. Dennoch verbleibt an der Entnahmestelle am Rücken eine große Narbe, die zu Spannungsgefühlen führen kann. Nicht selten bildet sich nach der Operation auch über eine längere Zeit sogenanntes »Wundwasser« (Serom), das zunächst über eine Drainage abgeleitet wird, im Laufe der Zeit unter Umständen jedoch auch abpunktiert werden muss.

INFO

Hauptrisiken bei Lappenplastiken:

– Übergewicht (Fettleibigkeit),

– Rauchen, Zuckerkrankheit und andere Faktoren, welche die Blutgefäße angreifen,

– Gerinnungsstörungen, Thrombosen und Embolien in der Vorgeschichte,

– unter Umständen Voroperationen, die im Bereich der Entnahmestellen der Lappen stattgefunden haben, z. B. Längsschnitte im Rahmen von vorausgegangenen Bauchoperationen.

Erstaunlicherweise bereitet die Tatsache, dass der Rückenmuskel fehlt, im Normalfall kaum Probleme

Frühe Brustkrebsformen und die Erstbehandlung

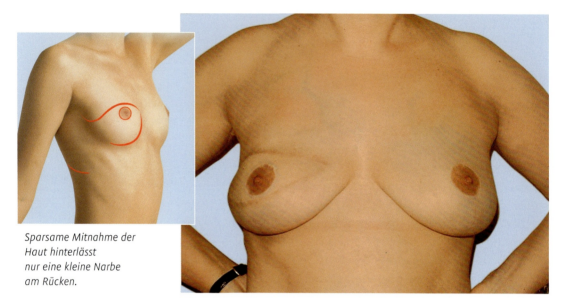

Sparsame Mitnahme der Haut hinterlässt nur eine kleine Narbe am Rücken.

Abb. 35 Nach Latissimus-Lappen-Plastik ... Links: Verlauf der Schnitte und Narben.

Der Vorteil des Latissimuslappens ist, dass er als der sicherste Lappen gilt, weil er nur in sehr seltenen Fällen Durchblutungsstörungen aufweist. Sein Hauptnachteil besteht darin, dass er in einem nicht unerheblichen Maße schrumpfen, sich somit also verkleinern kann.

Wie viel Muskel und umgebendes Gewebe herangezogen wird, hängt davon ab, wie viel im Einzelfall gebraucht wird, um eine schöne Brust zu formen. Unter günstigen Voraussetzungen kann das Gewebe für den Brustaufbau vollauf genügen – es handelt sich dann tatsächlich um eine echte Eigengewebsrekonstruktion. Der Latissimuslappen kann jedoch auch als »Tasche« für ein Implantat dienen (s. Seite 184), wenn das restliche Brustgewebe nicht ausreicht.

Ein kleiner Wermutstropfen: Die rekonstruierte Brust ist und bleibt eine Ersatzbrust. So unterschiedlich wie die Qualität der optischen Ergebnisse ist auch das neue »Brustgefühl«: Es reicht von guter Akzeptanz bis hin zu einem Taubheits- oder Fremdkörpergefühl, das

Frühe Brustkrebsformen und die Erstbehandlung

INFO

Der Rückenmuskellappen kommt infrage
- um nach einer Quadrantektomie einen ausgedehnten Gewebedefekt mit zusätzlichem Gewebe zu decken (Voraussetzung: der Tumor wurde mit einem ausreichenden Sicherheitsabstand entfernt);
- wenn eine Bestrahlung vorausgegangen ist (z. B. bei brusterhaltender Operation) und ein Lokalrezidiv festgestellt wurde;
- wenn die Patientin schlank ist und/oder ihre Brüste klein sind;
- wenn die Rekonstruktion mit einem TRAM- oder DIEP-Lappen wegen Risikofaktoren oder Kontraindikationen (ausgedehnte Adipositas oder Voroperationen am Bauch) nicht möglich ist.

es einem schwer machen kann, sich mit der neuen Brust anzufreunden. Darauf wird Sie der Arzt vor dem Eingriff auf jeden Fall aufmerksam machen. Das Wünschenswerte mit dem Machbaren und Notwendigen in Einklang zu bringen, ist immer die Maxime!

TRAM-Lappen-Plastik

Der **Transverse Rectus-Abdominis-Muskellappen** ist ein Haut-Fettgewebs-Lappen, bei dem Gewebe aus dem Unterbauch entnommen wird. Er liefert in der Regel ausreichend Gewebe, mit dem auch eine größere Brust ohne ein zusätzliches Implantat rekonstruiert werden kann. Er kann als sogenannter **freier** oder ein- oder beidseitig **gestielter** Lappen operiert werden. Der Eingriff kann sofort, im Rahmen der Entfernung der Brust oder in einem zeitlich versetzten Intervall erfolgen – welcher Zeitpunkt sinnvoll ist hängt von einer Reihe unterschiedlichster Faktoren ab und muss individuell mit jeder Patientin besprochen werden.

Freier Lappentransfer bedeutet, dass die notwendige Gefäßversorgung zur Gewährleistung einer ausreichenden Durchblutung

> Die zwei Stränge des geraden Bauchmuskels gehören zu den vier großen Muskeln der Bauchwand. Sie ziehen von den Rippen bis zum Schambein.

Frühe Brustkrebsformen und die Erstbehandlung

zunächst gekappt und durch einen Anschluss (Anastomose) an lokal vorhandene Gefäße (hier Gefäße entlang des Brustbeins oder der Achselhöhle) wiederhergestellt wird. **Gestielter** Lappen hingegen bedeutet, dass man das hinter dem geraden Bauchmuskel (Rektusmuskel) verlaufende blutversorgende Gefäß dazu nutzt, die Blutversorgung auch nach Transfer des Bauchlappens zu sichern. Der Bauchmuskel selbst dient sozusagen nur als »Schiene« für die notwendige Blutversorgung. Sogenannte »muskelsparende« Techniken versuchen möglichst wenig Anteile des Bauchmuskels zu verwenden um die Stabilität der Bauchdecke aufrechtzuerhalten. Nach Auslösen des spindelförmigen Hautfettlappens aus dem Unterbauch wird dieser über einen unter die Haut gelegten »Tunnel« zur Brust verlagert. Das Gewebe wird da-

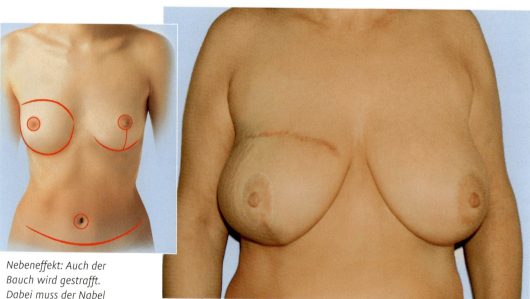

Nebeneffekt: Auch der Bauch wird gestrafft. Dabei muss der Nabel allerdings etwas versetzt werden.

Abb. 36   Nach TRAM-Lappen-Plastik: Die gesunde Brust wurde gestrafft und angehoben. Links: Schnitte und Narben.

Frühe Brustkrebsformen und die Erstbehandlung

bei nicht vollständig abgetrennt, sondern bleibt über einen »Stiel«, sozusagen eine Nabelschnur, mit der Entnahmestelle verbunden. Dies erhält für die Zeit des Einheilens und Anwachsens auch die Durchblutung.

Abgesehen vom meist überzeugenden Ergebnis einer ausreichend großen, natürlich anmutenden neuen Brust aus körpereigenem Gewebe ist bei der TRAM-Lappen-Technik die Tatsache oft willkommen, dass der Bauch durch Verlagerung überschüssiger Fettpölsterchen gestrafft wird. Natürlich geht auch das nicht ohne Narbe (sie verläuft quer unterhalb des Nabels über den gesamten Unterbauch; s. Abb. 36 auf Seite 196). Nachteilig sind die um Stunden verlängerten Operationszeiten und mögliche Blutverluste. Durchblutungsstörungen und Gewebeschäden im verlagerten Lappen können die Folge sein. Dabei kann es vorkommen, dass Hautanteile, aber auch Teile des Fettgewebes teilweise oder komplett verloren gehen. Je nach Ausmaß des Gewebeuntergangs sind weitere operative Eingriffe notwendig – und im schlimmsten Fall droht ein Totalverlust des Lappens.

Dennoch: Die erreichbaren kosmetischen Ergebnisse werden viele Frauen überzeugen, den Eingriff der Eigengewebsrekonstruktion auf sich zu nehmen. Beides ist machbar: Wiederaufbau sofort, also zeitgleich mit der Krebsoperation der Brust, oder später, nach Abschluss der Erstbehandlung. Diese umfasst allerdings oft nicht nur die Operation, sondern auch eine Chemotherapie (s. Seite 207), d.h. die zusätzliche Behandlung mit stark wirksamen Medikamenten, die das Krebswachstum hemmen, sowie eine Bestrahlung (s. Seite 229). Da all diese Maßnahmen innerhalb bestimmter Fristen »durchgezogen« werden müssen, wird die zeitgleiche Rekonstruktion zusammen mit den anderen Schritten zu einem wahren Mammutprogramm.

ACHTUNG

Vor der Durchführung einer Eigengeweberekonstruktion ist es wichtig, dass der Arzt eine sorgfältige Risikoerhebung durchführt und Sie ausführlich über die möglichen Komplikationen und ihre Folgen aufklärt.

TIPP

Fragen Sie nach, wenn Sie beim Aufklärungsgespräch mit dem Operateur etwas nicht verstehen – das ist wichtig, damit Sie im Nachhinein nicht enttäuscht sind, weil Sie ein anderes Ergebnis erwartet haben. Vielleicht nehmen Sie auch eine Vertrauensperson mit dazu …

Frühe Brustkrebsformen und die Erstbehandlung

LEXIKON

DIEP = Abkürzung von engl. *deep inferior epigastric artery perforator*, d. h. Perforatorgefäße (= Muskeläste) der tief gelegenen unteren epigastrischen Arterie

SIEA = engl. Abkürzung für *superficial inferior epigastric artery*, also oberflächlich gelegene untere epigastrische Arterie.

GAP = *gluteal artery perforator* (Gesäßlappen), superior oder inferior – also aus dem oberen oder unteren Teil des Gesäßes entnommen.

Immer öfter: DIEP-, SIEA- und GAP-Lappenplastiken

DIEP: Ohne jeden Muskelanteil kommt der freie (ungestielte) *Perforatorlappen* aus, dessen Blutgefäße der Operateur bei der Verpflanzung Millimeter für Millimeter komplett z. B. aus dem Bauchmuskel herauslöst und dann mit geeigneten Blutgefäßen im Brustbereich verbindet. Die Technik ist auch übertragbar auf Lappen aus der Gesäßgegend (GAP). SIEA-Lappen-Plastiken (gestielt) sorgen für eine stabilere Bauchdecke, weil die straffe Muskelhülle nicht durchtrennt wird. Alle drei Perforatortechniken bringen aus der Hand geübter Operationsteams gute ästhetische Ergebnisse und sind auch bei größeren »Gewebepaketen« handhabbar.

Die Diskussion, welcher Bauchlappen – der gestielte TRAM-Lappen oder der freie DIEP-Lappen – besser für die Rekonstruktion der Brust geeignet ist, lässt sich noch nicht wirklich objektiv beantworten, da es keine Vergleichsuntersuchung gibt, die beide Techniken unmittelbar gegenüberstellt. Der gestielte TRAM-Lappen wird in Deutschland auch von versierten, speziell ausgebildeten Gynäkologen, der freie DIEP-Lappen jedoch nur von plastischen Chirurgen operiert, da hier mikrochirurgische Techniken zum Einsatz kommen. Letzteres bedeutet in der Regel längere Operationszeiten.

Komplikationen wie Nachblutungen, Infektionen und Wundheilungsstörungen wie auch Teilgewebeverluste scheinen sich die Waage zu halten. Der strittigste Punkt im Vergleich beider Verfahren ist die Bauchdeckenstabilität und die damit verbundene Bauchhebeschwäche, die bei den gestielten Techniken ausgeprägter sein soll. Eine abschließende Bewertung ist derzeit nicht möglich. Dennoch ist der DIEP-Lappen, wie Zahlen der American Society of Plastic Surgeons (Amerikanische Gesellschaft der Plas-

Frühe Brustkrebsformen und die Erstbehandlung

tischen Chirurgen) von 2007 belegen, mit sieben Prozent der Verfahren im Rahmen der Brustrekonstruktion sicherlich weit davon entfernt, als der »Standard« betrachtet zu werden.

Neue Brustwarze und neuer Warzenhof

Mit diesem Schritt kommt der plastische Wiederaufbau der Brust schließlich zum Ende. Egal ob Sie sich für eine Prothese oder den Wiederaufbau mit eigenem Körpergewebe entschieden haben, abschließend können stets eine neue Brustwarze und ein neuer Warzenhof geformt werden. Dazu bieten sich unterschiedliche Möglichkeiten. Bei einer ausreichend großen Brustwarze der gesunden Brust kann diese geteilt werden (sogenanntes *nipple sharing*). Ansonsten lässt sich aus der lokalen Haut und dem Unterhautfettgewebe mittels einer speziellen »Lappentechnik« (omega-, star- oder skate-flap) eine Brustwarze nachbilden. Teile eines Ohrläppchens oder Zehenkuppen wurden ebenfalls schon einmal verwendet.

Es gibt auch künstliche »Brustwarzen« (»nipples«) aus Silikon, die auf einer äußeren Prothese (s. Seite 276) genauso wie auf der ohne Brustwarze wieder aufgebauten Brust Platz finden. Sie haften entweder selbst oder werden mit einem Spezialkleber befestigt.

Da nicht selten eine Korrektur in Größe und/oder Form der gesunden an die rekonstruierte Brust erfolgen muss, bietet sich zur Nachbildung des Warzenhofes das Gewebe der gesunden Brust an – Voraussetzung hierfür ist ein ausreichend großer Warzenhof, dessen überschüssige Teile als Vollhauttransplantat Verwendung finden. Alternativ kann der Warzenhof tätowiert werden. Nachteil dieser Technik ist jedoch, dass die Farbpigmente über die Zeit in der Regel auswaschen und eine erneute Korrektur erforderlich wird. Die früher häufig übliche Entnahme von Haut aus dem Schambereich, da dieser natürlicherweise eine dunklere Pigmentierung aufweist, führen die meisten Operateure nicht mehr durch, da bei der Verwendung dieser Haut auch Haare mit transplantiert werden, die im Bereich der Brust ungewollt sind.

Frühe Brustkrebsformen und die Erstbehandlung

Damit Brustwarze und Warzenhof an der richtigen Stelle sitzen, wird mit ihrem Wiederaufbau gewartet, bis die neu konstruierte Brust ihre endgültige Form angenommen hat. Das dauert etwa sechs Monate (nach der Rekonstruktion).

Anpassung der gesunden Brust

Keine Frau hat von Natur aus symmetrische Brüste. Ungleichheiten fallen allerdings nach einer Brustrekonstruktion eher auf. Wenn der Unterschied sehr stört oder umständehalber sehr groß ist, kann an eine **Korrektur der gesunden Brust** gedacht werden. Hängt sie beispielsweise stärker herab als die »neue« Brust, so kann das durch Hautstraffung (*Lifting = Mastopexie*) korrigiert werden. Vergrößerungen (z. B. mit einem Implantat!) oder Verkleinerungen sind ebenfalls möglich.

Systemisch: Hormon- und/oder Chemotherapie

Zunächst wird Brustkrebs zwar meist nur als örtliches Problem wahrgenommen, aber er berührt doch auch frühzeitig den ganzen Körper. Deshalb ist die medikamentöse Therapie, die in alle Winkel vordringt und auf voller Breite wirkt, eine weitere Säule der Behandlung. Diese auch *systemisch* genannte Therapie umfasst eine **Chemo-** und/oder eine **Hormontherapie**. Sie kann der Operation vorausgehen (*primär* bzw. *präoperativ*, s. Seite 243) und/oder ihr folgen (*postoperativ, adjuvant*). Wir beschreiben in diesem Buch zunächst die adjuvante Form, wobei wir mit der Hormontherapie beginnen. Ist eine **kombinierte Behandlung mit Hormonen und Chemotherapeutika** nötig, wird der Arzt immer mit der **Chemotherapie** (s. Seite 207) **starten** und dann gleich die meist nötige **Bestrahlung** (s. Seite 229) **anschließen**. Parallel kann dann die Hormontherapie stattfinden. Im Einzelfall hängt das Vorgehen vom individuellen Risiko für ein örtliches Wiederauftreten oder

---

LEXIKON

Mastopexie stammt aus dem Griechischen (*mastós* = Brust, *pexis* = das Befestigen) und beinhaltet das operative Anheben und Straffen der Brust.

Die systemische Therapie senkt das Rückfallrisiko bei Brustkrebs maßgeblich.

Frühe Brustkrebsformen und die Erstbehandlung

eine Ausbreitung der Krankheit im Körper (wir sprechen jetzt nur noch von »Risiko«) ab.

Wann eine adjuvante, wann keine zusätzliche Therapie?

Auch Patientinnen mit **gesunden Lymphknoten** haben ein Risiko (s. dazu nochmals obige Erklärung) – trotz guter Heilungschancen. Um diese voll auszuschöpfen, werden diese Patientinnen in zwei Gruppen mit **niedrigem** und **höherem Risiko** eingeteilt. In der ersten Gruppe war der Tumor maximal zwei Zentimeter groß, er ist hormonrezeptor-positiv, feingeweblich günstig (Grading G1, s. jeweils Seite 156). In der zweiten Gruppe zeigte er (bei positiven Hormonrezeptoren) jedoch gewisse »Risikomerkmale«, z. B. eine Größe von über zwei Zentimetern oder ein Grading G2 bzw. G3, oder er ist hormonrezeptor-negativ. Ist zudem eine Frau bei der Diagnosestellung jünger als 35 Jahre, liegt darin ebenfalls ein Risiko.

> ### Wichtige Leitlinien
> Nur wenige Betroffene – Frauen über 35 Jahren, deren Brustkrebs mit einem niedrigen Risiko einhergeht, d. h. die Achsellymphknoten sind gesund, der hormonrezeptor-positive Tumor ist kleiner/gleich ein bis zwei Zentimeter und hat ein Grading G1 – benötigen keine adjuvante Therapie. Liegen bei etwas größerem Tumor (ab zwei Zentimetern) ansonsten dieselben Voraussetzungen vor, kommt eine Hormontherapie mit dem Medikament Tamoxifen für Frauen vor und nach den Wechseljahren oder einem Aromatasehemmer für Frauen nach den Wechseljahren infrage. Eventuell wird der Arzt zu einer kombinierten Chemo- und Hormontherapie raten. Eine alleinige Chemotherapie wäre unzureichend. Die Hormontherapie gestaltet sich vor den Wechseljahren etwas anders als danach. Patientinnen mit hormonrezeptor-negativem Tumor erhalten von vornherein eine Chemotherapie.

Info

Alle Patientinnen erhalten altersunabhängig zusätzlich zur Chemotherapie Trastazumab (Herceptin®) wenn der Tumor das Herz/neu-Antigen präsentiert, unabhängig von Größe und Hormonrezeptorstatus der Geschwulst.

Frühe Brustkrebsformen und die Erstbehandlung

Hormontherapie als Östrogenentzug

Ziel der Hormontherapie ist es, die Krebserkrankung dadurch zu unterbinden, dass weibliche Geschlechtshormone – **Östrogene** – den Krebszellen keine Wachstumsreize mehr geben. Damit Wachstum überhaupt stattfindet, müssen Krebszellen Bindungsstellen für die Östrogene – die schon mehrfach erwähnten **Hormonrezeptoren** – besitzen. Das ist dann auch ein **hormonrezeptor-positiver** und in der Regel auch **hormonempfindlicher Tumor**. Die an den Hormonrezeptoren andockenden Hormone lösen verschiedene Kommandos aus; schlussendlich lautet die Devise: Wachsen. Dies kann durch Östrogenentzug gezielt bekämpft werden. Fehlen die Hormonrezeptoren, ist der Tumor **hormonrezeptor-negativ**. Hier verspricht eine Hormontherapie keinen Erfolg (s. unten).

> Die Unterscheidung zwischen Östrogen- und Gestagenrezeptoren ist nach heutigem Wissensstand kaum bedeutsam. Für die Therapie ist es wichtig, den Einfluss der Östrogene auszuschalten.

Allgemeine Empfehlung* zur adjuvanten Behandlung von Brustkrebs ab 2 cm Größe:

Hormon-Rezeptorstatus	HT**	CT**
– positiv	ja	ja
– negativ	nein	ja

* Der Arzt legt individuell die bestgeeignete Therapie fest
** HT = Hormontherapie, CT = Chemotherapie

Die beiden Hauptwege der Hormontherapie
Bei der Hormontherapie gibt es zwei Wege: Entweder wird verhindert, dass Östrogene an die Rezeptoren andocken, und zwar durch **Östrogen-Gegenspieler**. Oder es wird schon vorher eingegriffen, nämlich bei der **körpereigenen Bildung** von **Östrogenen**.

Der Östrogen-Gegenspieler Tamoxifen
Die bekannteste und am besten untersuchte Hormontherapie bei Brustkrebs ist diejenige mit dem Medikament *Tamoxifen*. Dieses

Frühe Brustkrebsformen und die Erstbehandlung

Antiöstrogen besetzt die Bindungsstellen der Krebszellen für Östrogene, ohne dort jedoch wie ein Östrogen zu wirken. Diese Situation ähnelt einem Schlüssel, der zwar in ein Schlüsselloch passt, aber die Tür nicht öffnet.

Wissenswert
Die Standarddosierung von Tamoxifen beträgt 20 Milligramm pro Tag. Es wird in Form von Tabletten eingenommen – eigentlich fünf Jahre lang. Das Medikament kann, wie erläutert, seine Wirkungen (und Nebenwirkungen) nur an Organen mit Östrogenrezeptoren entfalten. Andernorts sind keine Effekte zu erwarten.

Ganz ohne Nebenwirkungen geht es allerdings nicht: Hitzewallungen und eine trockene Scheide sind eine häufige, leichte Gewichtszunahme eine seltenere Unannehmlichkeit. Der Arzt beobachtet gelegentlich kontrollbedürftige Veränderungen an Leber, Augenlinse und -netzhaut. Tamoxifen erhöht das Risiko für eine Venenthrombose bzw. eine Lungenembolie (s. dazu auch Seite 318).

Es wird aber noch komplizierter, denn auf die Gebärmutterschleimhaut wirkt Tamoxifen nun doch wie ein Östrogen! Das hängt mit dem hier vorherrschenden »Muster« der Hormonrezeptoren und auch mit einer östrogenartigen Restwirkung des Medikamentes zusammen. Daher kann es die Entwicklung einer bösartigen Geschwulst der Gebärmutter begünstigen. Dies ist jedoch selten und steht in keinem Verhältnis zum großen Nutzen bei Brustkrebs. Falls unter der Behandlung mit Tamoxifen Vaginalblutungen auftreten, wird der Arzt zu einer Ausschabung der Gebärmutter raten; das Gewebe wird genauestens untersucht.

Über den Anti-Brustkrebseffekt hinaus hat Tamoxifen noch mehr gute Seiten: Es arbeitet dem Knochenschwund entgegen (Antiosteo-

ACHTUNG

Bei hormonempfindlichem Brustkrebs, insbesondere während der Hormontherapie selbst, sollten Sie keine Sojapräparate einnehmen!

ACHTUNG

Wenn Sie Tamoxifen einnehmen, sollten Sie regelmäßig alle sechs Monate eine gynäkologische Kontrolluntersuchung durchführen lassen.
Das Antidepressivum Paroxetin darf nicht gleichzeitig mit Tamoxifen genommen werden.

Frühe Brustkrebsformen und die Erstbehandlung

poroseeffekt) und in den »Verkehrsadern« des Kreislaufs hält es Verengungen auf (*Antiarterioskloseeffekt*), da es wohl den Fettstoffwechsel günstig beeinflusst.

Zur Behandlung eines **DCIS** mit Tamoxifen bitte zur Seite 150 zurückblättern.

Aromatasehemmer in der Frühtherapie
Inzwischen haben die *Aromatasehemmer der »dritten Generation«* (s. Seite 242) in die frühe systemische Therapie Einzug gehalten, etwa das Medikament *Anastrozol*. Auch wenn eine Patientin Tamoxifen nicht verträgt oder es nicht einnehmen sollte, ist Anastrozol eine Alternative. *Letrozol* (s. ebenfalls Seite 242) kann Tamoxifen nach Ende der maximal fünfjährigen Therapie ablösen, um die Hormonbehandlung zu verlängern (*erweiterte adjuvante Therapie*). Für *Exemestan* und Anastrozol gibt es das Modell »zwei bis drei Jahre nach Tamoxifen einzuspringen« (*sequenzielle adjuvante Therapie*). Letrozol für zwei Jahre gefolgt von Tamoxifen scheint so gut zu sein wie fünf Jahre Letrozol. Alle drei Medikamente verweisen auf den zweiten Hauptweg der Hormontherapie, nämlich den (hier medikamentösen) Eingriff in die Bildung von Östrogen im Körper (s. ab Seite 205).

Wann (noch) Tamoxifen?
Tamoxifen kann **sowohl vor als auch nach den Wechseljahren** angewandt werden. Es soll wo auch immer im Körper entstandene Östrogene – also sogar die winzigen Mengen, die außerhalb der Eierstöcke gebildet werden (s. Seite 241) – ausschalten: Sie sollen keinerlei Kontakt mehr zu Tumorzellen haben. Nach den Wechseljahren lässt sich mit der gleichen Medikamentenmenge eine stärkere Wirkung erzielen: je älter die Frau, desto weniger körpereigene Östrogene und desto mehr für Tamoxifen zugängliche Bindungs-

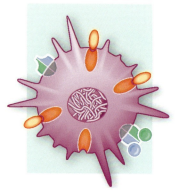

Krebszelle mit Östrogenrezeptoren (rot): einer frei, drei besetzt. Es sind ferner zwei Rezeptoren für Wachstumsfaktoren zu sehen.

Zur Nachbehandlung eines DCIS mit Anastrozol s. Seite 66 (IBIS-II-Studie)

Frühe Brustkrebsformen und die Erstbehandlung

stellen auf den Krebszellen. Umgekehrt ist bei einer jüngeren Frau deutlich mehr Tamoxifen notwendig, um den gleichen Effekt zu erzielen. Es konkurriert hier mit einer größeren Menge körpereigener Östrogene. Damit gehen auch stärkere Nebenwirkungen einher.

Nochmals ein wichtiger Hinweis:
Bei miterkrankten Lymphknoten oder wenn das individuelle Risiko trotz gesunder Lymphknoten erhöht ist, wird der Hormontherapie eine Chemotherapie vorangestellt.

Ausschalten der körpereigenen Hormonbildung
Ende des 19. Jahrhunderts entfernte der schottische Arzt Georges Beatson bei einer 33-jährigen Frau mit Brustkrebs die Eierstöcke und beobachtete, dass der Tumor daraufhin zurückging. Später stellte man fest, dass eine Bestrahlung dieser Organe die Hormonproduktion zum Erliegen brachte. In Studien konnte gezeigt werden, dass an Brustkrebs erkrankte Frauen, deren Eierstöcke vor der Menopause entfernt oder bestrahlt wurden, eine längere Lebenserwartung hatten als Frauen ohne eine solche Behandlung.

In der heutigen adjuvanten Hormontherapie ist die **medikamentöse Ausschaltung der Eierstockfunktion** eine immer häufiger praktizierte Alternative zur operativen Entfernung oder »Verödung« durch Bestrahlung geworden. Die zwei letztgenannten Wege münden unumkehrbar und vorzeitig in die Wechseljahre. Werden die Eierstöcke nur medikamentös ausgeschaltet, können sie später wieder »anspringen«, sofern die medizinische Behandlung alles in allem nicht doch dazu führt, dass sie ihre Funktion einstellen.

Um zu verstehen, warum es überhaupt zu einem (gewollt) künstlichen Klimakterium kommt, müssen wir Sie nochmals kurz mit den normalen hormonellen Abläufen vertraut machen. Unter dem

INFO

Bisphosphonate (s. Seite 348), die den Knochen bei Osteoporose und Metastasen festigen, können auch vor Rückfällen (Metastasen) schützen. Gute Ergebnisse gibt es für Frauen vor und nach den Wechseljahren. Wahrscheinlich reichen zwei Gaben pro Jahr über 2–5 Jahre aus.

INFO

Eierstöcke reagieren empfindlich: Auch ohne dass sie gewollt für immer ausgeschaltet werden, kann die Behandlung des Brustkrebses sie dazu bringen, die Produktion von Eizellen und Hormonen einzustellen.

Frühe Brustkrebsformen und die Erstbehandlung

> **LEXIKON**
>
> **GnRH** steht für *Gonadotropine Releasing Hormone*. **Gonadotropine** wiederum sind die hier erwähnten Hormone FSH und LH, die bei der Frau auf die Eierstöcke, d. h. die Keimdrüsen (Gonaden) einwirken.

Einfluss eines Freisetzungshormons (engl.: **R**eleasing **H**ormon, hier: **GnRH**; s. Randbemerkung) aus einem Teil des Zwischenhirns schüttet die Hirnanhangsdrüse zwei Hormone – FSH und LH – ins Blut aus. Diese regeln den Rhythmus des weiblichen Monatszyklus und, darin eingebettet, die Bildung von Östrogenen und Progesteron in den Eierstöcken (s. Seite 33). Während nun körpereigenes GnRH die Hirnanhangsdrüse so steuert, dass diese ihre zwei Reglerhormone rhythmisch zu den Eierstöcken schickt, verhält es sich mit künstlich hergestellten, GnRH ähnlichen Stoffen, wie sie z. B. im Rahmen der Hormontherapie gegen Brustkrebs eingesetzt werden, anders.

GnRH-Analoga: Behandlungsfortschritt für Frauen, die vor den Wechseljahren an Brustkrebs erkranken
Ein »Analog« ist eine künstliche, körpereigenen Stoffen ähnelnde Substanz. Sie kann Bindungsstellen auf Zellen belegen und dadurch die Aktivität der »analogen« natürlichen Körpersubstanz unterbinden, ohne dabei selbst aktiv zu werden. Ein GnRH-Analog kann beispielsweise die **Hirnanhangsdrüse** zwar »ansprechen«, blockiert sie jedoch gleichzeitig. Daher drosselt die Drüse die Abgabe ihrer beiden »Antriebshormone« an die Eierstöcke, woraufhin diese ihre Arbeit einstellen und keine Hormone mehr bilden.

Nach den Wechseljahren hätte die Ausschaltung der Östrogenproduktion keinen Sinn, weil der oben beschriebene Regelkreis nicht mehr funktioniert.

Die Ausschaltung der Östrogenproduktion mit GnRH-Analoga (z. B. *Goserelin*) stellt eine Bereicherung der adjuvanten Hormontherapie bei Frauen unter 50 Jahren bzw. vor der Menopause dar. Bereicherung deshalb, weil die Möglichkeit der kombinierten Hormonbehandlung besteht und diese sogar eine Alternative zu bzw. gleichwertig mit einer Chemotherapie sein kann. Auch für Patientinnen mit tumorfreien Lymphknoten, aber dennoch erhöhtem Risiko eines Rezidivs (s. Seite 201) bietet sich diese Option an. Die kombinierte Behandlung beinhaltet ein GnRH-Analogon und Tamoxifen.

Frühe Brustkrebsformen und die Erstbehandlung

Die Therapie mit Goserelin dauert zwei bis drei Jahre. Die Substanz wird einmal im Monat unter die Haut gespritzt; aus dem reiskorngroßen »Depot« wird der Wirkstoff langsam freigesetzt. Häufige Nebenwirkungen sind Hitzewallungen, Trockenheit der Scheide und nachlassende sexuelle Lust (*Libidoverlust*), was aber auch schon die Konfrontation mit der Krebserkrankung selbst mit sich bringen kann. Dass die Wirkung der Therapie eingesetzt hat, lässt sich normalerweise am Ausbleiben der Periodenblutung erkennen.

Alternativ zu Goserelin kann auch die Substanz Leuprorelin eingesetzt werden.

Chemotherapie

Medikamente, die bei der chemotherapeutischen Behandlung eingesetzt werden, heißen *Zytostatika*. Das sind Arzneistoffe, die die Zellteilung (s. Seite 44) in unterschiedlichen, jeweils sehr empfindlichen Phasen stören. Infolgedessen gehen die Zellen zugrunde. Die **adjuvante** Chemotherapie (zum Begriff adjuvant s. Seite 168) zielt auf die Vernichtung **noch nicht erkennbarer, im Körper verstreuter Krebszellen** ab (daher auch systemische Therapie genannt), um dem Auftreten von Tochtergeschwülsten vorzubeugen.

So wird erreicht, dass zahlreiche Frauen entweder geheilt oder deutlich länger von einem Wiederauftreten des Tumors verschont werden und viele Lebensjahre hinzugewinnen. Dies konnten Studien, an denen weit über 130 000 Patientinnen teilnahmen, eindrucksvoll zeigen. Die Verknüpfung von Chemo- und Hormontherapie optimiert die Therapieergebnisse bei Frauen mit hormonrezeptor-positivem Brustkrebs sowohl vor als auch nach den Wechseljahren zusätzlich.

Sicherer und verträglicher

Chemotherapie löst immer noch Ängste aus. Doch die sind heute weniger begründet als früher. In der Vergangenheit war die Che-

LEXIKON

Zytostatika bzw. **Chemotherapeutika**, auch Zellteilungsstopper genannt, hemmen das Zellwachstum und wirken, ähnlich wie Hormone, auf im gesamten Körper verstreute Krebszellen. Demgegenüber bekämpfen Operation und Strahlentherapie den Tumor dort, wo er entstanden ist.

Frühe Brustkrebsformen und die Erstbehandlung

motherapie fortgeschrittenen Krankheitsstadien vorbehalten. Es verband sich daher mit diesen Medikamenten so etwas wie eine letzte Hoffnung. Abgesehen davon trugen die Berichte behandelter Frauen über gravierende Nebenwirkungen nicht gerade zum positiven Erscheinungsbild der Zytostatika bei. Starke, im Laufe der Behandlung sogar noch zunehmende Übelkeit, heftiges Erbrechen und Störungen des Geschmackssinnes waren unerträglich, verschlechterten den körperlichen Zustand und führten sogar zu Unterdosierungen der Medikamente oder Abbrüchen der Therapie. Für die Prognose bedeutete dies nichts Gutes. Dazu kamen immer wieder auch ausgeprägte Infektionen. Schließlich machte der obligatorische Haarausfall den Frauen zusätzlich das Leben schwer. Die Lebensqualität, durch die Krebserkrankung selbst schon genügend beeinträchtigt, wurde durch all diese Umstände keinesfalls besser.

Die persönliche Einstellung zur Chemotherapie beeinflusst das »Therapieerleben« ganz wesentlich.

Dass aber viele Frauen trotz dieser schwerwiegenden Umstände auch eine positive Einstellung zur Chemotherapie entwickeln konnten, weil sie diese als wichtigen Teil der Krankheitsbekämpfung akzeptierten und dann auch die Behandlung besser tolerierten, ist nicht überraschend. Nachträglich waren sie oft erstaunt, wie gut sie die Behandlung durchhalten konnten, besonders dann, wenn sie sich vorher informiert hatten.

Info

Weniger Erbrechen bedeutet bessere Dosierungsmöglichkeiten und damit auch bessere Behandlungsergebnisse von Zytostatika.

Auch kann die Medizin Fortschritte verzeichnen – zum einen dank größerer Erfahrung im Umgang mit Zytostatika. Dies betrifft beispielsweise die Dosierungen oder zeitlichen Abfolgen der Therapie. Zum anderen schreitet die Weiterentwicklung von bewährten oder neuen Arzneistoffen ständig voran. Dies hat die Chemotherapie nicht nur effektiver, sondern auch verträglicher gemacht. Paradebeispiele sind die Probleme Übelkeit und Erbrechen, die heutzutage medikamentös gut zu beherrschen sind.

Frühe Brustkrebsformen und die Erstbehandlung

Ungelöste Probleme
Unverändert steht **Haarausfall** hier ganz vorne. Der Grund dafür liegt im Wirkprinzip vieler Chemotherapeutika, die bevorzugt schnell wachsende Zellen angreifen. Das sind in erster Linie die Krebszellen. Doch treffen Zytostatika auch ins Gesunde. Die Haarwurzeln, aber auch **Mund-** und **Darmschleimhaut** sowie das **Knochenmark** – Gewebe aus rasch sich erneuernden Zellen – können vorübergehend Schaden nehmen. So sind die bekannten Nebenwirkungen der Chemotherapie – neben Haarausfall auch eine unangenehm wunde Mundschleimhaut und Darmreizungen mit Durchfall oder Verstopfung – zu erklären.

Im Mark flächiger Knochen, z. B. dem Brustbein, findet die Blutbildung statt. Das betrifft vor allem die Blutzellen (*Blutkörperchen*). Weil sie nach einer gewissen Zeit erneuerungsbedürftig sind, müssen sie immer wieder nachgeliefert werden. Wird dieser Vorgang vorübergehend gestört, kann es zu einem Mangel kommen.

Betrifft das die roten Blutkörperchen, so ist eine Blutarmut, eventuell mit ausgeprägter körperlicher und psychischer Schwäche (Müdigkeit oder fachsprachlich *Fatigue*, s. Seite 223) die Folge. Zu einer Blutarmut kann es allerdings auch bei einer Mangelernährung kommen, wenn dem Körper Vitamin B_{12}, Folsäure und Eisen fehlen. Ein deutlicher Mangel an Blutplättchen – das sind die »farblosen« Blutkörperchen, die eine wichtige Rolle bei der Blutgerinnung spielen – erhöht das Blutungsrisiko. Sinken die weißen Blutkörperchen, die für die Abwehr von Infektionserregern zuständig sind, unter eine kritische Grenze, besteht erhöhte Infektionsgefahr. Das ist auch heute noch eine häufigere Komplikation, wenn es durch die Chemotherapie zu einer Knochenmarksschädigung gekommen ist.

ACHTUNG

Blutkörperchen können durch allergische Reaktionen auf Medikamente ebenfalls Schaden nehmen. Lassen Sie sich von Ihrem Arzt und Apotheker beraten, bevor Sie während einer Krebsbehandlung andere Arzneimittel in Eigenregie einnehmen.

Ein Tumor kann außerdem selbst die Blutbildung angreifen, indem er sich im Knochenmark ansiedelt und die dort ansässigen Zellen verdrängt.

Frühe Brustkrebsformen und die Erstbehandlung

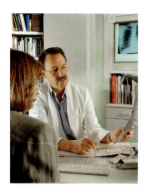

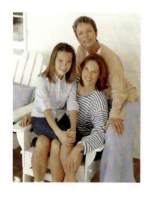

Die Körpergröße dient zur Berechnung der Körperoberfläche, die wiederum für die Dosierung von Zytostatika wichtig ist (s. auch Tabelle 5 ab Seite 374).

Informieren Sie sich gründlich über alle Aspekte der vorgeschlagenen Chemotherapie. So können Sie sich besser darauf vorbereiten. Dies betrifft beispielsweise die Abfolge der Therapie, nicht zuletzt im Hinblick auf eine geplante Bestrahlung, sowie die Medikamente und ihre Nebenwirkungen. Auch Ratschläge für den Alltag während der Therapie sind hilfreich. Inzwischen wird die Chemotherapie meist ambulant, z. B. in spezialisierten Praxen oder Tageskliniken, durchgeführt; ein stationärer Aufenthalt ist meist nicht nötig. Die häusliche Atmosphäre kann die Therapie erleichtern, vor allem wenn ein vertrauter Mensch anwesend ist.

Wichtige Erledigungen oder Beschäftigungen sind so weiter möglich. Auch Ihr(e) Kind(er) können Sie während der Zeit der Chemotherapie zumindest teilweise weiterbetreuen. Suchen Sie sich aber etwas Unterstützung, denn Sie werden auch Zeit zum Ausruhen brauchen.

Vorbereitende Untersuchungen

Vor Beginn der Chemotherapie überprüft der Arzt den körperlichen Gesundheitszustand, nimmt verschiedene Blutuntersuchungen vor und misst Gewicht und Körpergröße. Bei der Analyse des Blutes wird vor allem die Anzahl der verschiedenen Blutkörperchen bestimmt, ferner die Blutgerinnung und die Funktionswerte von Leber und Nieren (s. Seiten 222 und 224).

Wann werden welche Chemotherapeutika adjuvant eingesetzt?

Um es gleich vorwegzunehmen: Hier ist vieles noch im Fluss. Um die ungerichteten Strömungen in geordnete Bahnen zu bringen, finden fortlaufend weltweit klinische Studien statt. Alle zwei Jahre präsentieren und beraten Brustkrebsexperten die (Zwischen-)Er-

Frühe Brustkrebsformen und die Erstbehandlung

gebnisse auf einer internationalen Konferenz im schweizerischen St. Gallen. Danach werden die weltweit gültigen Therapieempfehlungen jeweils aktualisiert. Die hier mitgeteilten beinhalten Neuerungen aus dem Jahr 2010. Auch die in Deutschland anerkannten AGO-Therapierichtlinien werden jährlich aktualisiert.

AGO = Arbeitsgemeinschaft gynäkologische Onkologie, s. Anhang Seite 385

Folgende, schon bei der Hormontherapie erwähnte **Risikomerkmale** werden auch zur Planung der Chemotherapie herangezogen:

→ Hormonabhängigkeit: ja oder nein?
→ Gesundheitszustand der Achsellymphknoten – tumorfrei oder nicht tumorfrei?
→ Das Risikoprofil/Grading des Tumors – hoch, mittel oder niedrig, also G1, G2 oder G3 (s. Seite 156)?
→ Die Tumorgröße: über ein bis zwei Zentimeter?
→ Das Alter der Frau bei Feststellung des Tumors,
→ Anbindung an Blut- und Lymphgefäße,
→ der HER2/neu-Status,
→ Ki67 als Proliferationsmarker.

Auch bei gesunden Lymphknoten auf Sicherheit setzen
Dieses Krankheitsstadium gilt, wie bereits erwähnt, als sehr günstig, vor allem, wenn die Geschwulst kleiner als zwei Zentimeter ist. Dies entspricht dem mit den empfohlenen Früherkennungsmaßnahmen durchaus erfassbaren **Frühstadium** eines invasiven Brustkrebses, das hervorragend heilbar ist. Gleichwohl können die Ärzte auch bei solchen Tumoren nicht ausschließen, dass sie eines Tages an der ursprünglichen Stelle wiederkehren oder Tochtergeschwülste aussenden könnten. Das scheint insbesondere dann möglich zu sein, wenn die Geschwulst bestimmte feingewebliche Züge trägt (G2, G3) oder wenn die Patientin zum Zeitpunkt der Diagnosestellung jünger als 35 Jahre ist. Daher geht auch in dieser

Prinzipiell wird auch das Vorhandensein von Hormonrezeptoren und ein negativer HER2/neu-Status (s. Seite 242) als günstiger Umstand bewertet. Bei HER2/neupositiven Tumoren werden spezielle Therapieformen (s. Seite 243) eingesetzt.

Frühe Brustkrebsformen und die Erstbehandlung

Situation der Trend zunehmend zur Chemotherapie. Ein hormonunempfindlicher Tumor stellt für sich genommen ein erhöhtes Risiko dar. Ist er zudem größer als ein bis zwei Zentimeter, ist das Risiko des Rückfalls oder Fortschreitens im Körper nochmals etwas höher. In beiden Fällen ist die Chemotherapie unverzichtbar.

Info

Liegt ein **hormonunempfindlicher Tumor** vor, wird eine **Chemotherapie** durchgeführt. Ist er **hormonempfindlich**, so ist bei jeglichem erhöhtem Risiko **eine Chemotherapie kombiniert mit einer Hormontherapie** (bitte blättern Sie zurück auf Seite 201) sinnvoll. Die Art der Chemotherapie selbst richtet sich wiederum nach den zuvor aufgeführten »Risikomerkmalen«.

Ähnlich wie Bakterien gegen Antibiotika können Krebszellen nach gewisser Zeit gegen Zytostatika unempfindlich, also resistent werden (lat. *resistere* = widerstehen). Die Tumorzellen aktivieren z. B. ein sogenanntes Resistenz-Gen in sich selbst. Es bewirkt letztlich einen »Herausschmiss« der Arznei aus dem Zellinneren bzw. ein Abdichten der Zellwand; das Zytostatikum wirkt dann nicht mehr. Um dies zu vermeiden, werden bei der Chemotherapie stets verschiedene Medikamente miteinander kombiniert. Sind Krebszellen gegen ein Medikament resistent, so kann immer noch der »Kombipartner« wirken. Verschiedene Kombinationen sind verfügbar; neue werden laufend geprüft.

Herkömmlicher Standard
Eine **Chemotherapie** mit dem Kürzel *CMF* gilt inzwischen als fast veraltet. *CMF* steht für die drei Medikamente *Cyclophosphamid, Methotrexat, 5-Fluoro-Uracil*. Alle drei werden über eine Vene in die Blutbahn geleitet. Zu diesem Zweck legt der Arzt am Tag der Chemotherapie vorübergehend eine Kanüle, die mehrfach genutzt

Frühe Brustkrebsformen und die Erstbehandlung

werden kann und nach jeder Medikamentengabe steril verbunden wird, in eine Armvene. Zuerst wird das Methotrexat gespritzt. Danach erhält die Patientin Cyclophosphamid als einstündige Infusion, gefolgt von 5-Fluoro-Uracil als Infusion oder Spritze. Dieselbe Behandlung wird nach acht Tagen noch einmal durchgeführt, dann folgen drei Wochen Pause. Der Arzt nennt eine solche Abfolge *sequenziell*. Der *Zyklus* von insgesamt 28 Tagen wird mit dem gleichen Behandlungsprinzip mehrmals, in der Regel sechsmal, wiederholt.

Inzwischen hat die Kombination CMF »Konkurrenz« bekommen durch eine andere, die anfangs der Behandlung bei miterkrankten Lymphknoten vorbehalten war.

Es handelt sich um Kombinationen mit sogenannten *Anthrazyklinen*. Wenn aus medizinischen Gründen Bedenken gegen diese bestehen oder der vorübergehende Haarausfall strikt abgelehnt wird, hat CMF nur noch in Ausnahmefällen seinen Platz.

Neuer Standard: FAC bzw. FEC
Darunter versteht man die Kombination der *Anthrazykline Doxorubicin* (= *Adriamycin*) oder *Epirubicin* mit *Cyclophosphamid* sowie *5-Fluoro-Uracil*. Unter der Behandlung mit dieser Kombination kommt es – im Gegensatz zur CMF-Therapie – zu einem vorübergehend **vollständigen** Haarausfall. Ab einer gewissen Wirkstoffmenge ist eine Herzschädigung möglich. Diese Dosis wird normalerweise zwar nicht erreicht, sicherheitshalber überprüft der Arzt jedoch vor einer geplanten Therapie mit einem Anthrazyklin die Herzleistung der Patientin mittels Herzstromkurve (Elektrokardiogramm, *EKG*) und Herz-Ultraschall (*Echokardiographie*). Denn man weiß heute, dass es wichtig ist, eine bestimmte Wochendosis (30 Milligramm pro Quadratmeter) nicht zu unterschreiten.

Cyclophosphamid kann auch in Form von Tabletten eingenommen werden (Tag 1 bis 14, danach 14 Tage Pause). Mit Tag 29 beginnt der neue Behandlungszyklus (das ist demnach Tag 1 der nächsten Runde).

INFO

Anthrazykline und die unten erwähnten Taxane (Paclitaxel, Docetaxel) gelten derzeit als die bei Brustkrebs wirksamsten Zytostatika. Die Kombination Anthrazyklin (Doxorubicin) plus Cyclophosphamid mit einem Taxan (= TAC) oder dessen Gabe im Anschluss an die Kombination AC (= AC + T) kommt in Betracht, wenn ein hormonrezeptor-negativer Tumor vorliegt, der die Lymphknoten befallen hat.

Frühe Brustkrebsformen und die Erstbehandlung

In der Regel wird die Therapie alle drei Wochen wiederholt, bis sechs Zyklen erreicht sind. FAC wie FEC werden nacheinander als Infusion verabreicht. Es gibt jedoch verschiedene Schemata für die Anwedung und Dosierung. So kann Cyclophosphamid wiederum als Infusion oder in Form von Tabletten zugeführt werden. Zu den Nebenwirkungen s. Tabelle 5 ab Seite 375.

Unaufhaltsam auf dem Vormarsch: die Taxane
Fester Bestandteil der Standardtherapie sind die *Taxane*, d.h. die Substanzen *Docetaxel* und *Paclitaxel*. Paclitaxel wurde ursprünglich aus der Rinde der recht raren pazifischen Eibe isoliert. Heute wird es – genauso wie sein chemischer Verwandter Docetaxel – halbsynthetisch hergestellt: Ein natürlicher Grundstoff aus Nadeln und Zweigen heimischer Eiben, die europaweit verbreitet sind, wird chemisch zur endgültigen Wirksubstanz weiterentwickelt. Offensichtlich bringen Taxane vor allem Patientinnen mit hormonunempfindlichem Brustkrebs und miterkrankten Lymphknoten Vorteile. Die Taxane werden nun die Frühbehandlung von Brustkrebs mit Anthrazyklinen (z.B. als *TAC*, d.h. mit Doxorubicin und Cyclophosphamid) »verstärken«.

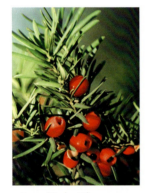

Europäische Eibe

> Bei Patientinnen mit erhöhtem Risiko für eine Metastasenbildung (z.B. bei mehr als vier miterkrankten Achsellymphknoten) werden derzeit spezielle Chemotherapieformen überprüft, etwa neuere dosisdichte, dosisintensive Therapien (s. ab Seite 236). Letztere sind in den letzten Jahren weiterentwickelt worden und in den Leitlinien der Arbeitsgemeinschaft für Gynäkologie »Kommission Mamma« bereits als eine Möglichkeit genannt worden.

Frühe Brustkrebsformen und die Erstbehandlung

Nebenwirkungen in den Griff bekommen

Übelkeit und Erbrechen

Übelkeit und Erbrechen gehören bekanntlich zu den häufigsten Nebenwirkungen der Chemotherapie. Sie können **sofort**, innerhalb der ersten ein bis zwei Stunden nach Behandlungsbeginn, auftreten wie auch **verzögert** – nach 12 bis 24 Stunden oder noch später. Manche Frauen reagieren nach erstmaligem therapiebedingtem Erbrechen aus **psychischen Gründen** vor jedem späteren Therapiezyklus mit diesem Symptom. Psychologen sprechen hier von **erwartungsbedingtem** (*antizipatorischem*) Erbrechen. Jüngere Frauen neigen stärker dazu als ältere. Erwartungsangst vor der nächsten Chemotherapie und dadurch ausgelöstem Erbrechen, Gespräche, die an die Chemotherapie erinnern, oder auch nur der Anblick einer Infusion oder Spritze reichen als »Signal«. Sogar die Atmosphäre während der Zeit der Medikamentengabe kann sich entsprechend ungünstig auswirken. Daraus wird ersichtlich, dass die Psyche eine nicht zu unterschätzende Rolle bei diesem Problem spielt. Chemotherapie geht buchstäblich unter die Haut und erzeugt – zumindest vorübergehend – körperlich und seelisch ein echtes Krankheitsgefühl. Viele Frauen reagieren auf die zunehmend spürbare Konfrontation mit dem Krebs stark abwehrend; manchmal wird ihnen sogar erst jetzt die Tragweite der persönlichen Lage voll bewusst.

Medikamente, die helfen

Glücklicherweise kann der Arzt inzwischen diese äußerst unangenehme Begleiterscheinung der Chemotherapie erheblich mildern. In Verbindung mit Zytostatika, die nur geringfügig Brechreiz auslösen wie beispielsweise 5-Fluoro-Uracil oder Methotrexat, beugt das *Kortisonpräparat* mit dem Wirkstoffnamen *Dexamethason* recht gut vor. Der Arzt spritzt es unmittelbar vor Beginn der Chemothe-

---

INFO

Die Chemotherapie ist ein wichtiges Standbein in der Erstbehandlung von Brustkrebs: Sie verbessert die Heilungschancen erheblich. Die Nebenwirkungen lassen sich verkraften. Je positiver die Einstellung zur Therapie, desto akzeptabler ist sie. Zu den Nebenwirkungen der bei Brustkrebs häufig eingesetzten Zytostatika s. Tabelle ab Seite 374.

Das Erbrechen kann auch Ausdruck der seelischen Belastung durch die Krebserkrankung sein.

INFO

Offenbar kommt dem Kortison bei der Chemotherapie eine weitere vorteilhafte Wirkung zu: Es scheint die Krebszellen empfindlicher dafür zu machen.

Frühe Brustkrebsformen und die Erstbehandlung

> **LEXIKON**
>
> **Serotonin** ist ein »Botenstoff«, freigesetzt aus Darmzellen, die durch Zytostatika kurzfristig geschädigt wurden. Er reizt über vegetative Nerven das Brechzentrum im Gehirn. **Antagonisten** sind Gegenspieler, **Rezeptoren** Bindungsstellen.

Auch die neue Substanz Aprepitant ist in Studien gegen Erbrechen infolge der Chemotherapie von Brustkrebs wirksam. Sie ist Gegenspieler so genannter Neurokinine im Gehirn. Sie ist mittlerweile auch beim Einsatz von z. B. FEC (einer Chemotherapie mit den Medikamenten 5-Fluorouracil, Epirubicin und Cyclophosphamid) zugelassen.

rapie in die Blutbahn. Das Medikament kann auch zwei Stunden vorher in Tablettenform eingenommen werden; nach der Therapie wird die Einnahme von Dexamethason noch für zwei bis fünf Tage morgens und abends in der verordneten Dosis fortgesetzt. Warum Kortison die Übelkeit im Rahmen der Chemotherapie unterdrückt, ist noch unklar. Die bekannten Nebenwirkungen wie beispielsweise Gewichtszunahme oder Knochenabbau brauchen Sie nicht zu fürchten: Nur bei Langzeitbehandlungen chronischer Erkrankungen wie z. B. Rheuma kann dies zum Problem werden.

Cyclophosphamid – in höherer Dosierung und direkt in die Blutbahn gegeben – ist für sein verzögertes und nicht geringes Erbrechen bis zu 24 Stunden nach der Therapie »berüchtigt«. In einem solchen Fall stärkerer oder sehr starker Übelkeit helfen zusätzlich zu Kortison sogenannte *Serotonin-Rezeptorantagonisten.* Das sind Arzneistoffe wie *Ondansetron, Dolasetron, Granisetron, Tropisetron.* Teilweise sind sie als Tabletten verfügbar. Auf jeden Fall müssen sie – und das gilt für jedes gegen Erbrechen wirkende Medikament – stets vor der Chemotherapie sowie noch einige Tage danach eingesetzt werden. Serotonin-Antagonisten können manchmal zu Verstopfung oder zu Durchfall, Kopfschmerzen und Benommenheit führen.

Daneben finden noch andere, im Gehirn wirkende Medikamente zur Linderung von Übelkeit und Erbrechen Anwendung, z. B. die Arzneistoffe *Haloperidol* und *Triflupromazin.* Sie beeinflussen die Psyche (daher gehören sie zu den *Psychopharmaka*) und die Koordination der Muskeltätigkeit. Auch *Lorazepam* ist ein Psychopharmakon. Es hat beruhigende Wirkungen und hilft, kombiniert mit einem der unmittelbar gegen den Brechreiz wirksamen Arzneistoffe, besonders gegen das Erwartungserbrechen. Es soll schon am Vorabend der Therapie eingenommen werden.

Frühe Brustkrebsformen und die Erstbehandlung

Medikamente wie *Metoclopramid* und *Alizaprid* sind *Dopamin-Rezeptorantagonisten*. Ähnlich wie Serotonin (s. Seite 216) ist auch der Botenstoff Dopamin in die Entstehung von Erbrechen »verwickelt«. Die genannten Arzneien greifen an Andockstellen (Rezeptoren) für Dopamin im Gehirn an. Sie können etwas müde machen oder – dies ist aber selten und wird eher bei jüngeren Patientinnen beobachtet – zu leichten Bewegungsstörungen führen. In diesem Fall hilft ein »Gegenmittel«, das der Arzt langsam in eine Vene spritzt.

Tipps
Nehmen Sie an den Tagen der Chemotherapie leichte, eventuell auch nur flüssige Kost zu sich; wahrscheinlich werden Sie intensiven Essensgerüchen, die Sie als unangenehm empfinden, spontan aus dem Weg gehen. Manchmal hilft auch »Saures«, z. B. Zitronen, Grapefruit oder Fruchteis gegen den Brechreiz. Versuchen Sie, genügend Schlaf zu finden; das gelingt eher, wenn Sie öfter an die frische Luft gehen und sich eine möglichst angenehme Schlafumgebung schaffen.

Haarausfall

Der Verlust der Kopfhaare zählt sicher zu den besonders starken seelischen Belastungen der Behandlungszeit. Denn mit dem Abhandenkommen der Haare und damit der gewohnten Frisur geht wiederum ein Stück Identität, vor allem aber Normalität, verloren: Erkrankung und Therapie sind nun auch äußerlich sichtbar geworden. Leider gibt es bisher keine Möglichkeit, den Haarausfall zu verhindern. Auch die eine Zeit lang favorisierten Kühlhauben haben sich nicht bewährt. Schon nach dem ersten Behandlungszyklus beginnen die Haare sich zu lichten, nach dem zweiten Zyklus gehen sie restlos verloren – bei jedem Kämmen und auch spontan. Ein kleiner Trost zumindest: Nach dem Ende der letzten Behandlung – meistens einen Monat danach – wachsen sie wieder

> **Tipp**
>
> **Das können Sie selbst tun:**
>
> Versuchen Sie, in Gesprächen zu entspannen oder sich durch Lesen, interessante Fernsehsendungen etc. abzulenken.

Frühe Brustkrebsformen und die Erstbehandlung

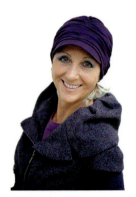

Für manche Frau sind in dieser Zeit geschickt drapierte Tücher willkommene Hilfen. Besonders attraktiv sind speziell für Brustkrebspatientinnen entworfene Kopfbedeckungen.

neu. Ob es während der Chemotherapie zu einem völligen oder nur teilweisen Haarausfall kommt, ist von den verwendeten Medikamenten, d. h. von den einzelnen Kombinationspartnern, abhängig (s. auch Seite 213). Einige von ihnen sind erfreulicherweise nicht mehr mit diesem Makel behaftet.

Tipps
Wenn Sie vorübergehend eine Perücke tragen wollen, dann sollten Sie sich bereits vor Therapiebeginn vom Arzt ein entsprechendes Rezept besorgen. Sie können sich das Modell in einem Spezialgeschäft nach Ihrer jetzigen Frisur und Haarqualität anfertigen lassen. Sprechen Sie vorher mit Ihrer Krankenkasse, in welcher Höhe sie die Kosten übernimmt. Wenn die Haare während der Chemotherapie langsam oder nur zum Teil ausgehen, ist es wichtig, sie zu schonen: Also keine Dauerwelle oder Färbung durchführen und nur mit milden Shampoos waschen! Am besten legen Sie sich vorher einen kurzen Haarschnitt zu – dadurch vermeiden Sie auch den Einsatz von das Haar strapazierenden Gummibändchen, Lockenstab, Lockenwicklern, Trockenhauben und Ähnlichem.

Appetit- und Geschmacksstörungen

Viele Frauen klagen unter einer CMF-Therapie über Appetitsteigerung. Eine Gewichtszunahme bleibt dann oft nicht aus. Versuchen Sie, Kalorien einzusparen und ernähren Sie sich so gesund und abwechslungsreich wie möglich (s. Seite 289). Andere Chemotherapien dagegen können den Appetit vollends »verderben«, allein schon, indem sie die Geruchs- und Geschmacksempfindungen verändern – beide hängen eng miteinander zusammen. Oft schlägt sich beispielsweise ein unangenehmer metallischer Geschmackseindruck auf der Zunge nieder, gegen den kein Aroma ankommt. Nach Abschluss der Behandlung vergeht dies wieder und der Appetit kehrt zurück.

Frühe Brustkrebsformen und die Erstbehandlung

Tipps
Verteilen Sie das Essen auf mehrere kleine Mahlzeiten am Tag – es können durchaus bis zu acht sein. Bewegen Sie sich oft im Freien, besonders vor der von Ihnen selbst festgelegten »Hauptmahlzeit«. Versuchen Sie öfter, gemeinsam im Familien- und Freundeskreis das Essen zu einem harmonischen Beisammensein zu gestalten – das muss keineswegs aufwendig und perfekt sein. Wenn Ihnen der Sinn danach steht, können Sie auch einmal neue (leichte) Rezepte ausprobieren.

Reizungen der Mund-, Nasen- und Augenschleimhaut
Ist die Mundschleimhaut angegriffen, kann sich das auf mäßig schmerzhafte Rötungen und Trockenheit beschränken, aber auch in ein regelrecht schmerzhaftes Wundsein ausarten – so, als ob der Mund voller Aphthen wäre, mit denen Sie sicher schon irgendwann einmal Bekanntschaft gemacht haben.

Tipps
Die gereizte **Mundschleimhaut** können Sie schonen, indem Sie nun wiederum möglichst wenig »Saures« essen und trinken, also saures Obst (und dessen Säfte) wie etwa Zitrusfrüchte, Ananas und Kiwi eher meiden. Verzichten Sie auch auf starke Gewürze. Die Mahlzeiten sollten eher lauwarm sein, was in dieser Ausnahmesituation sogar als angenehm empfunden wird! Eventuell passieren Sie die vorzugsweise milde Kost vorübergehend im Mixer. Vermeiden Sie auch Alkoholika. Und benutzen Sie zur Zahnpflege eine weiche Nylonzahnbürste.

> Wir haben Ihnen »Saures« gegen Brechreiz empfohlen. Eine Patentlösung für alle Probleme wäre schön, doch leider gibt es sie nicht. Probieren Sie einfach aus, was Ihnen wann am besten bekommt.

Zur Schmerzlinderung eignen sich Mund- und Rachenspülungen bzw. Pinselungen mit *Kamillen-* oder *Salbeilösung* bzw. *Dexpanthenol* (es gibt auch Lutschtabletten mit diesem Wirkstoff). Auch die so genannte »Düsseldorfer Lösung«, die ein Mittel mit örtlich be-

Frühe Brustkrebsformen und die Erstbehandlung

TIPP

Manche Mund- und Rachentherapeutika werden als zu scharf empfunden; fragen Sie in Ihrer Apotheke nach empfehlenswerten Mitteln. Zur Rezeptur der »Düsseldorfer Lösung« für die Apotheke s. Angaben* im Text.

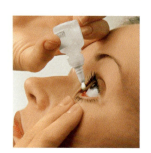

täubender Wirkung (*Scandicain, 5 Prozent**) sowie einen Arzneistoff gegen Pilzbefall (*Amphotericin, ad 500 ml aq. dest.**) enthält, ist hilfreich. Pilze siedeln sich oft auf gereizten und allemal auch auf wunden Schleimhäuten an; so verursachen sie Entzündungen oder verstärken sie. Lutschen glatter Bonbons (für die Zähne besser ohne Zucker) regt die Speichelbildung im Mund an und hilft so dem unangenehmen Gefühl bei **zu trockener** Mundschleimhaut etwas ab.

Gegen **Schleimhautreizungen in der Nase** gibt es Salben, die z. B. wiederum *Dexpanthenol* enthalten.

Linderung bei **trockenen, tränenden oder geröteten Augen** bringen *künstliche Tränen* oder *Polyvidon*-haltige Augentropfen. Verschonen Sie in dieser Zeit Ihre Augen von intensiver Konzentrationsarbeit und schützen Sie sie vor starkem Sonnenlicht und Ozon.

Durchfall und Verstopfung

Schleimhautreizungen im Verdauungstrakt können zu erheblichen Beschwerden führen. Ob, welcher Art, wie stark und wie oft solche Beschwerden auftreten, ist von den eingesetzten Zytostatika abhängig, aber auch grundsätzlich von Mensch zu Mensch verschieden: Jede Patientin reagiert da ganz unterschiedlich.

Tipps

Bei **Durchfall**, der auch mit Absonderungen von etwas Blut und Schleim einhergehen kann, sollten Sie vor allem darauf achten, genügend zu trinken. Um den Flüssigkeitsverlust auszugleichen, dürfen es mindestens drei Liter pro Tag sein – am besten schwarzer und grüner Tee oder stille Mineralwässer. Greifen Sie ruhig auch zu etwas dunkler Schokolade und essen Sie Bananen, geschälte rohe

Frühe Brustkrebsformen und die Erstbehandlung

Äpfel, Apfelmus, gegartes mageres Fleisch, fettarm zubereitete Kartoffeln. Medikamente, die der Arzt Ihnen nur nach sorgfältiger Prüfung verschreiben wird, enthalten Wirkstoffe wie *Loperamid* oder *Diphenoxylat*. Sie hemmen die Bewegung des Darmes, sodass mehr Zeit für die Wiederaufnahme von Flüssigkeit aus dem Darminhalt bleibt. Auch *Kohlekompretten* können helfen, ferner *Tanninalbuminat*, *Hefepräparate* oder der Serotonin-Rezeptorantagonist Ondansetron (s. Seite 216).

Ob ein Antibiotikum nötig ist, wird der Arzt ebenfalls prüfen. Chemotherapiebedingter Durchfall klingt nach einiger Zeit wieder ab, wobei er vorübergehend durchaus heftig sein und mit Fieber, Bauchkrämpfen und starkem Krankheitsgefühl einhergehen kann.

Gegen **Verstopfung** hilft ballaststoffreiche Kost, die reich an Vollkornprodukten (Haferflocken, Vollkornbrot), Gemüse (Hülsenfrüchten!), Salat und Obst ist. In jedem Fall ist es auch bei Verstopfung wichtig, dass Sie genügend Flüssigkeit zu sich nehmen – mindestens zwei Liter am Tag. Dies fördert die Darmtätigkeit, die Sie außerdem mit einigen Esslöffeln Weizen-, Hafer- oder Maiskleie, Leinsamen, Flohsamen oder Plantago-ovata-Samenschalen, also natürlichen *Quellstoffen*, in Gang bringen können. Gerade dann ist ausreichende Flüssigkeitszufuhr unerlässlich, denn sie macht die volle Wirkung der Quellstoffe im Darm überhaupt erst möglich. Darüber hinaus können Sie auch einen Versuch mit *Laktulose*, *Laktitol* oder *Macrogol* machen. Es sind Wasser bindende Substanzen. Besonders Macrogol ist gut verträglich, da es keine Gasbildung erzeugt. Ihre Apotheke kann Sie zu den genannten und weiteren Mitteln näher informieren. Bewegen Sie sich körperlich, wenn Sie sich danach fühlen: Es tut Ihnen seelisch gut und bringt nicht nur Ihre Muskeln, sondern auch Ihren Darm etwas in Schwung. Natürlich können Sie auch einmal ein

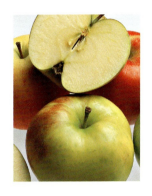

Schleimhautschäden und Störungen der Muskulatur des Darmes können Durchfall wie auch Verstopfung auslösen.

ACHTUNG

Präparate mit Antioxidanzien, die die gesunden Zellen vor Schäden durch sogenannte freie Radikale gerade während der Chemo- und Strahlentherapie schützen sollen, halten viele Krebsmediziner nicht für empfehlenswert.

Frühe Brustkrebsformen und die Erstbehandlung

Abführmittel, etwa ein *Anthrachinon-*, *Bisacodyl-* oder *Natriumpicosulfat-*haltiges Präparat, nehmen. Lassen Sie sich dazu jedoch auf jeden Fall genau von Ihrem Arzt beraten.

Abfall der Blutkörperchen

Wenn Zytostatika den Nachschub von Blutzellen aus dem Knochenmark beeinträchtigen – und das kommt häufig vor –, sinkt ihre Menge im Blut ab (s. auch Seite 209). Der Tiefpunkt wird meist acht bis zehn Tage nach der Behandlung erreicht. Entsprechende Kontrollen führt der Arzt einmal pro Woche und unmittelbar vor dem nächsten Therapiezyklus durch.

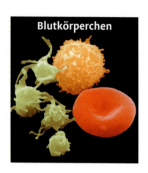
Blutkörperchen

Wenn die weißen Blutkörperchen auf unter 500 pro Mikroliter Blut abfallen oder längere Zeit unter 1000 pro Mikroliter (ein Mikroliter ist ein tausendstel Milliliter) bleiben, kann der Arzt sie mit einem Medikament »anheben«, welches das Zellwachstum im Knochenmark anregt (G-CSF, s. Seite 323).

Vor allem die **weißen Blutkörperchen** (*Leukozyten*) – wichtige Träger der Immunabwehr – sind betroffen. Wenn ihre Zahl rasch oder über längere Zeit stark absinkt, erhöht sich das Risiko für Infektionen, weil eindringende Krankheitserreger sich leichter vermehren können. Ob vorbeugend ein Antibiotikum sinnvoll ist, wird der Arzt individuell entscheiden.

Tipps
Fieber über 38 °C oder Schüttelfrost, starke Erkältungssymptome und auffällige Hautveränderungen sollten unbedingt ärztlich untersucht und behandelt werden. Dasselbe gilt für Symptome wie Brennen oder Schmerzen beim Wasserlassen sowie Scheidenausfluss (s. dazu auch Seite 226).

Seltener trifft Chemotherapie die **roten Blutkörperchen** (*Erythrozyten*), die den Sauerstoff in die Gewebe transportieren. Diese Transportfähigkeit ist an das *Hämoglobin*, den roten Blutfarbstoff, gebunden. Den Hämoglobinwert kann der Arzt im Labor bestimmen. Liegt er deutlich unter dem Normalbereich und leidet eine Patientin an Symptomen wie starker Müdigkeit und Schwäche, ist

Frühe Brustkrebsformen und die Erstbehandlung

eine Bluttransfusion oder aber eine Behandlung mit dem blutbildenden Hormon *Erythropoetin* möglich. Die Betroffenen können es sich mit einem Pen oder einer Fertigspritze selbst unter die Haut spritzen. Die Behandlung mit Erythropoetin erhöht nicht nur die Lebensqualität, sondern vermutlich auch die Überlebenschancen. Doch gibt es auch andere Ursachen für eine Blutarmut (*Anämie*), die der Arzt berücksichtigen wird. Bei konkreten medizinischen Hinweisen darauf kann mit entsprechenden Präparaten dagegen angegangen werden.

Tipps
Gönnen Sie sich eine ausgewogene, leichte Kost. Die besten Eisenquellen sind Erbsen, Schwarzwurzeln, Spargel, Spinat, Karotten und Fleisch (Lamm, Ente, Rind, Kalb). Energie speist sich auch aus aktiver Entspannung. So finden Sie eher den »Dreh« zu körperlicher Aktivität, die Ihnen sicher gut tun wird. Wenn die Müdigkeit auch manchmal bleiern auf Ihnen lastet – ein paar Minuten der Bewegung reichen, Rekorde sind unnötig. Nach der Therapie wird die Müdigkeit vergehen und während der Rehabilitationsbehandlung (s. ab Seite 255) werden Sie neue Kräfte schöpfen.

Sinken die **Blutplättchen** (*Thrombozyten*), die für die Blutgerinnung zuständig sind, unter eine kritische Grenze ab, steigt das Blutungsrisiko. Anzeichen können beispielsweise Blutungen der Mundschleimhaut oder stippchenartige rote Flecken der Haut sein. Informieren Sie Ihren Arzt, wenn Sie Derartiges beobachten. Er wird prüfen, ob eine Behandlung mit Wachstumsfaktoren für Blutplättchen angezeigt ist.

Tipps
Schmerzmittel, die beispielsweise den Wirkstoff *Acetylsalicylsäure* enthalten, können die Neigung zu Blutungen verstärken. Also Vor-

---

LEXIKON

Fatigue-Syndrom bei Krebs

Darunter versteht man einen körperlich-seelischen Erschöpfungszustand mit Abgeschlagenheit, Atemnot, Herzrasen, Antriebslosigkeit, Angst und Depressionen. Obwohl die Ursache vielschichtig ist und Fatigue auch bei anderen Erkrankungen vorkommt, dürfte die umfassende Krebsbehandlung (Operation, Chemo-, Hormon- und Strahlentherapie) ihren Anteil daran haben. Wichtig ist zu wissen, ob eine Blutarmut (Anämie) vorliegt. Sie kann behandelt werden, woraufhin sich das Befinden deutlich bessert.

Frühe Brustkrebsformen und die Erstbehandlung

sicht damit! Vermeiden Sie zudem nach Möglichkeit Verletzungen der Haut und Schleimhäute (s. auch Seite 225).

Überprüfung anderer Blutwerte
Während der Chemotherapie werden oft verschiedene Blutwerte zur Kontrolle einzelner Organe nochmals (etwa die Leber- oder Nierenwerte) oder erstmals (die **Harnsäure**) überprüft. Letztere kann durch den Zerfall von Tumorzellen ansteigen. Eine Trinkmenge von mindestens zwei Litern täglich hilft, den Harnsäurespiegel über eine vermehrte Ausscheidung zu senken.

> Nur im Fall stark ausgeprägter Nebenwirkungen wird der für die Chemotherapie verantwortliche Arzt sich dazu entschließen, diese abzubrechen. Bei der Erstbehandlung kommt das so gut wie nie vor. Denken Sie an den Nutzen der Behandlung, und seien Sie zuversichtlich, es zu schaffen. Das gibt Ihnen die Kraft, durchzuhalten.

Verursacht die Chemotherapie langfristige Gesundheitsschäden?
Diese Frage wird zu Recht immer wieder gestellt. Allerdings sind gerade diejenigen Zytostatika, die bei Brustkrebs im Rahmen der Erstbehandlung zum Tragen kommen, unter Berücksichtigung eventueller Spätfolgen ausgewählt worden. Daher ist nach dem heutigen Kenntnisstand nicht mit langfristigen Gesundheitsschäden zu rechnen. Insbesondere wurde keine Häufung späterer Krebserkrankungen wie etwa Leukämien oder anderer Formen von Blutkrebs beobachtet. Über das minimal erhöhte Risiko eines Gebärmutterkrebses unter der Einnahme von **Tamoxifen** (das ist aber ein Hormon- und kein Chemotherapeutikum!) und die Möglichkeiten der Kontrolle haben wir Sie auf Seite 203 informiert.

Frühe Brustkrebsformen und die Erstbehandlung

Alltag mit Chemotherapie?
Die adjuvante Chemotherapie kann, wie wir bereits erläuterten, oft ambulant durchgeführt werden. Sie beeinträchtigt das Allgemeinbefinden unterschiedlich stark, ist heute aber verträglicher als noch vor wenigen Jahren. Deshalb ist während der Behandlung für viele Frauen ein nahezu normaler Alltag möglich. Das bedeutet auch, dass die Betroffene weiterhin arbeiten kann, wenn sie dies möchte und sich danach fühlt.

Ein paar praktische Ratschläge
→ Um Ihre Kräfte zu schonen, sollten Sie vorübergehend auf körperlich belastende Unternehmungen und anstrengende sportliche Aktivitäten verzichten.
→ Indem Sie Menschenansammlungen und Personen mit ansteckenden Krankheiten aus dem Weg gehen, senken Sie das Infektionsrisiko.
→ Halten Sie Ihre Wohnung besonders sauber und stehendes Wasser in Behältern, etwa Zahnduschen, mikrobenfrei (regelmäßiges Reinigen mit einer verdünnten Essiglösung).
→ Belasten Sie sich nicht mit schwer verdaulichen Speisen (Überbackenes, Frittiertes, sehr Fettes, stark Gewürztes, Blähendes).
→ Trinken Sie ausreichende Flüssigkeitsmengen (zwei Liter am Tag, bei Durchfall, Erbrechen oder Fieber auch mehr; s. Seite 220).
→ Hautverletzungen sollten Sie möglichst vermeiden, da die Blutgerinnung, die normalerweise für den schnellen Verschluss einer Wunde sorgt, infolge der Chemotherapie gestört sein kann. Dadurch können Krankheitserreger leichter eindringen. Überlassen Sie beispielsweise »kritische« Tätigkeiten in Haus oder Garten lieber anderen.
→ Seien Sie vorsichtig bei der Zahnreinigung.

INFO

Eine Krankschreibung ist während der Chemo- und Strahlentherapie selbstverständlich möglich, oft auch sinnvoll bzw. notwendig. Es kann währenddessen aber auch eine reduzierte Arbeitszeit vereinbart werden, wenn man sich wenig beeinträchtigt fühlt.

Auf die Aspekte »Sexualität und Krebs«, »Kinderwunsch« sowie »Wechseljahresbeschwerden« gehen wir ab Seite 294 ein.

Frühe Brustkrebsformen und die Erstbehandlung

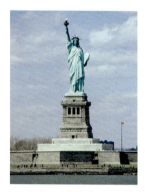

Verreisen Sie lieber erst, wenn es Ihnen wieder besser geht!

LEXIKON

Antikörper, Abwehrstoffe des Immunsystems, richten sich gegen »Fremdkörper«, etwa Krankheitserreger. Der künstliche Antikörper Trastuzumab (s. Seite 228) zielt auf eine normale Struktur an der Zelloberfläche, die bei manchen Brustkrebsformen im Übermaß vorkommt. Es ist die erste wissenschaftlich begründete Form einer immunologischen bzw. biologischen Therapie gegen Brustkrebs.

→ Führen Sie keine Scheidenspülungen durch (sie sind ohnehin nicht empfehlenswert!).

→ Verschieben Sie größere Reisen auf die Zeit nach Abschluss der Erstbehandlung. So können Sie sich sicherer fühlen und haben auch viel mehr davon.

Abschließend nochmals Folgendes: Brustkrebs kann heute auch zuerst mit Zytostatika behandelt (primäre Chemotherapie), im zweiten Schritt operiert und dann chemotherapeutisch nachbehandelt werden (s. Seiten 243 und 307). Meist schließt sich die Bestrahlung als dritte Maßnahme an, wie auch bei der in diesem Kapitel beschriebenen Abfolge.

HER2-positives Karzinom: Therapie mit Trastuzumab (Herceptin®)

Einen völlig neuen therapeutischen Weg hat die Gentechnik eröffnet: Erstmals ist jetzt eine Behandlung möglich geworden, die in einen krankhaften genetischen Vorgang bei Brustkrebs eingreift. Ein Teil der Betroffenen mit schnell wachsendem oder metastasierendem Brustkrebs kann nun mit einer deutlich verbesserten Behandlung erreicht werden. Um dies zu verstehen, müssen wir etwas weiter ausholen.

Bei etwa **einem Viertel** aller invasiven Brustkrebsformen ist ein Gen mit dem Namen **HER2/neu** (s. dazu Seite 228) **in der Überzahl** vorhanden: Statt des normalen Bestandes enthalten die Kerne der Tumorzellen ein Vielfaches davon (s. Seite 157 und Abb. 37, Seite 227). Das HER2/neu-Gen gehört zu den **Proto-Onkogenen**, ist also ein potenzielles Krebsgen (s. Seite 44). Seine verstärkte Anwesenheit führt dazu, dass die Tumorzellen auch die von diesen Genen gesteuerte Eiweißproduktion hochfahren: Es wird 10- bis 100-mal so viel von dem Eiweißstoff HER2/neu gebildet als nor-

Frühe Brustkrebsformen und die Erstbehandlung

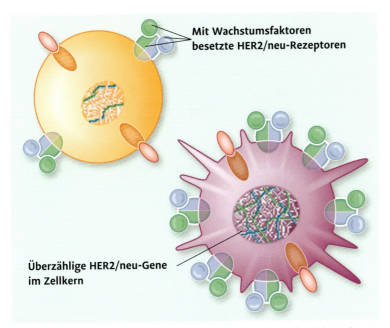

Abb. 37 Folgenreiche Erbgutveränderung: Das Gen, das die Bildung der Andockstellen (Rezeptoren) für Wachstumsfaktoren steuert, ist – wie auch die Rezeptoren selbst – in der Brustkrebszelle (rechts) überzählig. Hormonrezeptoren fehlen. Zum Vergleich: gesunde Brustdrüsenzelle (links).

mal. Dieser dient an der Zelloberfläche als Empfangsstelle (Rezeptor) für körpereigene wachstumsfördernde Stoffe (Wachstumsfaktoren). Je mehr HER2/neu-Rezeptoren der Tumor trägt, desto stärker vermehren sich seine Zellen wegen der vermehrt »aufgefangenen« Wachstumsreize.

Der Pathologe kann das HER2/neu-Eiweiß im Tumorgewebe – wichtig: nachträglich auch an älteren, sogenannten *Paraffin-Schnittpräparaten* aus dem Ersttumor! – oder sogar die Anzahl der HER2/neu-Gene in den Zellkernen mit zwei verschiedenen Me-

Frühe Brustkrebsformen und die Erstbehandlung

Auch mit dem FISH-Test (FISH = Fluoreszenz-in-situ-Hybridisierung) sind die HER2/neu-Rezeptoren bestimmbar. Er kann bei zweifach positivem Ergebnis im Immunhistochemie-Test zusätzlich durchgeführt werden.

Zuerst wurde ein mit dem HER2/neu verwandtes, ebenfalls fehlerhaftes Gen bei tumorkranken Mäusen entdeckt. Daher der Zusatz »neu« bei der Bezeichnung der später identifizierten menschlichen Form.

Lexikon

Trastuzumab, das erste Biological in der Krebstherapie, behindert die Krebszellen auch bei dem Versuch, ihre durch ein Zytostatikum geschädigte Erbsubstanz wieder zu reparieren. Das erklärt, warum Antikörper und Zytostatikum »gemeinsam besonders stark« sind.

thoden nachweisen. Die Untersuchung ist auch im Gewebe einer Metastase sinnvoll und empfehlenswert. Denn bei einem geringen Anteil der Patientinnen ändert sich der HER2/neu-Status vom Ersttumor zur Metastase. Inzwischen wird die Prüfung des HER2/neu-»Markers« als mindestens so wichtig angesehen wie die Bestimmung der Hormonrezeptoren. Ist der Nachweis nämlich positiv, dann ist die Behandlung mit dem **neuen, gentechnisch hergestellten Antikörper Anti-HER2/neu**, auch **Trastuzumab** (Herceptin®) genannt, sinnvoll und fest in die Standardtherapie der Erstbehandlung integriert. Der Antikörper besetzt die HER2/neu-Rezeptoren, die infolgedessen für körpereigene Wachstumsfaktoren nicht mehr »erkennbar« und zugänglich sind. Gleichzeitig kann das Immunsystem nun die »fremdbesetzten« Tumorzellen angreifen und sie vernichten.

Bei der Erstbehandlung wird Trastuzumab immer **in Kombination mit einer Chemotherapie** eingesetzt. Das Medikament kann bereits von Anfang an die Chemotherapie begleiten oder aber erst später dazukommen oder sich an diese anschließen. Noch ist nicht abschließend geklärt, welches die beste Strategie ist. Es ist durchaus möglich, dass die frühe Kombination wirksame ist, als ein Beginn in der zweiten Hälfte oder am Ende. Die Therapie wird insgesamt ein Jahr lang gegeben. Studien zur längeren oder kürzeren Therapie sind noch nicht abschließend ausgewertet.

Der Antikörper wird über eine Vene in die Blutbahn infundiert. Als Nebenwirkungen von Trastuzumab können grippeartige Beschwerden wie Schüttelfrost und Fieber auftreten, insbesondere während der ersten Infusion. Der Arzt wird der Patientin diese Nebenwirkungen vor Beginn der Therapie genau beschreiben und erläutern, wie sie beherrscht werden können. Oft genügt schon ein kurzes Anhalten der Infusion, damit die unerwünschten Erschei-

Frühe Brustkrebsformen und die Erstbehandlung

nungen abklingen. Ernster ist eine mögliche Herzschädigung durch Trastuzumab. Selbstverständlich bemühen sich die Ärzte darum, entsprechende Risiken rechtzeitig auszuschalten. Dazu gehört, dass die Herzfunktion anhand einer »Stromkurve« (*Elektrokardiogramm, EKG*) und einer Ultraschalluntersuchung des Herzens vor und während der Therapie mit dem Antikörper alle drei Monate kontrolliert wird. Für Patientinnen, die an ausgeprägter Atemnot leiden oder eine bekannte Überempfindlichkeit gegen das Präparat haben, kommt es nicht in Betracht. Liegt eine Herzschwäche vor, ist große Vorsicht geboten.

Wegen der lang anhaltenden Wirkdauer von Trastuzumab wird die Behandlung zugunsten etwas längerer »Zwischenpausen« auf einen dreiwöchigen Rhythmus eingestellt.

Strahlentherapie

Viele Frauen haben gegenüber der Bestrahlung (medizinisch *Radiotherapie*) Vorbehalte. Diese mögen »weltanschaulicher« Natur sein, beruhen mitunter auch auf schlechten Erfahrungen anderer, oft aber schlicht auf Angst vor der »unsichtbaren Gefahr«.

In der Tat sind gravierende Schäden an Haut, Herz und Lungen früher keine seltenen »Auswüchse« dieser Maßnahme gewesen, die gesundheitlichen und psychischen Folgen erheblich. Hier können wir guten Gewissens Entwarnung geben. Die Strahlentherapie wird heute präzise nach Maß gestaltet. Das Motto lautet: »*So stark wie nötig, so schonend wie möglich*«.

Erreicht wird das vor allem durch eine rechnergestützte Bestrahlungsplanung und -durchführung. Die dahinter stehende moderne Technologie ist ein gewaltiger Fortschritt. Angesichts dessen

> **ACHTUNG**
>
> Es ist sehr wichtig, dass ein im Umgang mit dem Antikörper erfahrener Arzt diese Therapie steuert. Wenden Sie sich grundsätzlich immer an ein auf Brustkrebs spezialisiertes medizinisches Zentrum.

Inzwischen werden die Strahlen meist in sogenannten Linearbeschleunigern erzeugt.

Frühe Brustkrebsformen und die Erstbehandlung

sind Ängste und Vorbehalte gegenüber Strahlen wirklich weitgehend unbegründet.

Was bewirken Strahlen und welche werden zur Therapie eingesetzt?

Was energiereiche Strahlung – bei der Therapie des Brustkrebses werden beispielsweise *Photonenstrahlen* genutzt – in Körperzellen bewirkt, haben wir schon beschrieben (s. Seiten 46 und 101). So ist es leicht vorstellbar, dass sie auch in der Lage ist, Krebszellen abzutöten, die mutmaßlich nach der Operation im Brustgewebe und dessen labyrinthartigen »Lymphspalten« zurückgeblieben sind. Der Wiederkehr bzw. Neubildung des Tumors kann so vorgebeugt werden. Es ist natürlich nicht möglich, mit der Strahlentherapie gezielt **nur** die bösartig veränderten Zellen auszuschalten. Auch umliegendes gesundes Gewebe wird getroffen. Allerdings sind die Tumorzellen viel anfälliger für die Strahlung, weil sie sich schlechter regenerieren können: Ihre Möglichkeiten, die strahlengeschädigte Erbsubstanz zu »reparieren«, sind gegenüber gesunden Zellen geradezu dürftig. Zugleich ist es wohl so, dass durch die Wirkungen von Strahlen (wie auch Chemotherapeutika) die »Selbstmordmechanismen« in Tumorzellen (s. Seite 44) wieder eingeschaltet werden.

> **LEXIKON**
>
> **Photonen** gehören wie UV-Licht oder Röntgenstrahlen zu den elektromagnetischen Strahlen.

Eventuell noch vorhandene Krebszellen werden durch die Strahlenwirkung nach und nach abgetötet, während sich die gesunden Zellen zwischen den Bestrahlungen wieder erholen können.

Welche Bereiche werden bestrahlt?

Bestrahlungsziele nach **brusterhaltender** Operation:
→ das verbliebene Brustgewebe einschließlich Operationsnarbe, ferner die Brustwand,
→ vor allem bei jungen Frauen: das ehemalige Tumorgebiet (gesteigerte »Zieldosis«, engl. *boost*, s. Seite 233), wenn es gut abgrenzbar ist,

Frühe Brustkrebsformen und die Erstbehandlung

→ **ausnahmsweise** zusätzlich auch ortsnahe (*regionäre*, s. Seite 161) Lymphabflusswege und -stationen. Bei der Bestrahlung von Achsellymphknoten üben die Ärzte deshalb größte Zurückhaltung, weil die Wirkungen der Strahlen die nachteiligen Folgen einer vorausgegangenen Achselhöhlenoperation verstärken können (s. Seite 175). Insgesamt ist dieser Schritt im frühen Erkrankungsstadium also meist unnötig.

Bestrahlung der erhaltenen Brust
Die Bestrahlung ist hier ein »Muss«, also Standard. Denn große wissenschaftliche Studien konnten zeigen, dass Frauen, die brusterhaltend operiert und danach bestrahlt wurden, ein deutlich geringeres Risiko für das örtliche Wiederauftreten des Krebses hatten als Frauen, die nach der Operation keine Strahlentherapie erhielten. Fachsprachlich ausgedrückt wurde das Auftreten eines *Lokalrezidivs* (s. ab Seite 302) auf ein Viertel gesenkt. Nach neueren Studien spricht zudem vieles dafür, dass eine Bestrahlung bei den brusterhaltend operierten Frauen nicht nur das Risiko eines erneuten Krebswachstums in der Brust senkt, sondern auch den **Krankheitsverlauf** insgesamt und das **Überleben** günstig beeinflusst. Auf eine Bestrahlung der operativ erhaltenen Brust sollte daher nur ausnahmsweise verzichtet werden. So etwa bei einer Patientin höheren Alters, die einen hormonempfindlichen Tumor hat (die Nachbehandlung mit Tamoxifen mag genügen) oder die durch schwere Begleiterkrankungen, etwa ein ausgeprägtes Herzleiden, sehr geschwächt ist. Auch ausgedehnte Hauterkrankungen können eine Bestrahlung erschweren oder ausschließen.

Neue Wege: die Brust immer sparsamer bestrahlen?
Dazu gehören die in der Randspalte nebenan genannten Methoden sowie die *beschleunigte Teilbrustbestrahlung*. Auch sie erfolgt z. B. während der Operation, und zwar mit Röntgenstrahlen, die

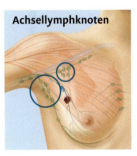

Zur Erinnerung: Zielgebiete der Achselhöhlenoperation sind die Lymphknoten der Gruppen I und II.

Zur Strahlentherapie nach Abnahme der Brust informieren wir Sie ab Seite 309.

Frühe Brustkrebsformen und die Erstbehandlung

INFO

Auch noch gezieltere Bestrahlungsformen, z. B. während oder gleich nach der Operation mit einer Strahlungsquelle, die kurzfristig in die Mulde des entfernten Tumors oder in das umgebende Gewebe gelegt wird (Brachytherapie), werden in klinischen Studien erprobt.

Die CT liefert nahezu räumliche Eindrücke abgebildeter Körperbereiche. Sie ist ein modernes Röntgenverfahren, das mit computertechnischem Bildaufbau erfolgt.

energieärmer sind als die bei konventioneller Bestrahlung eingesetzten. All diese Wege sind derzeit aber noch Studien vorbehalten.

Bestrahlung der Achselhöhle

Eine auf die Achsellymphknoten gerichtete Strahlentherapie ist denkbar, wenn eine Operation in diesem Bereich nicht möglich ist, aber nötig gewesen wäre.

So verläuft die Bestrahlung

»Generalstabsmäßige« Vorbereitung

Mithilfe einer Computertomographie (CT, s. Randspalte) wird vor Beginn der Strahlentherapie der zu behandelnde Bereich exakt »eingestellt«, damit die Strahlen genau den richtigen Brustbereich erfassen (individuelles Planungs-CT in Bestrahlungsposition). Dann wird ein rechnergesteuerter Plan aufgestellt. Er überträgt die Planungsdaten aus dem CT-Schichtbild in ein Rechnersystem, das die vorgesehene Dosisverteilung speichert und die Strahlen gezielt lenkt.

Danach wird die Richtigkeit des resultierenden Rechnerplans anhand eines Durchleuchtungsbildes der Patientin (»Simulationsaufnahme«) kontrolliert und die Geräteposition in einem Röntgenbild vom Bestrahlungsgerät aus dokumentiert. Auch während der Bestrahlungsbehandlung selbst wird die korrekte Geräteposition durch Kontrollaufnahmen gewährleistet. Eine variabel verstellbare Blende (Keilfilter) ermöglicht es, die Strahlung genau auf die bei jedem Einfallswinkel sich etwas ändernden anatomischen Verhältnisse des Bestrahlungsgebietes hin auszurichten.

Frühe Brustkrebsformen und die Erstbehandlung

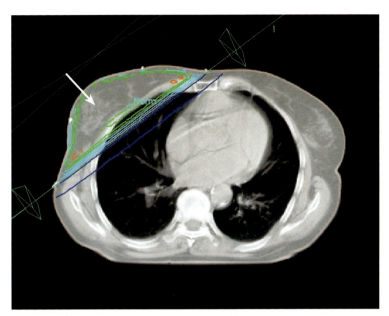

Abb. 38 Planungs-CT: Es zeigt, dass die bei der Operation erhaltene Brust exakt im Bestrahlungsfeld liegt (s. Pfeil).

Beispielsweise spielt hier die unterschiedliche Wölbung des Brustkorbes eine Rolle. Die Strahlenquelle (sie befindet sich oberhalb der liegenden Patientin) »tastet« in einem Halbbogen das Bestrahlungsgebiet ab. Die Strahlendosis wird unter Schonung benachbarter Organe wie Lungen oder Herz möglichst gleichmäßig (*homogen*) über die Brust verteilt. Dabei beträgt die Dosis etwa 56 Gy (s. unten). Das ehemalige Tumorgebiet kann mit einer zusätzlichen Dosis versehen werden (boost) – eine bei jüngeren Frauen häufiger praktizierte, sinnvolle Maßnahme. In diesem Fall erhält die Brust selbst etwa 50 Gy, die hinzukommende Boostdosis beträgt 16 Gy (*Gy* ist die Abkürzung für *Gray*, das Maß der Röntgenenergiedosis).

Boost, engl., bedeutet Verstärkung, hier also eine gezielte zusätzliche Strahlendosis.

Frühe Brustkrebsformen und die Erstbehandlung

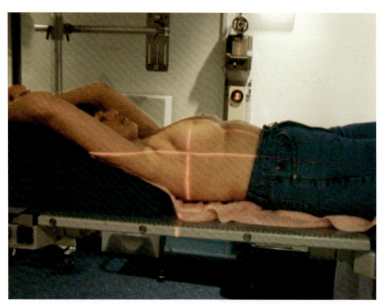

Abb. 39 Präzise Bestrahlung – durch sorgfältige Planung und gezielte Technik.

Bei der Gabe von Anthrazyklinen z. B. (s. Seite 214) wird keinesfalls eine gleichzeitige Bestrahlung durchgeführt. Jedoch kann in der Zeit der Bestrahlung das Medikament Tamoxifen oder ein Aromatasehemmer (Hormontherapie!), aber auch Trastezumab weiter eingenommen werden.

Wann und in welchem Rhythmus wird bestrahlt?

Die Radiotherapie beginnt in der Regel spätestens drei bis vier Monate (frühestens vier Wochen) nach der Operation; dann ist die Operationswunde verheilt und die Chemotherapie abgeschlossen. Nur selten finden Chemo- und Strahlentherapie parallel statt, abhängig von den gesundheitlichen Voraussetzungen bei einer Patientin und von der Art der gewählten Medikamente. Eine Hormontherapie kann noch während der Bestrahlung begonnen werden. Bestrahlt wird im Allgemeinen über einen Zeitraum von fünf bis sechs Wochen, und zwar immer nur für wenige Sekunden bis Minuten (maximal fünf Minuten) täglich an fünf Wochentagen.

Frühe Brustkrebsformen und die Erstbehandlung

Recht gut verträglich, aber doch »nicht ohne« ...
Die Strahlentherapie wird meist gut vertragen. Da sie in der Regel ambulant abläuft und nur kurz dauert, können viele Frauen (auch) in dieser Behandlungsphase ihrer Arbeit nachgehen. Allerdings sind Müdigkeit, Abgeschlagenheit und Brustschmerzen keine ganz seltene Begleiterscheinung.

Schäden der Haut, die so weit gehen, dass diese sich wie nach einer schweren Verbrennung ablöst, gehören der Vergangenheit an. Auch nachteilige Wirkungen in der Nachbarschaft der Brust – Herz, Lungen, Rippen, Schulter und Arm – sind in der Regel heute nicht mehr zu befürchten. In der Lunge kann es eventuell zu einer meist unmerklichen, leichten Entzündungsreaktion und Bindegewebsvermehrung kommen.

Wird die Achselhöhle nach vorausgegangener Operation zusätzlich bestrahlt, kann eine schmerzhafte Schwellung (Lymphödem; s. auch Seite 263) entstehen oder, wenn sie bereits besteht, verstärkt werden. Dass die Bestrahlung ein erneutes Krebswachstum fördert – insbesondere in der anderen Brust – trifft nicht zu. Die gesunde Brust trifft »ungewollte Mitbestrahlung« (sogenannte *Streustrahlung*) nur in geringem Maße.

Tipps
Die Brust wird durch die Bestrahlung etwas größer und durch innere »Strahlennarben« fester. Die Haut verändert manchmal ihre Farbe: Sie kann dunkler werden oder sich röten, sie wird trockener und kann jucken – wie nach einem starken Sonnenbrand. Zusätzliche Sonnenbestrahlung (auch künstliches UV-Licht, wie es in Solarien eingesetzt wird) sowie größere Wärme und starkes Schwitzen (z.B. in der Sauna) sollten Sie unbedingt vermeiden. Auch Kälteanwendungen, gechlortes Wasser oder Salzwasser tun der

TIPP

Vermeiden Sie erst einmal anstrengende Unternehmungen in Beruf und Freizeit!

INFO

Schon zu Beginn der 90er Jahre haben verschiedene Untersuchungen gezeigt, dass 90 Prozent der Frauen mit dem kosmetischen Ergebnis nach Bestrahlung zufrieden sind. Sie sollten aber wissen, dass es bis zu fünf Jahre danach dauern kann, bis bestrahltes Brustgewebe seine endgültige Form erreicht hat.

Frühe Brustkrebsformen und die Erstbehandlung

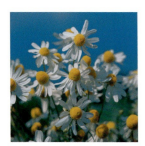

Eines der bekanntesten Heilkräuter: die Kamille

Haut nicht gut. Während der Therapie sollten außerdem wenig Wasser und Waschlotionen, vor allem aber keine Kosmetika oder Parfüms an den bestrahlten Bereich gelangen – »Katzenwäsche« geht also vor Baden und Duschen. Verzichten Sie auf Deodorants (auch Sprays) oder Antiperspirants wie überhaupt auf alkoholhaltige Mittel, ferner Benzin. Denn all dies könnte die Haut reizen und zudem die vom Strahlentherapeuten angebrachten Markierungen verwischen. Zur Pflege gibt es einen entzündungshemmenden, kühlend wirkenden Puder mit ätherischen Ölen (z. B. mit Bestandteilen aus der Kamille), für den ein Rezept ausgestellt werden kann. Bei starkem Juckreiz helfen eine Cremezubereitung oder ein Spray mit Kortison nach ärztlicher Verordnung. Einen Büstenhalter können Sie durchaus tragen – dies wird sogar von vielen Frauen als angenehm empfunden, da die bestrahlte Brust etwas schwerer wird. Zudem wird die Operationsnarbe durch die Stützung schöner. Vermeiden Sie, dass Ihre Kleidung an der Haut reibt oder Gewebe einschnürt. Leichte, hautfreundliche Wäsche und lockere Kleidung aus Baumwolle sind in dieser Zeit das Richtige. Nach abgeschlossener Bestrahlung kann die Haut mit einer Vitamin-E-haltigen Lotion oder mit Babyöl aus der Apotheke gepflegt werden.

Ein Wort zu Studien und was sie leisten

Was sind klinische Studien?

Klinische Studien eröffnen den Zugang zu erprobten neuen Therapien.

Bei der Krebsbehandlung sind in den letzten Jahren enorme Fortschritte gemacht worden. Trotzdem gibt es noch viele ungelöste Probleme. Neu entwickelte Behandlungsweisen müssen ihren Vorteil erst einmal unter Beweis gestellt haben, bevor der Arzt sie einsetzen kann. Dazu bedarf es klinischer Studien mit letztlich vielen (Tausenden) Patientinnen, bei denen die neue, möglicherweise

Frühe Brustkrebsformen und die Erstbehandlung

aussichtsreichere Therapie mit der bisherigen »bewährten« verglichen wird.

Studie ist nicht gleich Studie

So unterscheidet der Mediziner unter zeitlich-methodischen Gesichtspunkten beispielsweise *retrospektive* (von lat. *retrospectare = zurückblicken*) und *prospektive* (von lat. *prospectare = hinausschauen, erwarten*) Studien. Bei einer retrospektiven Studie wird eine bestimmte Fragestellung durch Auswertung von Krankenakten bearbeitet. Die gewünschte Information ist hier meist relativ schnell zu erhalten. Um bei einer prospektiven Studie zum Ziel zu kommen, müssen die benötigten Daten erst einmal sorgfältig erhoben und gesammelt werden, was oft längere Zeit dauert. Die Ergebnisse sind womöglich also erst nach Jahren zu erwarten. Allerdings haben sie dann auch eine wesentlich höhere Aussagekraft, da sie nach einem speziell für die jeweilige Studie einheitlich festgelegten Muster, dem sogenannten *Studiendesign*, gewonnen wurden.

Wir möchten uns in diesem Buch auf einige Beispiele prospektiver Studien zur Prüfung neuer **Anwendungsformen** von Medikamenten gegen Brustkrebs beschränken. Dies betrifft beispielsweise neue Kombinationen, veränderte Dosierungen, abgewandelte Therapieabfolgen usw. Man spricht hierbei auch von *Therapie-Optimierungsstudien*, welche die Verbesserung einer bisherigen Behandlung zum Ziel haben. Bei Studien zur Einführung eines völlig neuen Arzneimittels werden in der Regel jeweils vier Phasen (I bis IV) durchlaufen. Therapie-Optimierungsstudien sind Studien mit bereits zugelassenen Medikamenten und entsprechen einer Phase IV.

Damit eine Studie zu einer neuen Therapie **sichere Aussagen in überschaubarer Frist** liefern kann, müssen möglichst viele Pati-

> **INFO**
>
> In Phase I wird an einer kleinen Patientenzahl untersucht, wie sich ein zuvor experimentell getestetes Medikament im Körper verhält; dies dient auch der Dosisfindung. In Phase II werden diese Ergebnisse nochmals an einer kleinen Patientenzahl überprüft und »feinjustiert«. Phase III ist die letzte Hürde vor der behördlichen Zulassung: Die neue Behandlungsform wird mit einer bewährten bei einer großen Anzahl von Patientinnen verglichen.

Frühe Brustkrebsformen und die Erstbehandlung

enten in einem möglichst **angemessenen Zeitraum** an der Untersuchung teilnehmen. Je mehr, desto eindeutiger die Resultate, die dann *statistisch signifikant* genannt werden. Eine Klinik allein kann eine solche Aufgabe nicht bewältigen. Aus diesem Grund gibt es sogenannte *Multicenter-Studien*, an denen Patientinnen aus vielen Behandlungszentren teilnehmen. Häufig werden solche Studien sogar international durchgeführt, da es innerhalb eines Landes oft nur wenige Kliniken gibt, die die umfangreichen Anforderungen organisatorisch bewältigen können.

Warum überhaupt an einer Studie teilnehmen?

»Werde ich nicht zum Versuchskaninchen der Wissenschaft, wenn ich bei einer Studie mitmache?« Diese Frage hören wir nicht ganz selten. Unsere Antwort lautet: Nein, an einer Studie teilzunehmen bedeutet nicht, in erster Linie der Wissenschaft zu dienen, sondern zunächst einmal sich selbst und in zweiter Linie auch anderen erkrankten Menschen. Denn es besteht die große Chance, durch Studien vorzeitig eine neue Therapie zu erhalten.

Die in diesem Buch (s. Seite 168) schon geschilderte Entwicklung der brusterhaltenden Krebsoperation belegt diese Aussage besonders eindrucksvoll: Die Methode erwies sich in großen Studien als genauso erfolgreich wie das radikale »Wegoperieren« der Brust – eine bahnbrechende Erkenntnis, die seither unzähligen Frauen geholfen hat. Die ersten jedoch, die davon profitierten, waren Pionierinnen aus den Studien!

Noch ein weiteres Argument spricht für die Teilnahme an klinischen Prüfungen: Die Auswertung der Schicksale von 7800 Brustkrebspatientinnen, die an klinischen Studien teilgenommen hatten und daher auch für längere Zeit systematisch »nachbe-

---

Nur wenn sich ein und dasselbe Behandlungsergebnis bei vielen Patienten zeigt, darf es eine Art »Allgemeingültigkeit« beanspruchen.

Frühe Brustkrebsformen und die Erstbehandlung

obachtet« wurden, ergab bei diesen Frauen häufig bessere Überlebenszeiten als sonst. Die Wissenschaftler begründeten das, abgesehen von therapeutischen Wirkungen, mit der besseren Versorgungsqualität. In aller Regel wird beispielsweise das Wiederauftreten eines Tumors oder sein Nichtansprechen auf eine Therapie frühzeitiger erkannt und die Behandlung sofort umgestellt. Wenn Sie also an einer Studie teilnehmen, werden Ihr Befinden in jeder Phase der Therapie aufmerksam beobachtet, alle Nebenwirkungen untersucht, jede noch so banal erscheinende Veränderung überprüft. Sie erhalten also eine intensive Betreuung und sehr genaue Überwachung des Krankheitsverlaufes.

Wie ist die Teilnahme geregelt?

In einem Aufklärungsgespräch werden Sie eingangs über die Inhalte der Studie informiert. Wenn Sie mit der Teilnahme einverstanden sind, geben Sie Ihre schriftliche Einwilligung. Damit ist Ihr Arzt berechtigt, Sie in die Untersuchung einzubinden. Die Beurteilung des Ansprechens auf die neue Therapie nimmt der **Prüfarzt** vor, ein erfahrener Mediziner, in dessen Verantwortung auch die Entscheidung über weitere Behandlungsschritte liegt, sollte sich die Erkrankung unter der Therapie einmal ungünstig entwickeln. Zu jeder Studie gibt es ein Protokoll (Prüfungsplan), das sowohl für behandelnde Ärzte (also Prüfärzte) und Schwestern als auch für teilnehmende Patienten verbindlich ist. Es ermöglicht eine genaue Kontrolle der praktischen Durchführung der Untersuchung und muss zuvor von einer **Ethikkommission** genehmigt worden sein. Das ist ein Gremium von Ärzten verschiedener Fachrichtungen, darunter ein Medizinethiker sowie mindestens ein Rechtswissenschaftler.

INFO

Wichtig: Die Teilnahme an einer Studie ist grundsätzlich immer freiwillig und kann von Ihrer Seite aus ohne Angabe von Gründen jederzeit beendet werden.

Frühe Brustkrebsformen und die Erstbehandlung

LEXIKON

Drei Begriffe müssen wir Ihnen hier noch kurz erklären:

Randomisierung:
Meint die zufällige Zuteilung von Patienten zu den Behandlungsgruppen;

Placebo:
Scheinmedikament, das nur zulässig ist, wenn unklar ist, ob die zu prüfende Substanz überhaupt eine Wirksamkeit hat;

Doppelblind-Studie:
Hierbei wissen weder Arzt noch Patient, welche Teilnehmerin welches Präparat erhält. Subjektive Einflüsse beiderseits sollen so ausgeschlossen werden.

Alle Informationen zu Ihrer Person, die im Rahmen der Studie gewonnen werden, unterliegen dem Datenschutz und werden nur streng anonym weitergegeben. Um eine möglichst objektive Beurteilung der Untersuchungsergebnisse zu erhalten, können sämtliche Dokumente einem unabhängigen Gremium aus Ärzten der verschiedenen, heute in die Onkologie eingebundenen Fachgebiete zur neutralen Begutachtung vorgelegt werden. Alle dargelegten Studienergebnisse beruhen dann auf der Bewertung dieses Gremiums und nicht nur auf derjenigen des Prüfarztes. Damit wird ein Maximum an Kontrolle und Sicherheit erreicht. Wir können aufgrund des begrenzten Rahmens in diesem Buch leider nur auf wenige wichtige Studien eingehen. Zu adjuvanten Therapiestudien nachfolgend einige Beispiele (zu vorbeugenden Studien s. ab Seite 63).

Neue Behandlungswege: Studien zur adjuvanten Therapie

Die beiden Wege einer adjuvanten Therapie nach der Operation haben Sie in diesem Kapitel kennengelernt: Hormontherapie (s. Seite 202) und Chemotherapie (s. Seite 207). Dass eine solche Therapie mittlerweile zur Standardbehandlung bei Brustkrebs gehört, ist ebenso das Ergebnis groß angelegter Studien wie das Konzept der brusterhaltenden Operation.

Die Auswertung von klinischen Untersuchungen mit insgesamt 130000 teilnehmenden Patientinnen hat gezeigt, dass die Brustkrebserkrankung nach der adjuvanten Therapie seltener als ohne eine solche wieder aufgetreten war und dass sich die Zahl der Todesfälle verringert hatte. Dieses herausragende Resultat hat wiederum zahlreiche Folgestudien in Gang gesetzt. Es wurde unter anderem gezeigt, dass Tamoxifen besser ist als kein Tamoxifen, und dass anthrazyklinhaltige Chemotherapeutika besser sind als z. B. nur CMF-haltige.

Frühe Brustkrebsformen und die Erstbehandlung

Die Frage, die sich nun stellt, ist nicht mehr, ob eine adjuvante Therapie sinnvoll ist, sondern wie sie auszusehen hat, um den größtmöglichen Erfolg zu erzielen. Es geht also beispielsweise darum, herauszufinden, ob die Wirksamkeit der Hormontherapie noch verbessert werden kann. Welche Chemotherapieformen bei der adjuvanten Behandlung in welcher Situation (Zustand der Lymphknoten? Rückfallrisiko? s. ab Seite 201) zu bevorzugen sind, ist eine weitere Frage, zu der Studien laufend neue Ergebnisse liefern. Auch neue Prognose-Kriterien bzw. Erfolgsparameter für die Therapie müssen sicher bewertbar sein, bevor sie neu eingeführt werden. Schließlich geht es darum, die relativ neue Form der primären Chemotherapie (präoperativ, also vor der Operation eingesetzt, s. Seite 243) abzustecken.

Aromatasehemmer – mittlerweile Standard für die adjuvante Hormonbehandlung nach den Wechseljahren

Aromatasehemmer sind mittlerweile der Standard in der adjuvanten Hormonbehandlung. Es stellt sich »lediglich« die Frage, wann und welcher Wirkstoff eingesetzt wird.

Zu allen auf den Seiten 242 bis 244 genannten Medikamenten s. Tabelle 5 ab Seite 374.

Enzyme regeln zahlreiche Stoffwechselprozesse, so auch das Enzym *Aromatase*, das bei der körpereigenen Bildung von Geschlechtshormonen für die Umwandlung »männlicher Androgene« in »weibliche Östrogene« zuständig ist. Zwar stellen die Eierstöcke in den Wechseljahren ihre Arbeit allmählich ein, das heißt aber nicht, dass nun überhaupt keine Geschlechtshormone mehr gebildet würden. Gerade die Östrogenproduktion läuft, wenn auch nur in geringem Maße, in der Brustdrüse sowie im Fett- und Muskelgewebe weiter. Dabei ist die Aromatase ein unentbehrlicher Helfer. Die solchermaßen außerhalb der Eierstöcke gebildeten Östrogene halten **nach den Wechseljahren** also einen

Frühe Brustkrebsformen und die Erstbehandlung

kleinen »Östrogenpegel« aufrecht. Den Gesamtbedarf der Frau deckt er natürlich nicht im Entferntesten. Dagegen genügt er durchaus, um das Krebswachstum zu unterstützen: Etwa 60 Prozent aller **Brustkrebszellen** verfügen über die Aromatase und stellen sich so ihren eigenen »Wachstumsfaktor« her. Diese Aromatase kann nun durch **Medikamente** blockiert (*Anastrozol*, *Letrozol*) bzw. anhaltend (*irreversibel*) inaktiviert (*Exemestan*) werden (s. jeweils Seite 317). Dann sinken die Östrogene im Blut (und in den Tumorzellen) auf nicht mehr nachweisbare Werte ab. Den Krebszellen wird also unter einer solchen Behandlung der »östrogene Reiz« entzogen, ihr Wachstum gebremst.

Informationen über aktuelle Studien zur Behandlung von Brustkrebs gibt es z. B. bei der Studienkoordination der German Breast Group (GBG), Adresse s. Anhang, Seite 385. Auch in Kliniken, die sich auf die Behandlung von Brustkrebs spezialisiert haben, erhalten Sie Informationen über derzeit laufende Studien.

Es konnte gezeigt werden, dass alle Aromatasehemmer entweder fünf Jahre lang eingenommen oder im Wechsel mit Tamoxifen einer alleinigen Tamoxifengabe überlegen waren. Auch die Weiterführung der Hormonbehandlung nach fünf Jahren Tamoxifen, vor allem bei Frauen mit befallenen Lymphknoten, ist besser als der alte Standard, also nach fünf Jahren Tamoxifen aufzuhören. Bei all diesen Studien zu den Aromatasehemmern ist es wahrscheinlich egal, welche Substanz eingesetzt wird. Außer bei Frauen mit einem ganz geringen Risiko, bei denen Tamoxifen allein ausreicht, sollte die Hormonbehandlung immer einen Aromatasehemmer enthalten.

Auch die adjuvante Chemotherapie ist unentwegt auf dem »Prüfstand«

Das neu entwickelte Medikament *Lapatinib* (*Tyverb*) wird – jedoch ausschließlich im Rahmen einer Studie (ALTTO) – bei Patientinnen geprüft, deren Tumorzellen den HER2/neu-Rezeptor tragen (s. ab Seite 327): Operation, gegebenenfalls Bestrahlung, und adjuvante Chemotherapie sind abgeschlossen; eine Gruppe von

Frühe Brustkrebsformen und die Erstbehandlung

Patientinnen wird ein Jahr lang zusätzlich mit dem Antikörper nachbehandelt, eine weitere mit Lapatinib, eine dritte mit der Kombination und eine vierte erhält zunächst Trastuzumab und wird dann auf Lapatinib umgestellt.

Die adjuvante ICE-II-Studie untersucht bei älteren Patienten (über 64 Jahre; auch bei Männern) die Wirkung von nab-Paclitaxel in Kombination mit Capecitabin (s. Seite 324) im Vergleich zu einer Standardtherapie bestehend entweder aus CMF oder EC (Epirubicin/Cyclophosphamid) auf den Brustkrebs.

Die Abkürzung **ALTTO** steht für *Adjuvant Lapatinib and/or Trastuzumab Treatment Optimisation Trial* (Versuch der adjuvanten Lapatinib- und/oder Trastuzamab-Behandlungs-Optimierung). **ICE** steht für *Innovative Chemotherapy in Elderly (Patients)* (engl.: ältere Patienten).

Primäre systemische Therapie

Primäre systemische Therapie (Hormon- und/oder Chemotherapie) heißt, dass das Behandlungsprinzip »erst Operation, dann systemische Therapie« umgedreht wird (s. auch Seite 200). Dies hat dazu geführt, dass fortgeschrittene Brusttumore, die man noch bis vor kurzem nicht operativ angehen konnte, nunmehr standardmäßig komplett – oft sogar unter Erhaltung der Brust – entfernt werden können, wenn sie auf die präoperative Chemotherapie (z. B. mit einer anthrazyklin- und taxanhaltigen Kombination) ansprechen. Auch bei Patientinnen mit kleineren Tumoren wird heute die primäre Chemotherapie durchgeführt, wenn auch meist noch in Studien; beide Wege sind also gleichwertig. Zudem weiß der Arzt früher, ob eine Therapie wirkt, indem der noch nicht operierte Tumor sicht- und messbar kleiner wird. Die betreffenden Frauen werden nach der Operation stets noch mit derselben systemischen Therapie weiterbehandelt, die zuvor wirkte; oft werden sie auch bestrahlt. Letzteres hängt davon ab, in welchem Stadium sich der Brustkrebs befand und in welcher Weise er operiert wurde.

INFO

Die primäre systemische Therapie findet zunehmend Eingang in die Behandlung von Brustkrebs. Der Vorteil: Die Patientin kann selbst verfolgen, wie die Therapie wirkt, indem der Tumor sich verkleinert oder sogar verschwindet, und das hilft ihr, die Behandlung noch besser zu verkraften.

Frühe Brustkrebsformen und die Erstbehandlung

Auch GeparQuinto ist ein »Kunstname«. Die erste Studienphase ergab, dass Patientinnen die Kombination aus Chemotherapie und Bevacizumab oder Everolimus oder Lapatinib gut vertragen und dass die Studie fortgeführt werden kann. Lediglich das Lapatinib wird in seiner Dosierung während der Chemotherapie auf 1000 mg reduziert.

Eine der laufenden präoperativen Therapiestudien ist **GeparQuinto**. Sie untersucht die auf Seite 243 schon erwähnte Medikamentenkombination Epirubicin/Cyclophosphamid und das Taxan Docetaxel oder Paclitaxel. Alle Patientinnen mit einem HER2-negativen Tumor erhalten vier Zyklen EC mit oder ohne Bevacizumab. Wie in früheren Studien überprüft man nach den ersten vier Zyklen, ob die Patientin darauf anspricht. Ist dies der Fall (bei der Mehrheit der Patientinnen), wird auf Docetaxel gewechselt und die ursprüngliche Zuteilung Bevacizumab ja oder nein beibehalten, Patientinnen, die nicht angesprochen haben, wechseln auf Paclitaxel mit und ohne Everolimus und hören mit Bevacizumab auf. Patientinnen mit HER2-positivem Tumor erhalten auch EC, gefolgt von Docetaxel entweder in Kombination mit Trastuzumab oder Lapatinib. Erste Ergebnisse werden Ende 2010 oder zu Beginn 2011 erwartet.

Hochdosis-Chemotherapie

Zum Schluss kurz das Prinzip dieser besonderen, aber weiterhin experimentellen Therapieform: Nach einer »einleitenden« Chemotherapie werden ganz bestimmte Zytostatikakombinationen als hoch dosierter »Therapiestoß« verabreicht. Zwangsläufig schädigt das vor allem die Blutbildung im Knochenmark massiv. Buchstäblich ins Mark getroffen werden insbesondere die weißen Blutkörperchen (*Leukozyten*) und die Infektabwehr. Um diese schnellstmöglich wieder aufzubauen, werden körpereigene, blutbildende Stammzellen eingesetzt. Das sind aus dem Knochenmark ins Blut gewanderte Vorläufer der Blutzellen, die zu voll funktionstüchtigen Blutkörperchen ausreifen können. Sie werden nach der einleitenden Chemotherapie aus dem Patientenblut gewonnen. Damit der Arzt dort überhaupt genügend Stammzellen findet, behandelt er die Patientin einige Tage vor der Blutentnahme mit

Frühe Brustkrebsformen und die Erstbehandlung

dem Präparat *G-CSF* (s. Seite 323), das den »Ortswechsel« anregt. Im Labor werden die Stammzellen aus dem Blut isoliert und aufbereitet. Ihre Besitzerinnen erhalten sie nach Ende der Chemotherapie in die Blutbahn zurück (*periphere Blutstammzelltransplantation*).

Wenn alles gut geht, steigen die drastisch verminderten Zahlen weißer Blutkörperchen (Leukozyten, s. auch Seite 222) allmählich wieder an. Die solchermaßen »transplantierten« Patientinnen müssen vorübergehend auf einer Isolierstation betreut werden, um gegen lebensbedrohliche Infektionen innerlich und auch äußerlich, im Bereich der Haut, bestmöglich geschützt zu sein.

Die Komplikationen (bis hin zu Todesfällen) liegen bei zwei bis sieben Prozent. Diese Chemotherapieform ist strikt Studien vorbehalten und sehr teuer. Mit den normalerweise gegen Brustkrebs eingesetzten Medikamenten ist sie nur begrenzt machbar. Bisher liegen erst wenige positive Ergebnisse vor.

Statt Hochdosis-Chemotherapie werden derzeit in Studien dosisintensivierte, dosis-dichte Therapien untersucht, die auch zum Teil schon Eingang in die deutschen Therapieleitlinien der AGO (Arbeitsgemeinschaft gynäkologische Onkologie) gefunden haben. Im Unterschied zur Hochdosis-Chemotherapie ist diese Behandlung risikoärmer. Die unterstützende Behandlung mit Wachstumsfaktoren wie G-CSF reicht aus, eine sog. periphere Stammzelltransplantation ist nicht nötig.

INFO

Die Vorstellung, die sich mit dieser Therapie verbindet, ist die, mutmaßlich im Körper, d. h. auch im Knochenmark verstreute Krebszellen total zu vernichten. In den bisherigen Studien werden hauptsächlich solche Frauen (adjuvant) behandelt, die wegen mehr als vier miterkrankten Achsellymphknoten ein besonders hohes Risiko einer frühen Metastasierung ihrer Krebserkrankung haben, oder Frauen, bei denen Metastasen aufgetreten sind.

Brustkrebs in der Schwangerschaft

Obwohl ein solches, wohl besonders belastendes Geschehen sehr selten ist, wollen wir es in unserem Buch nicht aussparen. Lebenserhaltend auf Mutter und Kind einzuwirken ist heute möglich. Die gesundheitlichen Risiken, die besonders die Mutter trägt, ihre Wünsche, Perspektiven wie auch ihre familiäre Situation werden die therapeutischen Entscheidungen des Arztes wesentlich bestimmen. Diese gemeinsam und verantwortungsbewusst getroffen zu haben kann in einer solchen Situation entlastend sein.

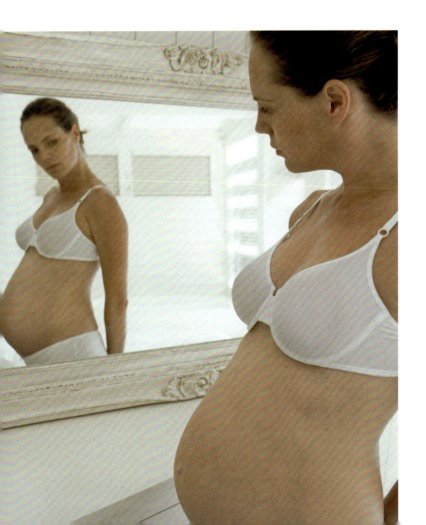

Brustkrebs in der Schwangerschaft

Das Ziel, ein Studium oder eine Ausbildung abzuschließen und sich beruflich zu qualifizieren, lässt heute viele Frauen eher später als früher an Kinderwunsch denken.

INFO

Eine Schwangerschaft hat keinen ungünstigen Einfluss auf einen neu festgestellten Brustkrebs. Die Behandlung verläuft annähernd wie außerhalb der Schwangerschaft. Mehr noch: Es ist möglich, ein gesundes Kind zur Welt zu bringen und es gegebenenfalls sogar zu stillen.

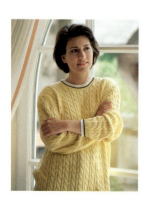

Zehn bis 20 Prozent aller Brustkrebsfälle betreffen Frauen im gebärfähigen Alter. Im Schnitt sind hierzulande Frauen 30 Jahre alt – Tendenz eher steigend –, wenn sie ihr erstes Kind erwarten. Aber gerade im Alter zwischen 30 und 50 Jahren wird Brustkrebs gegenüber früher heute häufiger festgestellt. Dies ändert nichts daran, dass die Erkrankung bei jungen Frauen vergleichsweise selten ist. Aber es bedeutet doch, dass Brustkrebs auch in der Schwangerschaft nun öfter vorkommt. Umso wichtiger wäre es, dass »Vorsorge« als Ausdruck gesundheitsbewussten Lebensstils gerade für Frauen dieser Altersgruppe einen größeren Stellenwert bekäme – nicht zuletzt auch, um eventuelle Erkrankungen früher erkennen zu können.

Zwei bis drei Prozent aller Brustkrebserkrankungen treten während einer Schwangerschaft auf. So »gering« diese Zahl auch sein mag, so ernst zu nehmen ist sie dennoch. Die Diagnose trifft die werdende Mutter bzw. Eltern in einer Lebensphase voller Erwartungen, die sich an die Gründung einer eigenen Familie oder erneuten Nachwuchs knüpfen. Brustkrebs – das ist wohl das Letzte, woran man in dieser Situation denkt!

Der Weg zur Diagnose

Auch in der Schwangerschaft ist Krebsfrüherkennung unerlässlich, da die Behandlungsaussichten umso besser sind, je früher ein Tumor entdeckt wird. Daher sollten Frauen ihren Arzt bei der ersten Schwangeren-Vorsorgeuntersuchung grundsätzlich um eine Abtastung beider Brüste bitten. Vorgesehen ist das auf jeden Fall. Auch bei den üblichen neun Folgeterminen sollte an die Tastuntersuchung der Brust gedacht werden – zumindest bei Frauen, die ein erhöhtes Brustkrebsrisiko haben. Leider wird die Diagnose Brustkrebs während der Schwangerschaft statistisch um bis zu sieben Monate verzögert. Über die Gründe lässt sich spekulieren. Tat-

Brustkrebs in der Schwangerschaft

sache ist, dass die Brüste größer und fester werden, was das Ertasten eines Knotens erschwert. Auch steht gedanklich die Gesundheit des im Mutterleib heranwachsenden Kindes im Mittelpunkt, was nicht heißt, dass diejenige der werdenden Mutter vernachlässigt würde.

Wird ein Knoten festgestellt, muss er auch untersucht werden. Wichtigstes und sofort einsetzbares Verfahren ist der Ultraschall (s. ab Seite 108). Damit ist die Unterscheidung zwischen einem flüssigkeits- bzw. milchhaltigen Hohlraum (Zyste, Seite 110, bzw. *Galaktozele*) und einer »kompakten«, festen Geschwulst möglich. Flüssigkeit welcher Art auch immer kann der Arzt mit einer Nadel absaugen und die enthaltenen Zellen untersuchen lassen (Feinnadelpunktion, s. Seite 115). Meist ist das Problem dann behoben.

Ein »fester« Knoten, der schwer einschätzbar ist, sogar bösartig sein könnte, bedarf unbedingt der feingeweblichen Untersuchung. Mit einer Stanzbiopsie (Näheres ab Seite 116) unter Ultraschallkontrolle und örtlicher Betäubung gewinnt der Arzt auf schonende Weise genügend Gewebe. Aber auch eine offene Biopsie mit einer kurzen Narkose (s. Seite 120) ist machbar.

Eine Mammographie ist nicht verboten, aber sie unterliegt strengen Beschränkungen. Vor einer geplanten, die Brust erhaltenden Krebsoperation beispielsweise muss klar sein, dass neben dem bekannten Tumor keine anderen verdächtigen »Herde« vorliegen. Denn dann müsste der Eingriff ausgedehnt oder die Brust vielleicht doch abgenommen werden. Also ist eine Mammographie hier erlaubt. Nach der 20. Schwangerschaftswoche ist sie unter dem Schutz eines Bleimantels überdies immer vertretbar. Allerdings kann die Aussagekraft etwas eingeschränkt sein, weil das Brustgewebe sehr dicht ist.

INFO

Die Magnetresonanztomographie (s. Seite 110) ist bei schwangeren und stillenden Frauen eher unergiebig, weil die Brüste stark durchblutet bzw. mit Milch gefüllt sind.
Wegen der Gefahr von Organfehlbildungen sollte eine Strahlenbelastung des Ungeborenen selbstverständlich vermieden werden. Doch ist eine Mammographie unter bestimmten Voraussetzungen auch in der Schwangerschaft denkbar. Eine Skelettszintigraphie, die normalerweise zu den Zusatzuntersuchungen gehört, entfällt in der Schwangerschaft.

Brustkrebs in der Schwangerschaft

Die Behandlung

Die allgemeinen Behandlungsprinzipien bei Brustkrebs gelten auch für schwangere Frauen. Zugleich muss das Ungeborene bestmöglich geschützt werden. Dabei ist es wichtig zu wissen, dass die für das Kind kritischste Phase das erste Drittel bzw. die erste Hälfte der Schwangerschaft ist. In dieser Zeit werden seine Organe angelegt, wachsen und reifen.

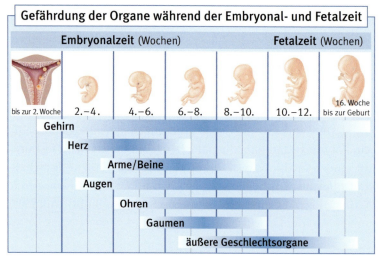

Abb. 40 Kritische Phasen: Wann die Organentwicklung im Mutterleib besonders störanfällig ist.

Operation

Eine Brustoperation ist in jedem Fall möglich. Der kürzeste Eingriff ist ein die Brust erhaltender. Das bedeutet, dass die Narkose auch für das Kind kurz ist. Allerdings müsste die betroffene Frau danach bestrahlt werden, was während der Schwangerschaft vermieden wird. Die manchmal nötige Entfernung der Brust (modifiziert radikal, s. Seite 172) dauert etwas länger, sodass mehr Betäubungsmittel auf das Kind übergeht.

Chemotherapie

Amerikanische Statistiken über Neugeborene, die im Mutterleib eine Krebsbehandlung »mitmachten«, zeigten ganz erstaunliche Ergebnisse: Sogar im ersten, wegen des hohen Fehlbildungsrisikos besonders kritischen Schwangerschaftsdrittel chemotherapeutisch behandelte Mütter brachten gesunde Kinder zur Welt! Prinzipiell ist in dieser Zeit, in der die Organe des Embryos angelegt werden, eine solche Behandlung streng kontraindiziert. Demgegenüber ist im zweiten und dritten Schwangerschaftsdrittel eine Therapie mit bestimmten krebshemmenden Substanzen möglich, beispielsweise Doxorubicin oder Epirubicin kombiniert mit Cyclophosphamid, wobei vier bis sechs Behandlungszyklen durchgeführt werden (s. auch ab Seite 212 und Tabelle 5, Seite 374). Nach den aktuellsten Erkenntnissen sollte die Therapie vier bis sechs Monate dauern.

> Fällt die Behandlung in die Spätschwangerschaft, so ist der Behandlungsspielraum größer: Der Arzt kann bei ausreichender Reife des Kindes die Entbindung einleiten; danach ist eine Strahlentherapie möglich.

Hormontherapie

Eine Hormontherapie ist in der Schwangerschaft in jedem Fall kontraindiziert. Unter Tamoxifen sind Fehlbildungen des Genitaltraktes und anderer Organe des Kindes im Mutterleib beschrieben worden.

Antikörpertherapie

Trastuzumab (s. Seite 226) hat in den letzten Jahren die Erstbehandlung des Brustkrebses stark revolutioniert. In der Schwangerschaft kann jedoch diese Behandlung nicht eingesetzt werden. Bei

Brustkrebs in der Schwangerschaft

Frauen, die während der Behandlung schwanger wurden, traten im Verlauf der Schwangerschaft Verminderungen des Fruchtwassers auf. Diese Verringerung des Fruchtwassers kann mit der Wirkweise von Trastuzumab zusammenhängen. Nach der Entbindung kann jedoch mit der Behandlung begonnen werden. Da bisher auch nicht abschließend geklärt ist, ob eine frühere Behandlung besser ist als der Beginn nach Abschluss der Chemotherapie, kann man getrost mit dem Behandlungsbeginn bis nach der Entbindung warten.

Aber auch eine Chemotherapie vor der Operation ist möglich (neoadjuvante Chemotherapie, mehr dazu ab Seite 243). Es besteht so eine größere Chance, die Brust bei der Operation zu erhalten. Zugleich kann das Narkoserisiko für das Kind verringert oder sogar – bei Behandlungsbeginn in der Spätschwangerschaft – vermieden werden. Zudem ist es vorteilhaft, wenn die Zeitspanne zwischen Operation und Bestrahlung nicht zu groß ist: Üblicherweise setzt man hier drei bis vier Monate an.

Bestrahlung

Aus einleuchtenden Gründen wird die Strahlentherapie erst nach der Entbindung durchgeführt: Das Risiko strahlenbedingter gesundheitlicher Schäden beim Ungeborenen – schon bei der Mammographie eine Einschränkung – wäre angesichts der deutlich höheren therapeutischen Dosis unvertretbar hoch.

> Die Diagnose Brustkrebs wird jede Schwangerschaft belasten und gefährden. Andererseits kann das im Mutterleib heranwachsende Kind, gerade wenn es das erste ist, der erkrankten Frau ungeahnte Kraft und großen Überlebenswillen schenken.

Die Studie GBG 29: Brustkrebs in der Schwangerschaft registriert Frauen, die während der Schwangerschaft an Brustkrebs erkrankt und behandelt werden/wurden. So werden z. B. Früh- und Spätwirkungen der Chemotherapie (Doxorubicin, Epirubicin, Cyclophosphamid, ein Taxan) bei Mutter und Kind untersucht. Mehr dazu unter www.germanbreastgroup.de/pregnancy

Brustkrebs in der Schwangerschaft

Jede Entscheidung – für oder gegen das Kind – ist schwer, zumal die Lebensgrundlage der Mutter durch die Erkrankung stark verändert ist. Ein Schwangerschaftsabbruch ist zwar aus medizinischen Gründen möglich, aber in den seltensten Fällen nötig. Bereits vorhandener Nachwuchs könnte dafür sprechen, in erster Linie an die Gesundheit der Mutter zu denken und sich auf die Familie, so wie sie ist, zu konzentrieren. Letztlich müssen beide Partner die Entscheidung tragen. Daher ist es wichtig, die medizinische Beurteilung der betreuenden Ärzte – Geburtshelfer und Onkologen – genau zu verstehen und mit einzubeziehen.

> **TIPP**
>
> Auf jeden Fall sollte sich eine schwangere Frau mit Brustkrebs einem medizinischen Zentrum mit großer Erfahrung auf diesem Gebiet, in der Regel an einer Universitäts- oder Spezialklinik, anvertrauen.

Auch eine spätere Schwangerschaft ist möglich

Auch junge Frauen, die eine Brustkrebstherapie hinter sich haben, wünschen sich öfter noch ein Kind. Aus Untersuchungen wissen wir, dass eine spätere Schwangerschaft keinen negativen, vielleicht sogar einen positiven Einfluss hat. Doch ist die medizinische Situation individuell bei jeder Frau anders. Ob ein bestimmter Zeitabstand zur Erkrankung eingehalten werden soll, ist fraglich. Man muss aber bedenken, dass das Risiko für ein Wiederauftreten oder Fortschreiten der Krebserkrankung in den ersten zwei bis drei Jahren nach abgeschlossener Behandlung am größten ist. Je geringer dieses Risiko vom Arzt eingeschätzt wird, desto unbedenklicher ist eine Schwangerschaft (zur Empfängnisverhütung nach Brustkrebs s. ab Seite 297, zur Erhaltung der Fruchtbarkeit ab Seite 296).

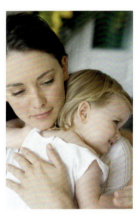

Ein Kind trägt oft zu seelischem Wohlbefinden bei.

Rehabilitation, Nachsorge, Alltagsbewältigung

Die Rehabilitation in der Krebsbehandlung hat zum Ziel, die körperlichen und seelischen Folgen der Krebserkrankung nachhaltig zu bessern oder zu beheben. Berufstätige Frauen haben damit bessere Chancen, wieder ins Arbeitsleben zurückzukehren. Da eine bösartige Erkrankung die Betroffenen auf der ganzen Breite ihrer körperlich-seelischen Einheit angreift, müssen auch die »Wiederherstellungskräfte« breit ansetzen. Dazu dienen wissenschaftlich begründete Behandlungsweisen in speziell ausgerichteten Kliniken. Inzwischen wird Rehabilitation teilweise auch ambulant organisiert. Die anschließende medizinische Nachsorge fällt dem betreuenden Arzt zu; er ist und bleibt für die Betroffenen Ansprechpartner in allen Gesundheitsfragen.

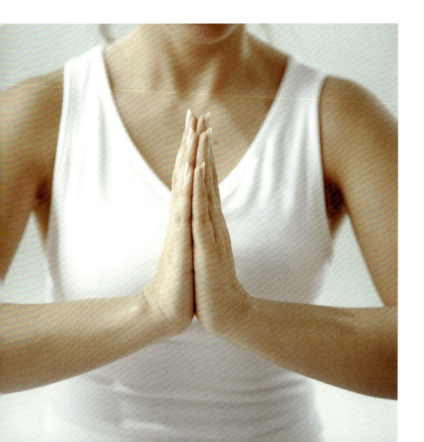

Rehabilitation, Nachsorge, Alltagsbewältigung

Weitere Informationen zur onkologischen Rehabilitation, also zur Rehabilitation nach Krebs, erhalten Sie bei der Bundesversicherungsanstalt für Angestellte (BfA), bei der Deutschen Krebshilfe e. V. und bei der Frauenselbsthilfe nach Krebs e. V. (s. Anhang).

INFO

Kostenträger für medizinische Rehabilitation sind entweder die BfA (siehe oben) oder eine der Landesversicherungsanstalten. Die Krankenkasse ist im Allgemeinen nur zuständig, wenn keine Leistungsansprüche gegenüber einem Rentenversicherer bestehen. Weitere mögliche Kostenträger sind die Bundesanstalt für Arbeit, gegebenenfalls auch das Amt für soziale Sicherung (Sozialamt).

Rehabilitation: körperliche und seelische Stärkung, soziale Hilfen

Unser Gesundheits- und Sozialsystem bietet zahlreiche medizinische und psychologische Maßnahmen an, um Frauen mit Brustkrebs den Weg zurück in einen Alltag jenseits der Krankheit zu ebnen. Dazu müssen körperliches Wohlbefinden und seelische Stabilität erst einmal wiederhergestellt und gefestigt werden. Nur so können die Patientinnen die vorausgegangenen Belastungen hinter sich lassen und Kraft für die Zukunft schöpfen. Auch zur materiellen Existenzsicherung gibt es Hilfen.

Medizinische Rehabilitation

Zu unterscheiden sind ambulante, (ambulant-)teilstationäre und stationäre Behandlungen in vom zuständigen Kostenträger anerkannten Einrichtungen. Wir gehen zunächst auf die organisatorischen Aspekte der einzelnen Verfahren ein. Im Abschnitt »Stationäre Rehabilitation« ab Seite 258 beschreiben wir die therapeutischen Leistungen. Die wichtigsten von ihnen stehen auch im (ambulant-)teilstationären und – noch eingeschränkter – im ambulanten Bereich zur Verfügung.

Manchmal muss es ambulant gehen

Viele Experten sind der Meinung, dass es eine (streng) ambulante Rehabilitation – zumindest für Krebspatienten oder, noch enger gefasst, Brustkrebspatientinnen – nicht gibt bzw. nicht geben kann. In aller Regel sind die betroffenen Frauen nach dem Diagnoseschock und der Erstbehandlung umfassend rehabilitationsbedürftig. Ambulante Rehabilitation würde bedeuten, im Arbeits-

Rehabilitation, Nachsorge, Alltagsbewältigung

prozess zu bleiben und nur stundenweise einzelne Heilmaßnahmen wie Lymphdrainage, Krankengymnastik, Rehabilitationssport oder Psychotherapie in entsprechenden Praxen oder Ambulanzen durchzuführen. Bislang hat sich dieses »Schmalspurmodell« wohl aus gutem Grund nicht durchsetzen können. Interessiert daran sind in erster Linie Menschen, die meinen, es sich nicht erlauben zu können, vorübergehend aus dem Arbeitsprozess auszuscheiden, etwa selbstständig Tätige oder Unternehmerinnen. Auch für alleinerziehende oder teilzeitbeschäftigte Frauen mag es ein Weg sein (s. aber auch Seite 258). Als Kostenträger ist die Krankenkasse angesprochen, wenn eine Patientin nicht rentenversichert ist.

(Ambulant-)teilstationär: immer noch ein Kompromiss

»Ein Drittel ambulant-teilstationär, zwei Drittel stationär«. So lautet ein neues Konzept, das Rehabilitation (kurz: Reha) weiter fasst als bisher der Fall: Von spezialisierten Kliniken angebotene Therapien sollen mit Bedürfnissen wie Wohnortnähe und Anbindung an die häusliche Umgebung in Einklang gebracht werden. Auf den Punkt bringt das die entsprechende Verwaltungsvorschrift: »Die Fahrzeit bis zur Rehabilitationsstätte darf mit öffentlichen Verkehrsmitteln nicht länger als 40 Minuten betragen.« Dem entspricht die Obergrenze der hierfür erstatteten Fahrtkosten.

Aus klassischer rehabilitationsmedizinischer Sicht ist die ambulant-teilstationäre Lösung ein Kompromiss, da bei der »Tagesrehabilitation« eine tief greifende Erholung nicht im Vordergrund stehen kann: Es fehlt das Heraustreten aus der alltäglichen Umgebung und das Eintauchen in die heilsame Distanz und Freiräume der »Reha-Atmosphäre«, und es fehlt natürlich auch die Einbettung in eine erholsame Natur. Denn die wenigen »echten« Angebote, die es bislang gibt, liegen, verankert in größeren Reha-Kliniken, meis-

---

Angesichts des begrenzten Therapiespektrums sind Selbsthilfegruppen eine besonders wichtige Stütze. Zeitdruck und Hetze, die ein mit Beruf, Rehabilitation und Privatem vollgepackter Tagesablauf mit sich bringt, verhindert allerdings oft jede weitere Aktivität. Auch das angestrebte Therapieergebnis kann darunter leiden.

Das neue Konzept hängt natürlich auch mit Überlegungen zusammen, Kosten einsparen zu müssen.

Rehabilitation, Nachsorge, Alltagsbewältigung

> **INFO**
>
> Bei (ambulant-)teilstationärer Rehabilitation besteht keine Zuzahlungspflicht, sofern die Krankenkasse die Kosten nicht trägt.

tens am Rande von Ballungsräumen. Achtstündige tägliche Reha-Programme sind nicht berufsbegleitend möglich. Die Betreuung von Kindern – es gibt nur wenige stationäre Reha-Einrichtungen für krebskranke Mütter mit Kindern – oder pflegebedürftigen Familienmitgliedern muss meist umorganisiert werden. Dennoch: Für Frauen, die jegliche Art des »Klinikwesens« aus den verschiedensten Gründen über das Notwendige hinaus ablehnen oder abends und an Wochenenden zu Hause sein wollen, ist dieser Kompromiss ein guter, zumal intensiverer als rein ambulante Reha-Maßnahmen. Wiederum werden gerade alleinerziehende oder selbstständig tätige Frauen, die sich nach der Behandlung wenigstens noch stundenweise ihrem Kind oder ihrer Geschäftstätigkeit widmen wollen, solche Angebote begrüßen.

Allgemein wird hier vorausgesetzt, dass die betroffene Frau körperlich in ausreichend gutem Zustand, ja belastbar ist, denn allein schon die täglichen Hin- und Rückfahrten können ein Stressfaktor sein. Man geht davon aus, dass bei dieser Reha-Form vier Wochen besser als drei sind, um das erwünschte Maß der Gesundung annähernd zu erreichen.

> Umfassende Therapie in der onkologischen Rehabilitation reicht von der medizinischen Weiterbehandlung der Tumorerkrankung über psychologische und physikalische Therapien bis zur Beratung zur Ernährung, zu einem gesunden Lebensstil und zur beruflichen Wiedereingliederung.

Die nachhaltigste Lösung: stationär

Ein drei- bis vierwöchiger Umgebungswechsel, bei dem eine umfassende Therapie zwar im Vordergrund steht, aber so, dass »alles genau richtig dosiert« ist, erweist sich erfahrungsgemäß für viele Frauen als beste Lösung. Denn aus einer Vielzahl anerkannter, schlüssig ineinander greifender Therapiemöglichkeiten kann für jede Betroffene das richtige Programm zusammengestellt und in vernünftiger Abfolge organisiert werden. Gleichzeitig wird flexibel auf persönliche Bedürfnisse nach Ruhe und Entspannung eingegangen sowie eigenen Interessen Raum gelassen. Natürlich muss

Rehabilitation, Nachsorge, Alltagsbewältigung

eine Patientin innerlich zu einer solchen Maßnahme bereit sein. Ist sie das nicht, wird stationäre Rehabilitation keinen Erfolg bringen.

Nach der Art der medizinischen Betreuung und der zeitlichen Einbindung in den Genesungsprozess werden zwei Formen stationärer Rehabilitation unterschieden: die Anschlussheilbehandlung und die Spätrehabilitation.

Anschlussheilbehandlung (AHB)

Während einer AHB kann eine zuvor (ambulant oder in der Klinik) begonnene Chemo- und Hormontherapie nahtlos fortgeführt werden. In der Regel beginnt die AHB zwei Wochen nach der letzten Bestrahlung. Generell soll die AHB immer in enger zeitlicher Folge, spätestens aber vier bis sechs Wochen nach dem Klinikaufenthalt oder der ambulant durchgeführten Therapie stattfinden. In der Regel dauert sie drei Wochen; eine Verlängerung, aber auch Verkürzung ist möglich, wenn der zuständige Arzt in der Rehabilitationsklinik dies aus medizinischen Gründen befürwortet.

Den Verfahrensantrag stellt der behandelnde Arzt, der die Erstbehandlung eingeleitet hat, direkt bei einer infrage kommenden AHB-Klinik. Diese darf maximal 100 Kilometer vom Wohnort entfernt sein. Nur onkologisch ausgerichtete Nachsorge- und Rehabilitationskliniken, die von den Kostenträgern anerkannt sind, weil sie eine qualifizierte Rehabilitation an Krebs erkrankter Menschen gewährleisten, sind geeignete Einrichtungen.

Anspruchsberechtigt sind auch Rentnerinnen oder nicht selbst versicherte Ehefrauen und Hinterbliebene kranken- und rentenversicherter bzw. berenteter Männer. Für nicht (mit-)versicherte Frauen kann auf Antrag das Sozialamt die Kosten übernehmen. Eine

Sucht eine Frau nur Erholung, kann ein Kuraufenthalt das Richtige sein oder einfach Urlaub – fernab allem Medizinischen.

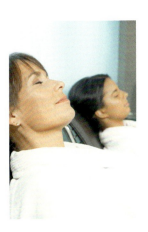

INFO

Nach Aufnahme der Patientin kümmert sich die Reha-Klinik selbst um den Kostenträger und dessen Zusage der Kostenübernahme.

Rehabilitation, Nachsorge, Alltagsbewältigung

INFO

Zuzahlungen zu Klinikbehandlungen, die einer Reha-Maßnahme im gleichen Kalenderjahr vorausgegangen sind, werden angerechnet. Für die stationäre Reha-Maßnahme selbst fallen im Prinzip (Ausnahmen s. Seite 279) Zuzahlungen für 14 Tage an. In der Regel ist dieser Betrag aber meist schon durch den vorangegangenen Klinikaufenthalt »getilgt«, für den 14 Tage lang zugezahlt wurde.

Sogenannte Kuren sind in besonderen Fällen auch nach drei Jahren möglich.

Kostenbeteiligung (Zuzahlung, s. links) kann nötig sein, entfällt jedoch meist.

Schließlich gibt es noch einige medizinische Voraussetzungen für eine AHB. So muss die Betroffene nach der Erstbehandlung frühzeitig wieder »auf den Beinen«, oder, wie der Mediziner sagt, *mobilisierbar* sein.

Grundsätzlich ist eine zweite AHB innerhalb von zwei Jahren nach Erstbehandlung möglich. Die Kostenträger prüfen mittlerweile jedoch sehr streng, ob die medizinischen Voraussetzungen dafür wirklich erfüllt sind. Beispielsweise wäre das der Fall, wenn eine Betroffene wegen der Krebserkrankung zu einem späteren Zeitpunkt erneut behandelt werden muss und dabei gesundheitliche Komplikationen aufgetreten sind oder wenn ausgeprägte körperliche Funktionseinbußen infolge der Erkrankung fortbestehen.

Spätrehabilitation (früher: Nach- oder Festigungskur)
Auch diese Reha-Maßnahme dauert üblicherweise drei Wochen; sie kann bei besonderer Rehabilitationsbedürftigkeit verlängert oder innerhalb von drei Jahren nach abgeschlossener Erstbehandlung unter bestimmten medizinischen Voraussetzungen wiederholt werden. Das heißt, dass eine solche Nachbehandlung aber auch erstmals bis zu mehr als zwei Jahre nach der Behandlung der Krebserkrankung in Anspruch genommen werden kann. Den entsprechenden Antrag stellt der Hausarzt; Kostenträger ist in der Regel wiederum die Rentenversicherung, eventuell auch die Krankenkasse oder eine andere Institution.

Wo die Behandlung stattfindet – wohnortnah oder an einem entfernten Ort –, entscheidet der Kostenträger; persönliche Wünsche werden nach Möglichkeit berücksichtigt. Beides hat Vor- und

Rehabilitation, Nachsorge, Alltagsbewältigung

Nachteile: Die Nähe erleichtert den Kontakt zu Familie und Freunden, während die Ferne Distanz schaffen kann. Dies mag hilfreich sein, um Abstand zu konflikthaften Lebensverhältnissen bekommen und unbefangener über Lösungen nachdenken zu können.

Medizinische Voraussetzung für ein Heilverfahren der Spätrehabilitation ist, dass die Antragstellerin nicht dauerhaft bettlägerig und dabei pflegebedürftig ist.

Ziele der stationären Rehabilitation

Infolge der unter Umständen lebensbedrohlichen Erkrankung und einer dementsprechend intensiven Behandlung – Operation, Bestrahlung, meist auch Chemotherapie – sind die Patientinnen körperlich und seelisch oft sehr beeinträchtigt; manche von ihnen müssen befürchten, dass ihre Lebenslage sich auch materiell verschlechtern könnte. Da auf **alle** diese Aspekte während der stationären Rehabilitation mit dem Ziel einer Problemlösung eingegangen wird, kann man die hier beschrittenen Wege tatsächlich **ganzheitlich** nennen. Sie umfassen:

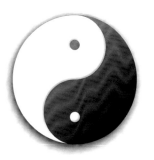

Einige Maßnahmen wie etwa Physio- und Psychotherapie werden auch bei der (ambulant-)teilstationären Rehabilitation angeboten.

→ Physiotherapie (Krankengymnastik, manuelle Lymphdrainage, Kompressionstherapie usw.),
→ Psychotherapie,
→ Ergotherapie,
→ körperlich-seelische Entspannungsverfahren,
→ Informationen über eine gesunde Lebensweise und sozialrechtliche Beratung.

Physiotherapie

Geeignete **krankengymnastische Übungen** so zu erlernen, dass sie später gut in den Alltag eingebaut werden können, ist ein wich-

Rehabilitation, Nachsorge, Alltagsbewältigung

tiger Beitrag zur Wiederherstellung der körperlichen Balance. Sowohl nach brusterhaltender Operation als auch nach Abnahme der Brust und Entfernung von Lymphknoten aus der Achselhöhle hilft die Krankengymnastik, Funktionsstörungen im operierten Bereich – Brust, Schulter, Arm – vorzubeugen. Oft empfinden Frauen dort ein Enge- und Spannungsgefühl. Mit **Atemübungen** lässt sich das automatisch flacher werdende Atmen – eine Art Schonatmung – angehen und die Beweglichkeit des Brustkorbes mit Lockerungsübungen verbessern. Dadurch wird die Atmung wieder freier.

> **TIPP**
>
> Machen Sie sich auch später – im Alltag – eventuelle Fehlhaltungen bewusst und ändern Sie diese, denn sie können Ursache für schmerzhafte Verspannungen sein.

Auch die krankengymnastische **Haltungskorrektur** ist äußerst wichtig, da das Schultergelenk auf der operierten Seite zur Schmerzentlastung unwillkürlich nach vorn und oben gezogen wird. Diese Fehlhaltung schleicht sich mehr oder weniger bewusst auch deshalb ein, um das entstandene Ungleichgewicht im Brustbereich zu überspielen und »Fehlendes« auszugleichen. Wenn diese Entwicklung gezielt korrigiert wird, sind verspannungsbedingte chronische Schulter-, Nacken- und Rückenschmerzen, ja sogar Kopfschmerzen, vermeidbar, während sie sonst bald zum Handicap werden können. Kontrollieren Sie daher regelmäßig Ihre Körperhaltung vor dem Spiegel. Das können Sie übrigens problemlos mit dem Brust-Selbstuntersuchungsprogramm verbinden (s. vordere und hintere Umschlaginnenseiten sowie ab Seite 77).

Angenehm lockernd wirken auch wassergymnastische Übungen. Sie können ohne Weiteres später in der Krebsnachsorge-Sportgruppe (s. dazu auch Seite 293) fortgeführt werden.

Übrigens: Atemgymnastik und Arm- bzw. Schulterübungen (s. Abb. 41, Seite 263 und Abb. 42, Seite 267 sowie hintere Umschlaginnenseiten) beginnen meist schon ab dem zweiten Tag nach der

Rehabilitation, Nachsorge, Alltagsbewältigung

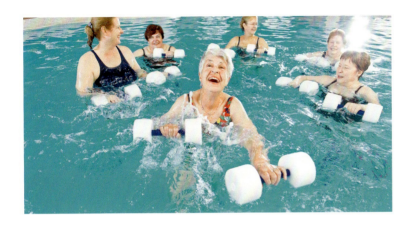

Operation in der Klinik. Setzen Sie das einmal Erlernte in den nächsten Monaten zweimal täglich etwa zehn Minuten lang fort, auch wenn es manchmal schwerfällt.

Problem Lymphödem
Wenn im Zuge der Brustoperation auch Lymphknoten aus der gleichseitigen Achselhöhle entfernt worden sind (s. Seite 174), kann die Lymphe nicht mehr im gewohnten Maße aus dem Bereich von Brust und Arm abfließen und staut sich auf. Dies führt zum allmählichen Anschwellen des Armes, eventuell auch der Brustwand auf der operierten Körperseite, also einem unterschiedlich stark ausgeprägten **Lymphödem**.

Was tun, was lassen?
Um ein Lymphödem zu vermeiden, sollten Sie den betreffenden Arm weder überanstrengen noch zur völligen Bewegungslosigkeit verurteilen. Denken Sie an die krankengymnastischen Übungen, die Sie in der Klinik gelernt haben: Sie stellen nicht nur die Beweglichkeit des Schultergelenks wieder her, sondern haben auch eine entstauende Wirkung auf den Arm.

Auch Kneipp'sche Anwendungen – Wechselbäder der Füße, Schenkelgüsse, aufsteigende Bürstungen der Arme und Beine (außerhalb geschwollener Bereiche) – stärken das Wohlbefinden und den Schlaf.

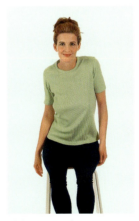

Abb. 41 Lockerungsübung für die Schulter: Ziehen Sie beide Schultern abwechselnd herauf und herunter. Wiederholen Sie diese Übung mehrmals.

Rehabilitation, Nachsorge, Alltagsbewältigung

> **TIPP**
>
> Maßvoll betriebene sportliche Aktivität tut Körper und Seele gut: Die Leistungsfähigkeit kann sich verbessern, das Kreislauf- und Immunsystem werden gestärkt. Achten Sie aber darauf, Arm und Schulter auf der operierten Seite nur vorsichtig zu beanspruchen.

Häufig werden wir gefragt, ob Tennis oder andere Sportarten, bei denen der Arm der operierten Körperseite im Einsatz ist, erlaubt sind. Die Antwort lautet: ja. Doch sollten Sie Schleuderbewegungen vermeiden. Wenn der Arm anschwillt (s. Seite 266), müssen Sie unterbrechen, bis er wieder abgeschwollen ist. Danach dürfen Sie höchstens mit halber Kraft weitertrainieren. Das sind aber alles nur grobe Faustregeln – bitte lassen Sie sich ganz persönlich und auf Ihre Bedürfnisse abgestimmt von Ihrem Arzt beraten.

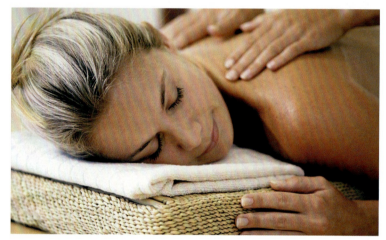

Bei Verziehungen oder schmerzhaften Verspannungen im Narbenbereich kann eine sachkundige, vorsichtige Massage (außerhalb der Achselhöhle!) durchaus wohltuend sein.

So schützen Sie Ihren Arm vor einem Lymphödem

→ Vermeiden Sie, so gut es geht, Verletzungen und Verbrennungen der Hand oder des Armes; schützen Sie sich mit Gummihandschuhen bei der Haus- und Gartenarbeit und beim Nähen mit einem Fingerhut. Verzichten Sie bei der Maniküre auf Manipulationen am Nagelfalz.

Rehabilitation, Nachsorge, Alltagsbewältigung

- → Vorsicht vor heißem Kochgerät!
- → Haben Sie sich eine Verletzung zugezogen, z. B. in Form von kleineren Bissen und Kratzern durch Haustiere oder eines Insektenstiches, sollten Sie sicherheitshalber Ihren Arzt aufsuchen.
- → Lassen Sie sich nicht mit »normaler Knettechnik« im operierten Bereich (Brust, Achselhöhle, Arm) massieren.
- → Wichtig ist außerdem, dass an dem betroffenen Arm möglichst keine Blutdruckmessung erfolgt, kein Blut abgenommen, keine Spritze bzw. Infusion gegeben und keine Akupunkturbehandlung durchgeführt wird, übrigens auch kein Piercing und keine Tätowierung!
- → Achten Sie darauf, den Arm weder starker Kälte noch Hitze oder Sonnenstrahlung auszusetzen.
- → Tragen Sie mit ihm nichts Schweres (auch keinen Rucksack). Schultern Sie Umhängetaschen immer auf der gesunden Körperseite.
- → Reinigen Sie die Haut mit milden, pH-neutralen Lotionen und führen Sie ihr genügend Fett und Feuchtigkeit zu.
- → Spazierengehen, Wandern und Schwimmen regen die Lymphzirkulation an.

Was das Risiko eines Lymphödems erhöht
Patientinnen, die schon seit Längerem – also auch vor der Brustkrebserkrankung – mit einer chronischen Stoffwechselstörung, etwa der Zuckerkrankheit (*Diabetes mellitus*) behaftet gewesen sind, neigen nach einem Achselhöhleneingriff eher als sonst gesunde Frauen zu einem Lymphödem. Diabetikerinnen können sich aber um eine optimale Einstellung ihres Blutzuckers bemühen; damit tragen sie sowohl zur Vorbeugung eines Lymphödems

Rehabilitation, Nachsorge, Alltagsbewältigung

als auch zur Verbesserung des Diabetes selbst bei. Chronische Hauterkrankungen wie Schuppenflechte (*Psoriasis*) und *Neurodermitis* scheinen ebenfalls das Risiko für Schulter-Arm-Schwellungen zu erhöhen. Ähnliches wurde bei chronischem Gelenkrheuma (*Rheumatoide Arthritis*, s. auch Seite 269) und starkem Übergewicht beobachtet.

> **Tipp**
>
> Messen Sie regelmäßig (z. B. einmal im Monat) Ihre Armumfänge selbst – immer an der gleichen Stelle am Ober- und Unterarm.

Lymphödem: Warnzeichen und Frühsymptome

→ Ziehende Schmerzen in der Achselhöhle, evtl. mit Ausstrahlung bis in die Fingerspitzen,
→ ein »Fremdkörper«- oder Schweregefühl im Arm,
→ Gefühlsstörungen (z. B. Kribbeln),
→ Anschwellen des Armes und der Finger bei Belastungen.

Gefahr der »Wundrose« steigt
Konsequente Hautpflege und die erfolgreiche Vermeidung von Hautverletzungen im Brust-Arm-Bereich senken auch die Wahrscheinlichkeit, dass ein zuvor nur **unterschwellig** vorhandenes Lymphödem **sich verstärkt**. Wenn die oberflächlichen Lymphgefäße jedoch durch Verletzungen der Haut geschädigt werden, kann ein Lymphödem zunehmen und seinerseits zu weiteren Komplikationen, allen voran einer »Wundrose« (medizinisch *Erysipel*), führen. Das ist eine Entzündung der Haut, die durch eindringende Hautkeime ausgelöst wird; schon mit der kleinsten Wunde finden die Erreger ein dankbares Schlupfloch. Im entzündeten Bereich bildet sich eine starke Rötung, auch kann hohes Fieber auftreten.

Hat der Arzt den dringenden Verdacht, dass ein Erysipel vorliegt, wird er sofort eine Behandlung mit einem Antibiotikum, z. B. *Penicillin*, einleiten.

Rehabilitation, Nachsorge, Alltagsbewältigung

So wird ein Lymphödem behandelt
Wenn sich trotz aller Vorsichtsmaßnahmen ein Lymphödem entwickelt hat, sollten Sie den Arm hochlegen, auch nachts. Dazu kann Ihnen der Arzt einen Armkeil als Lagerungshilfe verordnen. Führen Sie Ihre entstauenden Pump- (s. Abb. 42) und Lockerungsübungen (z. B. Abb. 41, Seite 263) durch: So können Sie verhindern, dass die Armschwellungen sich verstärken. Diese Übungen verbessern auch die Muskelkraft.

Bei der Krankengymnastik kann dieser Effekt durch »ausstreichende« Bewegungen gesteigert werden, indem die nach Entfer-

Das Hochlegen des Arms hilft häufig; bei ausgeprägter Schwellung ist eine Hochlagerung mit Armkeil allerdings nicht sinnvoll.

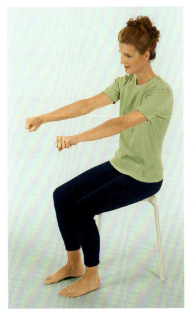 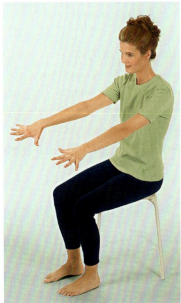

Abb. 42 Entstauende Pumpübungen: Die Hände zur Faust ballen und wieder öffnen. Wiederholen Sie die Übung fünf- bis zehnmal (Sie können sie auch nur auf der operierten Seite durchführen, dabei den Ellenbogen auf ein Kissen stützen, die pumpende Hand und den Unterarm nach oben haltend).

Rehabilitation, Nachsorge, Alltagsbewältigung

nung des Tumors erhalten gebliebene Brust mit sanften Ausstreichungen mitbehandelt wird. Den geschwollenen Arm sollten Sie nicht zu lange im Ellenbogengelenk angewinkelt halten, weil dies den Blut- und Lymphabfluss zusätzlich erschwert.

Manuelle Lymphdrainage und Kompressionstherapie
Unter **manueller Lymphdrainage** versteht man eine Massageform, die einer speziell geschulten »therapeutischen Hand« bedarf (*manuell* bedeutet, dass mit den Händen eine ganz bestimmte Technik ausgeübt und nicht etwa ein Massagegerät eingesetzt wird). Die Lymphdrainage verbessert in Verbindung mit »mechanischen« Kompressionsmaßnahmen den Lymphabfluss im behandelten Bereich. Dies bewirkt insgesamt eine Entstauung (= *Drainage*). Vereinfacht gesagt werden die Haut und das darunter liegende Gewebe mit den Lymphgefäßen durch behutsame Massagetechniken gedehnt. Die Lymphgefäße bleiben dadurch elastischer und können besser pulsieren. Auch werden »Gefäßumleitungen« gebahnt. Alles dies fördert den Flüssigkeitstransport. Schon bei den ersten, auf ein Lymphödem hindeutenden Symptomen (s. Seite 266) sollte mit der Lymphdrainage begonnen werden, da sie, mehr noch als die Übungen, ein Fortschreiten verhindern kann.

Unerlässlich ist die ergänzende **Kompressionstherapie**. »Kompression« bedeutet »Zusammenpressen«. Dazu werden tagsüber und nachts zunächst individuell angepasste *lymphologische* Bandagen angelegt. Sodann gibt es Ersatz durch einen Kompressions-Armstrumpf und/oder -Handschuh nach Maß, die der Arzt verordnet – meist einen *Klasse-II-Armstrumpf*. Schließt die Schwellung die Hand ein, muss ein einteiliger Strumpf, nötigenfalls bis zu den Fingergelenken reichend, angepasst werden. Ein zweiteiliger Armstrumpf ist angebracht, wenn die Hand nur bei besonderer

---

Manche Therapeuten, die Lymphdrainage anwenden, sparen den unmittelbar operierten Bereich vorsichtshalber aus.

Pump- und Schulterübungen sollten Sie übrigens stets während der Kompression durchführen!

Rehabilitation, Nachsorge, Alltagsbewältigung

Belastung anschwillt, beispielsweise bei längerer (unvermeidlicher!) Handarbeit. Wenn die Schwellung über die Schulter hinausgeht, ist ein durchgehender Armstrumpf von der Hand bis zur Schulter (mit Schulterkappe) erforderlich, um einen »künstlichen« Staueffekt im Bereich der Achselhöhle infolge zu knapp bemessener Kompression zu vermeiden.

Thermo-, Balneo- und Elektrotherapie
Unter **Thermotherapie** versteht man Anwendungen von **Wärme und Kälte**, beispielsweise feuchtwarme Umschläge oder Rotlicht»bestrahlungen« (= trockene Wärme). **Warmwasser-Wannenbäder** mit Zusätzen aus Pflanzenextrakten (etwa *Rosmarin, Lavendel*), *Bewegungsbäder* oder *Schwefel-, Sole-, Schlamm- und Moorbäder* sind **balneotherapeutische Maßnahmen**.

Bei der **Elektrotherapie** werden elektrische Ströme verschiedener Art und Frequenz eingesetzt; die Zuleitung erfolgt über Elemente, die auf der Haut befestigt werden. Im weiteren Sinn sind auch Ultraschall-, Kurz- oder Mikrowellen elektrotherapeutisch wirksam.

Alle genannten Heilverfahren verbessern die Durchblutung und lindern Schmerzen. Sie werden unter sorgfältiger Risiko-Nutzen-Abwägung nur so weit hinzugezogen, wie die Patientin dies aus medizinischen Gründen benötigt, z. B. wegen schmerzhafter Folgeerscheinungen der Krebsoperation im Schulterbereich oder einer gleichzeitigen chronischen Gelenkerkrankung. Wie zuvor schon erklärt (s. Seite 266), erhöhen bestimmte Krankheiten wie insbesondere Gelenkrheuma (Rheumatoide Arthritis) das Risiko eines Lymphödems. Dies gilt leider auch für die Thermo- und Elektrotherapie, die, bei Rheuma und Arthrosen gern eingesetzt, im Ödembereich deshalb »tabu« sind.

Rehabilitation, Nachsorge, Alltagsbewältigung

Psychotherapie

»Rehabilitation vor Resignation« mag ein passendes Motto sein. Dass eine Frau nach der Diagnose Brustkrebs und wochenlang dauernder, eingreifender Therapien niedergeschlagen, ja depressiv ist, dürfte mehr als verständlich sein. Auch unterliegt die Betroffene in dieser Phase ja vielen körperlichen Einflüssen, die die Psyche ebenfalls stark beeinträchtigen, beispielsweise ein aus medizinischen Gründen herbeigeführtes (vorzeitiges) Klimakterium. Die Feststellung einer Depression bedarf somit und wegen der therapeutischen Konsequenzen eines onkologisch erfahrenen nervenheilkundlichen Arztes oder ärztlichen Psychotherapeuten. Dies ist in einer anerkannten Rehabilitations- oder Krebsnachsorgeklinik gewährleistet.

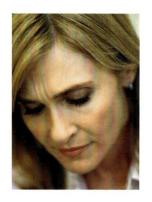

Auch wenn keine Depression im strengen Sinn vorliegt, braucht eine Patientin nach (eigentlich auch schon während!) der Brustkrebs-Erstbehandlung Hilfen zur seelischen Stabilisierung und Verarbeitung des Erlebten. Vor dem Hintergrund der bisherigen Lebenssituation und psychischen Reaktionen auf die akute Belastung ergeben sich stets individuelle Problemmuster, die ganz unterschiedlichen psychotherapeutischen Möglichkeiten zugänglich sind. Diese reichen je nach Schweregrad von der Einzeltherapie (auch als Kurzpsychotherapie im Sinne der akuten Krisenintervention) und Gruppentherapie bis hin zu entspannungsfördernden beschäftigungstherapeutischen Methoden wie beispielsweise der **Ergotherapie** (s. Seite 271).

Je nachdem, wie sich die psychotherapeutische Unterstützung gestaltet, das heißt auch, welche Konflikte oder Probleme Sie bearbeiten möchten, kann es sinnvoll sein, die Psychotherapie nach der Rehabilitation noch eine Weile fortzusetzen.

Rehabilitation, Nachsorge, Alltagsbewältigung

Vielleicht fällt es Ihrem Partner, Ihrer Familie oder Ihnen selbst doch schwerer als erwartet, in den Alltag zurückzufinden. Ein Zuwenig oder Zuviel der gegenseitigen Schonung, das zu Aggressionen führt, der überfordernde Anspruch, alles so perfekt wie vorher zu regeln oder sich noch unentbehrlicher zu machen, Probleme mit der Sexualität (s. auch Seite 294), die auf die Partnerbeziehung ausstrahlen, die Aufklärung der Kinder über die Krankheit (s. Seite 134) – all dies ist schwierig und belastend. Suchen Sie kompetente psychologische Unterstützung, bevor Sie das Gefühl beschleicht, »alles falsch zu machen«. Ihr Arzt, der Sie und Ihre Krankheit kennt, ist Ihr erster Ansprechpartner. Er kann Sie auch an einen geeigneten Psychologen oder Psychotherapeuten vermitteln bzw. Sie dorthin überweisen.

Ergotherapie, Musik-, Tanz- und Kunsttherapie
Handwerkliche Techniken, z. B. bildnerisches Gestalten oder Tonarbeiten, sind Beispiele für ergotherapeutische Aktivitäten, die die kreativen Kräfte mobilisieren und über das Geschaffene Befriedigung und Bestätigung vermitteln können. All dies wie auch Musik-, Tanz- und Kunsttherapie wirken anregend und zugleich – jede Therapieform auf ihre Weise – harmonisierend.

Gezielte körperlich-seelische Entspannung
Entspannung nimmt bei der Rehabilitation eine zentrale Rolle ein. Viele Brustkrebspatientinnen stehen unter einem ungeheuren Druck. Sie haben das Gefühl, die Zeit zerrinne ihnen unwiederbringlich zwischen den Fingern, viele Vorhaben müssten nun noch schneller als geplant in die Tat umgesetzt werden, nichts dürfe mehr »anbrennen«. Da ist Entspannung dringend notwendig.

Es bedarf allerdings der Bereitschaft, umzudenken und sich auf Erfahrungen ganz neuer Art einzulassen, wenn man Entspannung wirklich erlernen will. Und das ist möglich! Ob *autogenes Training*,

Rehabilitation, Nachsorge, Alltagsbewältigung

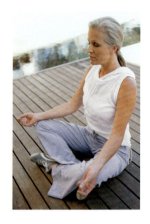

progressive Muskelrelaxation nach Jacobson oder andere bewährte Techniken – das Spektrum ist groß.

Wenn Sie ein Entspannungsverfahren so erlernt haben, dass Sie es nach Belieben einsetzen können, ist das ein großer Gewinn. Und dass es ganz aus Ihnen selbst heraus entstehen und wirken kann (»Selbstheilungskraft«), verschafft wirkliche Befriedigung. Ab Seite 142 konnten Sie sich schon darüber informieren.

Informationen über eine gesunde Lebensweise und sozialrechtliche Beratung
Gesünder leben – dazu gibt es eine Fülle von Informationen. Auch in der Reha-Behandlung werden Sie darüber viel erfahren, vor allem über gesunde Ernährung – zweifellos ein zentraler Punkt, wenn es um gesunden Lebensstil geht. Hierzu finden Sie in unserem Buch viele Ratschläge (s. ab Seite 66 und ab Seite 289). So stehen nun finanzielle und soziale Aspekte nach Brustkrebs im Mittelpunkt des nächsten Abschnittes.

Soziale Rehabilitation

Viele Einzelheiten der Kostenübernahme, Abwicklung von Nachsorgeleistungen und sonstige Hilfen sind abhängig von Ihrer Berufs- und Familiensituation sowie Ihrer Kranken- (gesetzlich oder privat) und Rentenversicherung. Die finanziellen Rahmenbedingungen können sich in gewissem Umfang immer wieder ändern; daher ist es auch nicht sinnvoll, dass wir in unserem Buch konkrete Angaben, beispielsweise über Zuzahlungsbeträge, Freibeträge o. Ä. machen. Auch die Regelungen selbst sind von Zeit zu Zeit Änderungen unterworfen. Erkundigen Sie sich bei Bedarf ausführlich bei den zuständigen Einrichtungen. Alle **Kostenträger für Rehabilitation** – Krankenkassen und Rentenversicherungen, Ar-

Zur weiteren Information über Sozialleistungen empfehlen wir auch die Broschüren der Frauenselbsthilfe nach Krebs und der Deutschen Krebshilfe (Adressen im Anhang).

Rehabilitation, Nachsorge, Alltagsbewältigung

beits- und Versorgungsämter (s. auch Seite 283) – haben Beratungsstellen eingerichtet. Zudem gibt es in den meisten Krankenhäusern einen **Sozialdienst**, wo Sie ebenfalls kompetenten Rat und praktische Hilfsangebote erhalten können.

Leistungen der Kostenträger

Krankengeld und Übergangsgeld

Mit dem ersten Krankmeldungstag wird – in der Regel für sechs Wochen – das Arbeitsentgelt weiterbezahlt (Lohnfortzahlung). Danach erhalten Versicherte Krankengeld, wenn sie wegen einer Krankheit arbeitsunfähig sind oder zu Lasten der Krankenkasse stationär behandelt werden, z. B. im Krankenhaus. Das Geld wird wegen derselben Krankheit bis zu 78 Wochen innerhalb von drei Jahren bezahlt. Es beträgt maximal 90 Prozent des regelmäßig erzielten Nettoarbeitsentgeltes (bis zur Beitragsbemessungsgrenze). Die Zeiten des Krankengeldbezuges werden auf die Anwartschaft der Rentenversicherung angerechnet, da Beiträge weiterhin abgeführt werden (die Hälfte der Beiträge zur Renten- und Arbeitslosenversicherung zahlt die Krankenkasse, die andere Hälfte wird vom Krankengeld abgezogen).

Wenn nun eine berufstätige Patientin während der Erstbehandlung eines Brustkrebses Krankengeld erhält und die Erwerbsfähigkeit gefährdet ist, kann die Krankenkasse eine Frist von zehn Wochen setzen, innerhalb der die Betroffene den Antrag auf Rehabilitationsmaßnahmen gestellt haben muss. Denn man erwartet von dieser Maßnahme auch, dass die **Erwerbsfähigkeit** so weit wie möglich erhalten bleibt. Falls diese Frist verstreicht, kann die Krankenkasse die Zahlung von Krankengeld danach einstellen. Erst mit dem Tag der Antragstellung gibt es wieder einen Anspruch auf diese Kassenleistung.

> **INFO**
>
> Bestimmungen der privaten Krankenversicherungen oder beamtenrechtliche Regelungen weichen oft von den hier erläuterten ab. Ihre Kranken- und Rentenversicherung werden Ihnen darüber Auskunft erteilen.

Rehabilitation, Nachsorge, Alltagsbewältigung

Wer für eine Wiedereingliederung in das Erwerbsleben infrage kommt, wird während der Rehabilitation von einem Arbeitsmediziner hinsichtlich der körperlichen Leistungsfähigkeit begutachtet.

Während der Rehabilitationsmaßnahme (auch bei ambulant-teilstationärer Rehabilitation) erhalten rentenversicherte Personen, die bis zum »Leistungseintritt« Arbeitsentgelt erzielt und Beiträge an die Rentenversicherung entrichtet haben, von dieser ein **Übergangsgeld** anstelle des Arbeitsentgeltes bzw. des Krankengeldes.

Häusliche Krankenpflege

Wenn eine Betroffene nach dem stationären Krankenhausaufenthalt zu Hause Krankenpflege benötigt, übernimmt die Krankenkasse die Kosten höchstens für 14 Tage. Das geschieht durch eine entsprechende Verordnung, die beispielsweise vom Hausarzt ausgestellt wird. Er muss die Pflegenotwendigkeit damit begründen, dass nur so die medizinischen Behandlungsziele erreicht werden können und ansonsten eine stationäre Behandlung notwendig wäre. Nach Ablauf der 14 Tage ist die weitere Kostenübernahme situationsabhängig und wird durch die zuständige Krankenkasse bzw. den von ihr beauftragten »medizinischen Dienst« genau überprüft. Die pflegerische Betreuung besteht in der sogenannten Behandlungspflege, beispielsweise Verbandwechseln, Gabe von Spritzen, bei entsprechendem Bedarf auch in hauswirtschaftlicher Versorgung.

Die häusliche Krankenbetreuung ist nicht zu verwechseln mit der häuslichen Pflege, die bei entsprechender Bedürftigkeit von der Pflegeversicherung getragen wird.

Und die Kinder? Unter bestimmten Voraussetzungen gibt es Haushaltshilfen!

Für die Zeit eines Klinikaufenthaltes, einer Anschlussheilbehandlung oder Festigungskur, manchmal auch danach, wenn Sie wieder zu Hause sind, können Sie bei der Krankenkasse bzw. Rentenversicherung eine Haushaltshilfe beantragen. Voraussetzung ist im All-

Rehabilitation, Nachsorge, Alltagsbewältigung

gemeinen, dass Sie selbst zuvor den Haushalt geführt haben, keine andere in Ihrem Haushalt lebende Person (auch keine Hausangestellte) diesen weiterführen kann und dass Sie ein oder mehrere Kinder unter zwölf Jahren oder ein behindertes Kind im Haushalt betreuen.

Es werden bestimmte Stundensätze bezahlt; für eine private Kraft sind sie niedriger als für eine hauptberuflich tätige Haushälterin. Eine Privatperson wird nur bezahlt, wenn sie nicht bis zum zweiten Grad verwandt oder verschwägert ist. Ist dem so, werden lediglich die Fahrtkosten und der Verdienstausfall bei Berufstätigkeit erstattet.

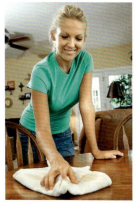

Die Haushaltshilfe müssen Sie sich selbst organisieren.

Mütter- und Mutter-Kind-Kuren

Einige wenige Sanatorien bieten diese Möglichkeit an. Geeigneter Ansprechpartner, um mehr darüber zu erfahren, ist die Krankenkasse. Informationen gibt es auch beim Deutschen Müttergenesungswerk und dem Deutschen Paritätischen Wohlfahrtsverband (Adressen im Anhang).

Arznei, Heil- und Hilfsmittel

Drei Arten ambulanter medizinischer Leistungen werden von den Krankenkassen erstattet:

→ Arzneimittel und Verbandmittel,
→ Heilmittel (bzw. -verfahren) wie Lymphdrainage oder Krankengymnastik,
→ Hilfsmittel (z. B. eine äußere Brustprothese, eine Perücke, je nach Anwendung auch Verbandmittel).

Während die Eigenbeteiligung für stationäre Behandlungsmaßnahmen wegen ein und derselben Erkrankung im Allgemeinen auf 14 Tage pro Jahr begrenzt ist, besteht für die oben genannten am-

INFO

Die *Zuzahlungspflicht* betrifft Arzneimittel, Heil- und Hilfsmittel, stationäre Krankenhausaufenthalte, auch im Rahmen einer AHB oder spätere Nach- bzw. Festigungskuren. Es gibt jedoch zahlreiche Ausnahme- bzw. Härtefallregelungen.

Rehabilitation, Nachsorge, Alltagsbewältigung

INFO

Sie können Ihre Brustprothese auch in einem normalen Büstenhalter tragen. Er sollte nicht tief ausgeschnitten sein, rundherum fest anliegen und breite Träger haben, die nicht verrutschen. Manche Firmen liefern vorgefertigte Stofftaschen (Patten) für die Prothese zum Einnähen in die Körbchen.

Prothesenbüstenhalter mit enthaltener Tasche gewährleisten ein sicheres Erscheinungsbild. Die Auswahl modischer Kollektionen, auch von BH-Slip-Kombinationen, ist groß. Selbsthaftende Prothesen machen so etwas natürlich überflüssig.

bulanten Leistungen, abhängig von der Einkommensgrenze, seitens der Versicherten jedes Mal Zuzahlungspflicht. Bei einer chronischen Erkrankung erreicht man unter Umständen aber schnell die Selbstbeteiligungsgrenze, oberhalb deren keine weiteren Zahlungen im selben Jahr mehr anfallen. Mehr dazu ab Seite 278.

Brustprothesen – Hilfsmittel, »um wieder wie vorher zu sein«
Hilfsmittel wie eine äußere Brustprothese oder Perücke sind teuer; vor allem sind sie aber ein wichtiger Beitrag zur sozialen Rehabilitation nach Brustkrebs. Deshalb gehen wir an dieser Stelle etwas ausführlicher darauf ein. Schon im Krankenhaus erhalten Frauen, denen die Brust entfernt wurde, auf Wunsch eine Erstversorgungs-Prothese. Sie ist aus Watte oder waschbarem, an der Luft trocknendem Baumwollmaterial, leicht und weich, und sie kann über dem Wundverbandspolster getragen werden. Auch unmittelbar nach der Bestrahlung wird sie – trotz oft noch etwas empfindlicher Narbe – als angenehm empfunden. Es gibt sie in verschiedenen Größen, außerdem mit »lose« erhältlichem Füllmaterial zur individuellen Formanpassung.

Eine **Prothese** zur **endgültigen Versorgung** kann angepasst werden, wenn nur noch ein dünner Wundverband nötig ist. Schwellungen im Wundbereich müssen abgeklungen sein. Eine große Modellvielfalt bietet jeder Frau die passende Lösung. Die aus Silikon gefertigten Prothesen können im (Spezial-)Büstenhalter wie auch in Bademode (s. Seite 278) getragen werden.

Oder man befestigt sie als **Haft-** bzw. **Kontaktprothese** auf der Haut. Dazu dient entweder ein Haftstreifen oder – zunehmend bevorzugt – die Innenfläche der Prothese selbst, die sich der Haut anschmiegt. Es gibt symmetrische (rund, oval, dreiecksförmig) und asymmetrische Formen (sie ahmen die natürlichen Proporti-

Rehabilitation, Nachsorge, Alltagsbewältigung

onen einer Brustseite nach; s. Seite 278). Manche Hersteller bieten auch Prothesen nach Cup-Größen an.

Variable Oberflächenverarbeitungen von Kontaktprothesen gehen mit unterschiedlichen Produkteigenschaften einher, etwa Anschmiegsamkeit, Formstabilität, guter Sitz, Leichtigkeit (so gibt es ein »Light-Modell«, das um ein Viertel leichter ist als eine Normalprothese und sich bei großer Büste anbietet). Eine selbsthaftende Brustprothese sollte allerdings erst ein halbes Jahr nach der Operation bzw. nach Abschluss der Erstbehandlung getragen werden. Die selbsthaftende Unterfläche ist hautverträglich; die Haftdauer beträgt etwa ein Jahr. Kontaktprothesen ermöglichen einen optimalen »Freiheitsgrad«, da sie jede Bewegung mitmachen. Allerdings kann die Haftkraft durch Feuchtigkeit – wenn Sport oder sommerliche Temperaturen Sie ins Schwitzen bringen – nachlassen. Meeressand lässt sich nicht leicht von der trockenen Haftfläche der Kontaktprothesen entfernen. Sie sollten in diesem Fall – wie überhaupt – die Prothese nur mit einer Spezialbürste und einer speziellen Reinigungsflüssigkeit säubern. Generell müssen Kontaktprothesen täglich gereinigt werden, weil sich bei ihrem Abnehmen ständig Hautschüppchen mit ablösen und die Kontaktfläche verändern. Dadurch vermindert sich die Haftung.

Eine unebene Narbe kann dazu führen, dass beim Schwimmen Wasser zwischen die Prothese und die Haut gelangt; auch dann ist die Haftung nicht mehr gewährleistet. Hier ist eine Haftstreifenprothese bzw. regelrechte Schwimmprothese besser, die auch in normalen Badeanzügen gut sitzt. Der Haftstreifen quillt im Wasser allerdings auf und muss nach dem Baden erneuert werden.

Ausgleichsschalen (Teilstückprothesen oder »Parts«) verbessern das kosmetische Ergebnis nach brusterhaltender Operation. Leich-

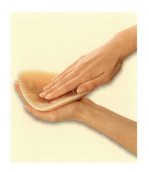

Eine gut sitzende Prothese beugt nicht zuletzt auch Fehlhaltungen und Verspannungen vor.

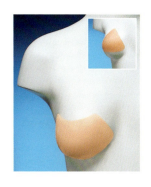

Rehabilitation, Nachsorge, Alltagsbewältigung

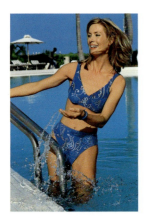

Bei der Badekleidung können Sie unter einer Vielzahl hübscher Modelle auswählen.

te Asymmetrien werden äußerlich unsichtbar gemacht – hierfür sind entweder ganze Schalen oder Ausgleichsteile nur für die obere oder untere Brustpartie nötig. Auch hier gibt es viele verschiedene Formen, Größen, Stärken und dabei jeweils auch Modelle, die auf der Haut haften.

Brustprothesen bezahlt die Krankenkasse zu 100 Prozent. Pro Jahr werden zudem die Kosten für zwei Prothesenbüstenhalter, die der Arzt verordnet, übernommen. Alle zwei Jahre hat die Patientin Anspruch auf eine neue Prothese, bei deren Schädigung oder deutlicher Veränderung der Körperproportionen auch früher. Die Versorgung mit einer Prothese steht auch dann außer Frage, wenn zu einem späteren Zeitpunkt ein operativer Wiederaufbau der Brust (s. ab Seite 181) geplant ist. Prothesengerechte Kleidung schließlich wird von der Krankenkasse **bezuschusst**. Dazu gehört auch Bademode »auf Rezept«, da Schwimmen nach übereinstimmender Auffassung die Gesundheit fördert. Weitere erstattungsfähige Hilfsmittel, beispielsweise einen Armkeil zur Hochlagerung, wird der Arzt bei Bedarf ebenfalls verordnen. Detaillierte Auskünfte über Hilfsmittel erteilen Ihnen der Sanitätsfachhandel und die Krankenkassen.

Arznei- und Heilmittel
Auch nach dem Krankenhausaufenthalt (oder der Rehabilitationsbehandlung) benötigen Sie unter Umständen Medikamente und begleitende Behandlungen mit bestimmten Heilmitteln bzw. -verfahren. Von den gesetzlichen Krankenkassen werden die dafür anfallenden Kosten zwar zum Großteil übernommen, eine Selbstbeteiligung (**Zuzahlungspflicht** s. unten und Seite 275) ist jedoch auch hier erforderlich. Die Höhe richtet sich nach den aktuellen Gebühren. Allerdings ist im **Härtefall** eine vollständige oder teilweise Befreiung von jedweder Form der Zuzahlung möglich.

Rehabilitation, Nachsorge, Alltagsbewältigung

Private Krankenversicherungen übernehmen in der Regel anfallende Kosten in einem höheren Umfang als gesetzliche. Erkundigen Sie sich jedoch unbedingt bei Ihrer Krankenversicherung nach den genauen Bedingungen.

Wann ist eine Befreiung von der finanziellen Selbstbeteiligung (Zuzahlung) möglich?

Eine **vollständige** Befreiung ist beispielsweise möglich, wenn Ihr monatliches (Familien-)Bruttoeinkommen unterhalb einer bestimmten, jährlich neu festgelegten Grenze liegt oder wenn Sie Arbeitslosen- oder Sozialhilfe bekommen. Dann wird die *Sozialklausel* der gesetzlichen Krankenversicherung wirksam. Eine **teilweise** Befreiung von der finanziellen Selbstbeteiligung wird durch die *Überforderungsklausel* gewährleistet. Sie besagt, dass die jährlichen Zuzahlungen, die Sie leisten, die Belastungsgrenze von zwei Prozent Ihres jährlichen (Familien-)Bruttoeinkommens nicht übersteigen dürfen. Bei einer chronischen Krankheit, die eine Dauerbehandlung erfordert, entfällt der Eigenbeitrag, wenn Sie ein Jahr lang Zuzahlungen in Höhe von einem Prozent des Bruttoeinkommens geleistet haben.

Den Antrag auf Befreiung von der Zuzahlung stellen Sie bei Ihrer Krankenkasse.

Fahrtkosten – »autofreie« Reha

Fahrten zu stationären Krankenhausbehandlungen werden von den gesetzlichen Krankenkassen abzüglich einer Selbstbeteiligung übernommen. Fahrten zum niedergelassenen Arzt oder einer ambulanten Behandlung im Krankenhaus zahlen Sie in der Regel selbst. Eine Ausnahme stellen ambulante »Serienbehandlungen« wie eine Strahlen- und Chemotherapie dar. In diesem Fall müssen Sie sich nur an der ersten und letzten Fahrt beteiligen. Während der stationären Rehabilitation sollten Sie übrigens auf Ihr Auto verzichten. Das ist allein schon aus medizinischen Gründen sinnvoll. Zudem schonen Sie die Natur vor Ort, von der Sie um so mehr haben, je »unberührter« sie bleibt.

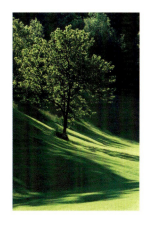

Rehabilitation, Nachsorge, Alltagsbewältigung

INFO

Sucht eine als schwerbehindert eingestufte Bewerberin Arbeit, so kann der Schwerbehindertenausweis auch von Nachteil sein. Zudem wollen viele Frauen nach einer Krebsbehandlung nicht als »behindert« gelten.

Der Schwerbehindertenausweis

Jede Frau, die sich einer Brustkrebsoperation unterziehen musste, hat Anspruch auf einen Ausweis für Schwerbehinderte – unabhängig davon, ob die Brust bei der Operation erhalten oder abgenommen wurde. Anerkannt wird mindestens eine 50-prozentige Behinderung für die Dauer von fünf Jahren. Danach wird der Behinderungsgrad zurückgestuft; in der Regel verbleiben etwa 30 Prozent. Der Ausweis kann sofort nach der Operation oder auch später beim zuständigen Versorgungsamt beantragt werden. Es werden alle Erkrankungen und Beschwerden einbezogen, auch solche, die nicht im Zusammenhang mit der Krebserkrankung stehen. Die Einstufung nimmt der medizinische Dienst des Versorgungsamtes vor. Falls die Krebserkrankung wiederkehrt, kann ein Änderungsantrag an das Amt gestellt werden.

Der Schwerbehindertenausweis berechtigt Sie u. a. zu folgenden Vergünstigungen:

→ einem erhöhten Kündigungsschutz am Arbeitsplatz. Dieser hat zur Konsequenz, dass das Arbeitsprofil einer Betroffenen ihrer Leistungsfähigkeit entsprechen muss; nötigenfalls ist der Arbeitgeber zur innerbetrieblichen Umsetzung verpflichtet. Bei dieser Entscheidung können der Betriebsarzt und, falls vorhanden, der Betriebsrat mitwirken,
→ einem Zusatzurlaub von drei bis sechs Tagen,
→ als Lehrerin zu einer Verringerung der Schulpflichtstunden,
→ zur Inanspruchnahme der Altersrente ab dem 60. Lebensjahr,
→ zu einem Steuerfreibetrag,
→ zu Erleichterungen bei der Beantragung von Wohngeld und anderen behördlichen Angelegenheiten.

Rehabilitation, Nachsorge, Alltagsbewältigung

Wiedereingliederung ins Berufsleben
Der stufenweise Wiedereintritt in das Erwerbsleben ist für Mitglieder der gesetzlichen Krankenversicherung nach einer schwereren Erkrankung eine gute Möglichkeit, um auch beruflich wieder Tritt zu fassen. So kann mit dem Arbeitgeber zunächst für die befristete Dauer von einigen Wochen oder Monaten eine reduzierte Arbeitszeit (z. B. halbtags) vereinbart werden. Währenddessen bleibt die Versicherte weiterhin krankgeschrieben. Danach steigert sich die Arbeitszeit allmählich bis zur vollen Einsatzfähigkeit. Allerdings wird die Wiedereingliederungszeit auf die 78 Wochen, in denen insgesamt Krankengeld anfällt, angerechnet. Es wird innerhalb dieser Frist weiterhin ausbezahlt, solange eine Krankschreibung vorliegt. Insofern muss die Betroffene sich rechtzeitig für die Inanspruchnahme dieser Regelung entscheiden und dies auch mit dem Arbeitgeber besprechen. Ein zusätzlich anfallendes Arbeitsentgelt, zu dessen Zahlung der Arbeitgeber jedoch nicht verpflichtet ist, wird auf das Krankengeld angerechnet.

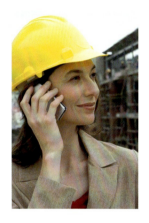

> Für viele Frauen ist die gelungene berufliche Rehabilitation ein wichtiger Schritt bei der Bewältigung ihrer Krebserkrankung. Ganz abgesehen von der Sicherung des Unterhaltes stabilisieren die Ausübung des Berufes – sei das manchmal auch anstrengender als vorher – und die damit verbundenen menschlichen Kontakte das Selbstwertgefühl und die Sinngebung im Alltag. Falls sich angesichts Ihrer Erkrankung Kolleginnen und Kollegen unsicher oder ausweichend verhalten, nehmen Sie diesen die Scheu, indem Sie offen über die Krankheit sprechen, aber auch die dadurch bedingten Grenzen der eigenen Belastbarkeit aufzeigen.

Kommt eine Weiterbeschäftigung im bestehenden Arbeitsverhältnis nicht mehr infrage, so ist das Arbeitsamt (Abteilung Rehabilitation)

Rehabilitation, Nachsorge, Alltagsbewältigung

INFO

Heute gibt es nur noch eine zweistufige Erwerbsunfähigkeitsrente. Voraussetzung für eine entsprechende halbe Rente ist, dass infolge der Erwerbsminderung nur noch zwischen drei und weniger als sechs Stunden täglich gearbeitet werden kann. Volle Erwerbsminderung liegt vor, wenn die Betroffene nur noch weniger als drei Stunden auf dem allgemeinen Arbeitsmarkt oder mehr als drei und weniger als sechs Stunden täglich tätig sein kann, aber nicht mehr vermittelbar ist.

Berücksichtigen Sie auch, dass Ihnen durch die Berentung weitere finanzielle Nachteile entstehen können.

der zuständige Ansprechpartner, um einen anderen Arbeitsplatz zu vermitteln. Es stehen Wiedereingliederungshilfen zur Verfügung, um einem neuen Arbeitgeber die Einstellung unter den gegebenen Umständen zu erleichtern. Dabei werden auch Kosten für Fortbildungsmaßnahmen einschließlich Umschulung übernommen.

Berentung

Wenn bei einer Frau, die jünger als 60 Jahre ist, die Wiedereingliederung in das Erwerbsleben nicht mehr möglich scheint, sollte zur rechten Zeit ein Antrag auf Erwerbsunfähigkeitsrente (EU-Rente) gestellt werden. Diesen muss der für die Nachsorge verantwortliche Arzt befürworten. Die Rente wird – nach entsprechender Begutachtung – nur dann bewilligt, wenn die allgemeine Wartezeit (Mindestversicherungszeit mit freiwilligen Beiträgen oder Pflichtbeiträgen) von 60 Kalendermonaten erfüllt ist und versicherungspflichtige Beschäftigungszeiten über drei Jahre innerhalb von fünf Jahren vor Eintritt der Erwerbsminderung vorliegen. Auch sogenannte Ersatzzeiten, beispielsweise Perioden der Kindererziehung, die in den letzten fünf Jahren vor Eintritt der Berentung angefallen sind, können angerechnet werden. Die Erwerbsminderungsrenten werden nur noch als Zeitrenten bis zu drei Jahren mit möglicher Verlängerung gewährt.

Auskünfte erteilen Ihnen das zuständige Amt für soziale Sicherung (früher: Sozialamt; jeweils kreisfreie Städte und Kreise). Erwerbsfähige Hilfsbedürftige können ab jetzt Arbeitslosengeld II (darin inbegriffen Regelleistungen zur Sicherung des Lebensunterhaltes usw.) sowie Sozialgeld beziehen. Ansprechpartner ist die Bundesagentur für Arbeit.

Frauen, die gern wieder in ihren Beruf zurückkehren möchten, wird geraten, eine Zeitrente möglichst zu vermeiden und die

Rehabilitation, Nachsorge, Alltagsbewältigung

Chancen der medizinischen Rehabilitation voll auszuschöpfen. Erfahrungsgemäß ist die Wiedereingliederung nach mehrjähriger Ausfallzeit schwierig. Da ist es besser, durch eine Rehabilitationsbehandlung zu Kräften, ja sogar einer gewissen Fitness zu kommen, um dann wieder – sei es auch stufenweise (s. Seite 281) – ins Berufsleben einzusteigen.

Soziale Hilfen
Wenn sich die materielle Lage einer dauerhaft voll erwerbsgeminderten oder über-65-jährigen Frau aufgrund ihrer Krebserkrankung so verschlechtert, dass sie hilfsbedürftig wird, kann die Betroffene nach dem neuen Sozialhilferecht einen Anspruch auf Grundsicherung bei Erwerbsminderung bzw. im Alter geltend machen. Die Höhe dieser Leistung entspricht der bisherigen »Hilfe zum Lebensunterhalt«. Auch gibt es Hilfen zur Gesundheit und zur Pflege (Pflegegeld). Es kommt beispielsweise für einkommensschwache, alleinstehende Patientinnen infrage, die sich aufgrund ihrer Brustkrebserkrankung nicht mehr allein versorgen können. Auch die Hilfe bei Krankheit gehört zu diesem Bereich. Die Sozialhilfe übernimmt beispielsweise die Kosten für jedwede medizinische Behandlung einschließlich Nach- und Festigungskuren für Kranke ohne Versicherungsschutz. Scheuen Sie sich nicht, Ihre Ansprüche dann, wenn sie Ihnen berechtigt erscheinen, auch geltend zu machen. Zumindest lindert das materielle Engpässe und verschafft etwas mehr Unabhängigkeit hinsichtlich der Inanspruchnahme Dritter.

Regelmäßige ärztliche Nachsorge gibt Sicherheit

Wenn die Erstbehandlung und wünschenswerterweise auch die Rehabilitation abgeschlossen sind – dies alles kann durchaus über

Rehabilitation, Nachsorge, Alltagsbewältigung

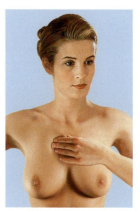

Und noch etwas sollten Sie nicht vergessen: die regelmäßige Selbstuntersuchung der Brust.

ein halbes Jahr dauern –, beginnt die Rückkehr in den Alltag. Diese Phase ist bei vielen Frauen mit einer inneren Neuorientierung verbunden, die zu einer veränderten Sicht der eigenen Bedürfnisse, Wünsche und Lebensgestaltung führt (s. auch Seite 286).

Wenn davon auszugehen ist, dass der Krebs geheilt werden konnte – und oft ist das zum Glück so –, dann ist es wichtig, dass die Betroffenen ihre Krankheit »im positiven Sinne vergessen lernen«. Natürlich meinen wir damit nicht, die in bestimmten Abständen notwendigen Kontrollen des Arztes zu vernachlässigen. Diese **Nachsorge** ist als langfristige medizinische Betreuung gedacht, die die Erfordernisse der Erkrankung stets im Blick behält. Für Sie selbst ist es dabei wichtig, dass Sie sich in jeder Hinsicht auf Ihren Arzt verlassen können. So kommen Sie zu einer sinnvollen »Arbeitsteilung«. Denn Sie selbst sollten sich nunmehr vor allem auf die Ihnen persönlich wichtigen Dinge des Lebens konzentrieren. Dennoch: Bleiben Sie in vernünftigem Maße aufmerksam und behalten Sie die vereinbarten Arzttermine auf jeden Fall im Kopf.

Ziele und Zeiten

Die Gesundung nachhaltig zu fördern, eventuelle körperliche Folgen der Behandlung zu erkennen und unter Kontrolle zu halten, ein eventuelles Wiederkehren der Erkrankung frühzeitig zu erfassen und sofort zu behandeln – das alles heißt Nachsorge. Denn auch ein neu in der operierten (oder gesunden) Brust oder im operierten Bereich auftretender Tumor kann bei sofortiger Therapie geheilt werden (s. Seite 302).

Die **Zeitspanne der Nachsorge** umfasst etwa **20 Jahre**. In den ersten fünf Jahren liegt der Schwerpunkt tatsächlich auf der Krebsnachsorge. Danach entsprechen die Untersuchungen eher wieder

Rehabilitation, Nachsorge, Alltagsbewältigung

einer regelmäßigen Krebsfrüherkennung und somit zunehmender Normalisierung.

> In den ersten drei Jahren nach Abschluss der Erstbehandlung sollte alle drei Monate eine Nachsorgeuntersuchung stattfinden, in den folgenden zwei Jahren alle sechs Monate; danach einmal jährlich. Sie sollte in erster Linie von Ihrem Frauenarzt durchgeführt werden oder von der Klinik, in der die Erstbehandlung erfolgte, wenn es dort eine Nachsorgeambulanz gibt.

Etwa fünf Jahre nach der Erstbehandlung wird die Nachsorge wieder zur Vorsorge bzw. Früherkennung.

Organisatorisches und Medizinisches

Der Untersuchungsplan zur Nachsorge richtet sich nach dem jeweiligen Tumorstadium und Behandlungsergebnis. Am Anfang jeder Kontrolluntersuchung steht immer das **ausführliche Gespräch** über Ihr körperliches und seelisches Befinden. Ihre Hinweise auf körperliche Veränderungen sind für den Arzt ganz wichtig. Beobachten Sie sich daher aufmerksam, aber nicht zwanghaft oder überängstlich. Wichtig ist, dass Sie Ihren Arzt über alles, was Sie feststellen oder spüren, auf jeden Fall rechtzeitig informieren. Er wird dem nachgehen und Sie in den meisten Fällen beruhigen können.

Immer, aber besonders dann, wenn Sie Beschwerden haben, besteht der nächste Schritt in der **körperlichen Untersuchung**. Der Arzt tastet den gesamten Brustbereich, die Achselhöhlen und die Schlüsselbeingegend auf beiden Seiten des Brustkorbes sorgfältig ab. Er prüft, ob der Arm auf der operierten Seite dicker ist als normal, sich also ein Lymphödem gebildet hat. Dabei werden beide Arme zum Vergleich stets an zwei (immer denselben) Punkten gemessen. Bei beginnendem Ödem wird der Arzt sofort eine entsprechende Behandlung (s. Seite 267) einleiten, bei stärkerer Ausprägung eventuell sogar stationär.

Rehabilitation, Nachsorge, Alltagsbewältigung

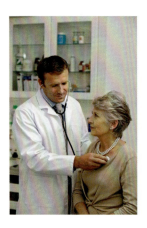

Wie oft Mammographien im Einzelfall während der Nachsorge notwendig sind, wird der Arzt immer individuell entscheiden.

Anschließend untersucht er die Lungen mit dem Stethoskop. Den Rücken klopft er mit einer speziellen Untersuchungstechnik ab. Treten dabei Schmerzen auf, kann das auf einen krankhaften Befund, beispielsweise eine Osteoporose (s. Seite 350) in diesem Skelettbereich hinweisen. Doch kann auch einfach eine harmlose Muskelverspannung vorliegen. Der Arzt wird dem nachgehen und dazu eventuell bildgebende Diagnoseverfahren, z. B. eine Röntgenuntersuchung der Wirbelsäule, eine **Computertomographie** (s. Seite 233) oder eine **Szintigraphie** (s. Seite 113), heranziehen. Auch in der Nachsorgezeit bleibt die **Mammographie** die wichtigste Untersuchung der Brust, eventuell ergänzt durch eine Sonographie.

Der Rhythmus entsprechender Kontrollen hängt davon ab, welche Operation durchgeführt wurde:

→ Nach brusterhaltender Operation ist in den ersten drei Jahren halbjährlich, danach jährlich eine Mammographie der operierten sowie jährlich der gesunden Brust notwendig.
→ Nach Abnahme der Brust wird einmal jährlich eine Mammographie der gesunden Brust durchgeführt.

Für Frauen, die ein Implantat tragen, gelten die gleichen Voraussetzungen für Kontrollmammographien wie nach einer Brustamputation. Sollte sich in einem Mammogramm ein unklarer Befund ergeben, schließt sich meist eine MR-Mammographie an.

Den Alltag meistern

Die Seele pflegen

Zurückgekehrt in einen Alltag, der nicht mehr so ist, wie er einmal war, Pläne über Bord – da sind Mut, Ziele und die Gewissheit, dass

Rehabilitation, Nachsorge, Alltagsbewältigung

man es schafft, vonnöten. Um den Kampf gegen eine ernste Krankheit langfristig aufzunehmen, bedarf es gebündelter Lebens- und Willenskraft. Bei vielen Frauen werden nach der Rückkehr in den Alltag Ängste wach, diese Kraft nicht aufzubringen. Sinn und Wege des eigenen Daseins sind plötzlich ungewiss.

»Muss jetzt alles anders werden? Welches sind nun meine Ziele?« – dieses und vieles mehr wird sich so manche Patientin sehr oft fragen. Einleuchtende, hilfreiche Aspekte, die bei der Rehabilitation zur Sprache kamen, stehen jetzt vielleicht wieder in deutlichem Gegensatz zum »scheinnormalen« Alltag. Verunsicherung über die bisherige Lebensführung, die sich als wenig veränderbar erweist, kommt auf. Viele Frauen werden sich auch Gedanken darüber machen, was sie selbst tun können, damit die Erkrankung nicht wiederkehrt, ohne Gefahr zu laufen, sich selbst und die Familie mit einem übersteigerten Gesundheitsbewusstsein zu strapazieren.

Sicher ist es in dieser Situation richtig, den selbstkritischen Blick etwas zu schärfen – aber es ist nicht nötig, alle bisherigen Gewohnheiten und Wünsche über den Haufen zu werfen. Genau das wird

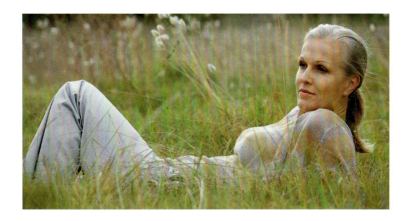

Rehabilitation, Nachsorge, Alltagsbewältigung

man bei den zahlreichen Gesprächen in der Rehabilitation oft gehört haben. Außer dem Schrecken und der tiefen Verunsicherung angesichts der Krankheit eröffnen sich aber oft auch neue Chancen und Perspektiven. Tatsächlich gewöhnen sich manche Frauen eine gesündere Lebensweise an, andere geben, wenn sie es sich leisten können und wollen, einen ohnehin nicht über die Maßen geliebten Beruf auf.

Auf einem ganz anderen Blatt stehen belastende materielle Probleme, die vor Ausbruch der Erkrankung nicht vorhanden waren und deren Bewältigung zusätzliche Energie verschlingt. Solche Dinge sollten Sie zuerst anzugehen versuchen (s. Seite 283).

Im Anhang des Buches ab Seite 389 finden Sie Organisationen, die Ihnen Adressen von Selbsthilfegruppen und psychologischen Beratungsstellen nennen können.

Ein Rat zum Schluss

Es erweist sich meist als entlastend, die Krankheit und die neue Lebenslage im Familien- oder Freundeskreis offen zum Thema zu machen. Versuchen Sie, Hilfe in für Sie vertretbarem Rahmen anzunehmen. Gut möglich ist, dass die Fortsetzung der in der Rehabilitation begonnenen Psychotherapie, zumindest aber der Kontakt mit einer Selbsthilfegruppe, hilfreich ist bzw. die bessere Stütze darstellt als überforderte Angehörige.

Psychotherapeuten, die im Umgang mit Krebspatienten besonders erfahren sind, nennen sich Psychoonkologen (s. Seite 138). Sie sind auch die richtigen Therapeuten, um beispielsweise Gespräche innerhalb der Familie einer von Brustkrebs Betroffenen zu leiten. Kinder, über die Erkrankung der Mutter aufgeklärt, leiden oft besonders unter der Angst um ihre zentrale Bezugsperson. Nicht selten reagieren sie mit heftigen Symptomen, sei es Aggressivität, sei es sozialem Rückzug, die die ganze Familie

Rehabilitation, Nachsorge, Alltagsbewältigung

zusätzlich strapazieren. Ab dem Schulalter können diese Kinder an familientherapeutisch betreuten Sitzungen teilnehmen. Finden Sie für sich den besten Weg. Ausschlaggebend ist, dass Sie nicht nur der körperlichen, sondern auf jeden Fall auch der seelischen Erholung Raum geben und lernen, mit Ihrer Erkrankung bewusst umzugehen. Beziehen Sie Partner und die weitere Familie in diesen Verarbeitungsprozess mit ein, denn alle leben jetzt mit Ängsten und fühlen sich in vielem unsicher.

Zu einigen Alltagsfragen möchten wir Ihnen jetzt noch ein paar Empfehlungen geben. Es geht um die Ernährung, sportliche Aktivitäten, Sexualität und damit verbunden die Gegenpole Empfängnisverhütung und Erhalt der Fruchtbarkeit. Auch über die leider nur eingeschränkten Möglichkeiten, mit Wechseljahresbeschwerden besser zurechtzukommen, informieren wir Sie.

Gesunde Ernährung:
kein »Gesetz«, sondern Gewinn an Lebensfreude

Während und kurz nach einer Chemotherapie mag es zunächst schwierig sein, sich überhaupt annähernd »normal« zu ernähren. Geschmacksstörungen, Übelkeit und Erbrechen, Entzündungen der Schleimhäute im Mund und Magen-Darm-Trakt, eventuell auch Durchfall oder aber Verstopfung sind häufig unangenehme Begleiter dieser Therapie (mehr dazu ab Seite 207). Manchmal genügt schon die psychische Abneigung gegenüber jeglichem Essen, dass den Frauen gründlich der Appetit vergeht. So kommt es vorübergehend nicht selten zu einer leichten Mangelernährung und Gewichtsabnahme. Manche Chemotherapeutika können einen so entstandenen Vitaminmangel verstärken, indem sie direkt in den Vitaminhaushalt eingreifen. Dazu zählen *Folsäureantagonisten* wie

Rehabilitation, Nachsorge, Alltagsbewältigung

Methotrexat (s. Tabelle 5, Seite 274), die den Stoffwechsel des Vitamins *Folsäure* beeinträchtigen. Das kann die Tendenz zu Blutarmut, Zungenbrennen, Magen-Darm-Beschwerden eine Zeit lang verstärken. Am ehesten wird Ihnen eine leichte Kost bekommen. Verteilen Sie sie auf kleinere, aber häufigere Portionen über den Tag. Wenn die Nebenwirkungen abgeklungen sind und es Ihnen nach der Erstbehandlung langsam wieder besser geht, können Sie sich schrittweise auf eine gesunde Ernährung einstellen. Dazu nachfolgend noch ein paar Tipps.

Worauf es im Wesentlichen ankommt

Wie wir im Kapitel »Wie entsteht Brustkrebs?« schon erwähnt haben und auf Seite 293 nochmals erläutern werden, gibt es **keine** wirksame »Anti-Krebsdiät«. Auch gehen Wissenschaftler heute nicht mehr davon aus, dass das Brustkrebsrisiko durch eine an Gemüse und Obst reiche Ernährung generell »vorbeugend« gesenkt werden kann (s. ab Seite 67). Zur Situation nach einer Krebsbehandlung gibt es weniger Daten (vgl. aber Seite 291).

Diese Empfehlungen zielen zunächst einmal auf die Zeit nach der Erstbehandlung ab, wenn es darum geht, eine bislang vielleicht eher ungünstige Ernährungsweise auf eine gesündere umzustellen.

Ärzte wie Ernährungswissenschaftler empfehlen eine »normale«, jedoch nährstoffreiche und hochwertige Ernährung. Dabei kommt es auf die darin enthaltenen komplexen Kohlenhydrate als Energiequelle (u. a. natürliche Stärke, wie sie beispielsweise in Kartoffeln oder Hülsenfrüchten vorkommt), genügend Vitamine, Mineralstoffe, Spurenelemente, sekundäre Pflanzenstoffe und auf Ballaststoffe an (s. auch Seite 70). All das liefern in erster Linie Obst und Gemüse. Entdecken Sie den Wochenmarkt mit seiner Vielfalt an frischen Produkten. Natürlich können Sie zwischendurch auch mal mit Tiefkühlkost improvisieren. Wichtig ist, dass Sie Freude an der Ernährung finden und sie abwechslungsreich gestalten. Knollen-, Blatt- und Zwiebelgemüse bieten ein »günstiges Spektrum« an sekundären Pflanzenstoffen. Grünes Gemüse und

Rehabilitation, Nachsorge, Alltagsbewältigung

Hülsenfrüchte sind zudem gute Folsäurelieferanten. Wählen Sie als Grundnahrungsmittel öfter Vollkornprodukte. Und: Bevorzugen Sie Fette pflanzlicher Herkunft, beispielsweise Raps- oder Leinöl, die einen höheren Anteil an mehrfach ungesättigten Fettsäuren haben, etwa der Sorte Omega- 3; sie sollen günstige Wirkungen auf Immun- und Entzündungsvorgänge im Körper sowie bei der Zellteilung haben.

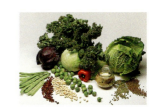

Fleisch müssen Sie nicht von Ihrem Speisezettel streichen; Sie können es aber gegen die eine oder andere Fischmahlzeit austauschen.

Was als gesund und was als ungesund gilt

Gesund
- → Obst und Gemüse – ob heimisch oder exotisch – in allen Variationen.
- → Stärkereiche Energielieferanten, z. B. Kartoffeln, weiße Bohnen und andere Hülsenfrüchte in Mengen von insgesamt 400 bis 800 Gramm pro Tag.
- → Sparsamkeit bei rotem Fleisch: nicht mehr als 80 bis 120 Gramm täglich, noch besser: nicht täglich!
- → Gesamtfettanteil der Nahrung beträgt maximal 15 bis 30 Prozent der Energiezufuhr; pflanzliche Öle wie die rechts oben genannten, aber auch Olivenöl sind bevorzugte Fettlieferanten.

Ungesund
- → Industriell gefertigte Produkte wie Konserven, konfektionierte Wurst- und Backwaren (Stichworte: sogenannte *trans-ungesättigte* Fettsäuren durch Härtung; »leere«, nicht komplexe Kohlenhydrate in Produkten aus Weißmehl und Haushaltszucker).

INFO

In und nach den (auch behandlungsbedingt vorzeitig eintretenden) Wechseljahren neigt das Knochengerüst zur Osteoporose (Verlust der Knochenmasse). Kalziumreiche Kost in Verbindung mit Vitamin D und Fluoriden (verordnet der Arzt) stützt es. Gute Kalziumquellen sind magere Milchprodukte (z. B. Käse, Joghurt, Quark).

Rehabilitation, Nachsorge, Alltagsbewältigung

→ Alkoholkonsum: Wenn Sie mehr als 10 bis 15 Gramm Alkohol pro Tag zu sich nehmen (das entspricht z. B. höchstens einem Glas eines leichteren Weines zu maximal etwa 125 Millilitern; s. auch Seite 73), so gilt das als gesundheitsschädigend.
→ Tabak: Werden Sie leidenschaftliche Nichtraucherin!

Dass eine gesunde Mischkost mit vielen frischen Bestandteilen das Wohlbefinden positiv beeinflusst, zeigte schon eine amerikanische Ernährungsanalyse von rund 42 000 Brustkrebspatientinnen, die an dem so genannten *Breast Cancer Detection Project* der nationalen amerikanischen Gesundheitsinstitute teilnahmen (s. Abb. 43, unten; »Breast Cancer Detection Project« bedeutet Projekt zur »Enttarnung« von Brustkrebs). Da es sich gemäß heutigem Wissensstand um eine für den Körper allgemein vorteilhafte Ernährungsweise handelt, wird sie nach einer Krebserkrankung erst recht nicht falsch sein. Jedoch darf man sich davon weder einen »Vorbeugungseffekt«, geschweige denn eine heilende Wirkung erwarten. Dies gilt umso mehr für so genannte »Krebsdiäten« (s. rechts)!

Nahrungsmittel mit Pluspunkten		
Äpfel, Birnen	Knollengemüse	Vollkornbrot (auch -toastbrot) und andere Vollkornprodukte; Roggenbrot und -brötchen
Orangen, Pampelmusen, andere Zitrusfrüchte und entsprechende Säfte	Möhren oder Mischgemüse mit Karotten	
	Grüner Salat	
Bohnen und andere Hülsenfrüchte	Kartoffeln	Maisbrot, Maiskuchen oder Hafergrütze
Tomaten	Gebratenes oder gedünstetes Huhn oder Truthahn	
Brokkoli, Kohlrabi und andere Kohlarten		Fettarme Milch oder Getränke und Speisen mit fettarmer Milch (fettarme Milchprodukte)
Spinat, Lauch	Leicht gebratener oder gedünsteter Meeresfisch	

Abb. 43   Schutz vor Krebs? Wovon Sie viel verzehren können – eine Auswahl.

Rehabilitation, Nachsorge, Alltagsbewältigung

»Krebsdiäten« – nichts ist dran!
Keine der vielen mit dem unseriösen und irreführenden Etikett »Krebsdiät« versehenen Ernährungsweisen konnte unter Beweis stellen, dass sie zu Heilungen geführt oder den Krankheitsverlauf bei Krebs in irgendeiner Weise günstig beeinflusst hätte. Strikt abzulehnen sind »radikale Krebsdiäten«, da sie oft sehr unausgewogen sind. Teilweise bergen sie sogar die Gefahr einer Mangelernährung. Zudem beruhen sie nicht selten auf unsinnigen Vorstellungen wie beispielsweise derjenigen, den Tumor »auszuhungern« (s. auch Kapitel »Alternative Verfahren in der Krebsbehandlung« ab Seite 253 und Abschnitt »Studie ist nicht gleich Studie« ab Seite 237 – zwei fundamentale Gegensätze). Schließlich sind sie unattraktiv für Gaumen und Augen, weil geschmacklich fade und optisch eintönig. Die Augen essen aber bekanntlich mit.

> **TIPP**
>
> Statt sich auch noch mit obskuren Diäten zu bestrafen, sollten Sie das Leben genießen und sich etwas Gutes tun – z. B. mit einer gesunden, köstlichen Ernährung!

Abschließend noch Beispiele für solche Radikaldiäten, die unserer Meinung nach abzulehnen sind:

- strenge Trennkost nach Hay,
- Heilkost nach Windstosse,
- Makrobiotik nach Ohsawa,
- Rote-Bete-Saft-Kur nach Seeger,
- Saftkur nach Breuss.

Krebs, Immunsystem und Sport

Regelmäßige körperliche Aktivität – das ist inzwischen bewiesen – kann auch bei krebskranken Menschen Befinden und Immunabwehr verbessern (beispielsweise also die Infektionshäufigkeit senken). Klinische Studien haben gezeigt, dass nach einer Chemotherapie durch ein sportmedizinisch geleitetes Training über sechs Wochen ein körperliches Leistungsplus von bis zu 30 Prozent erreichbar ist.

Rehabilitation, Nachsorge, Alltagsbewältigung

Die Erfahrung hat gezeigt, dass während der behandlungsfreien Tage zwischen den Chemotherapiezyklen ein leichtes Ausdauer- oder Krafttraining nach kurzer Schonung gut tut. Dagegen sprechen lediglich schlecht eingestellte Begleiterkrankungen (z. B. zu hoher Blutdruck), körperliche Schwäche oder unter der Therapie zu stark abgesunkene Blutplättchen (s. Seite 223).

Info

Informationen über Sportgruppen im Rahmen des ambulanten Rehabilitationssportes finden Sie in Sportvereinen Ihres Wohnortes, beim Landessportbund oder auch bei der »Frauenselbsthilfe nach Krebs« (s. Anhang). Sich zu bewegen und körperlich zu kräftigen, Gedankenaustausch mit anderen Betroffenen – das sind nur einige der positiven Erfahrungen, die viele Frauen aus der neuen Aktivität ziehen.

Was bedeutet das für den Alltag? Schon im Rahmen der stationären medizinischen Rehabilitation wird die individuelle Belastbarkeit einer Patientin geprüft und dann mit einem behutsamen und zugleich effektiven Bewegungs- oder sogar Trainingsprogramm begonnen. Im Idealfall hält man die vielleicht neu für sich entdeckte sportliche Begeisterung auch nach der Rehabilitation aufrecht. Eine gute Möglichkeit dazu sind die Sportgruppen im Rahmen des Rehabilitationssportes (s. Info in der Randspalte).

Beim therapeutischen Wandern verbinden sich körperliche Bewegung mit gedanklichem Austausch. Wenn Ihnen das gefällt und gut tut, können Sie sich zu Hause nach einer Wandergruppe (s. Anhang: »Deutscher Sportbund«) umschauen oder sogar selbst eine gründen.

Um körperliche **Fitness** aufzubauen, sind trainierende Aktivitäten wie Laufen, Radfahren, Walking natürlich geeigneter. Dabei wird, anders als beim therapeutischen Wandern, auf Merkmale wie optimale Belastungsintensität (während des Sports sollte man noch einen mittellangen Satz zusammenhängend und ohne Atemnot sprechen können), optimaler Belastungsumfang (anfangs 10 bis 20, später 30 bis 40 Minuten) und optimale Belastungshäufigkeit (zunächst zwei- bis dreimal pro Woche, später nahezu täglich) geachtet.

Wege zu einer neuen Sexualität

Sexuelle Schwierigkeiten nach der Brustkrebserkrankung kommen bei Zusammenkünften von Frauen in Selbsthilfegruppen oder im Rahmen der Psychotherapie häufig zur Sprache. Als Auslöser spielen seelische Konflikte bzw. Partnerschaftsprobleme eine große

Rehabilitation, Nachsorge, Alltagsbewältigung

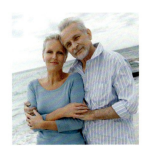

Rolle. Mindestens so bedeutsam, teilweise auch ursächlich damit verknüpft, sind körperliche Beeinträchtigungen, insbesondere die fehlende oder unbefriedigend erhaltene Brust. Den eigenen Körper nach der Krankheit wieder zu akzeptieren – und ohne Scheu dem Partner oder Ehemann zu begegnen –, kann oft sehr lange dauern. Zwar ist das Bedürfnis nach Zärtlichkeit und Kontakt gerade in dieser Lebensphase oft besonders stark, doch steht dem häufig die Angst, sexuell nicht mehr attraktiv zu sein, entgegen. Gerade eine sexuelle Beziehung kann Ihnen aber helfen, nach der Krankheit Ihr Selbstwertgefühl als Frau wiederzuerlangen. Auch wenn es Ihnen schwerfällt: Versuchen Sie von Anfang an, mit Ihrem Partner über Ihre und seine Ängste zu sprechen. Vielleicht deuten Sie z. B. eine Rücksichtnahme seinerseits als Ablehnung – ein echtes Missverständnis, das durch ein offenes Wort aufgelöst werden kann (s. auch Seite 164).

Körperliche Probleme sind nicht immer auf Anhieb in den Griff zu bekommen. So sind vielleicht noch für einige Zeit Operationsfolgen zu spüren: Brust und Arm der operierten Seite schmerzen, die Beweglichkeit des Armes ist noch eingeschränkt, und Sie können vielleicht zunächst nur auf einer Seite liegen und schlafen. Ein therapeutisch erzwungener Ausfall der Geschlechtshormone führt oft zu Trockenheit der Scheide. Die Schleimhaut kann so beim sexuellen Kontakt leicht verletzt, das Sexualleben beeinträchtigt werden. Ein wasserlösliches Gleitmittel kann helfen, dieses Hindernis zu überwinden. Oft lässt sich nicht klar unterscheiden, ob ausschließlich die körperlichen Schwierigkeiten oder auch seelische Einflüsse dem sexuellen Interesse entgegenstehen. Meist geht beides auf irgendeine Weise Hand in Hand. Auch hier gilt: Sprechen Sie offen mit Ihrem Ehemann oder Partner über Ihre körperlichen Probleme und suchen Sie gemeinsam nach neuen Wegen der sexuellen Begegnung.

Achtung

Hormonhaltige Cremes, die in die Scheide eingeführt werden, dürfen nur nach Rücksprache mit dem Arzt eingesetzt werden. Frauen mit einem hormonabhängig wachsenden Tumor sollten besonders vorsichtig sein. Außerdem gibt es Unterschiede zwischen den Präparaten: Während östradiolhaltige Cremes auf keinen Fall angewendet werden sollten, sind östriolhaltige eventuell verwendbar.

Die Chemo- bzw. Hormontherapie kann das Allgemeinbefinden und das Bedürfnis nach Sexualität vorübergehend oder länger stören.

Rehabilitation, Nachsorge, Alltagsbewältigung

Bedenken Sie:
Sie sind mit Ihrem Problem nicht allein!

> Das Wichtigste in dieser Lebensphase ist, dass Sie Ihrem Körper gegenüber wieder zu einer positiven Einstellung finden. Geben Sie sich für diesen Entwicklungsprozess Zeit. Lassen Sie Ihren Partner jedoch an den gedanklichen und seelischen Schritten, die Sie vollziehen, teilhaben.

Empfängnisverhütung bei und nach Brustkrebs

Wird einer Frau während oder nach der Behandlung zur Empfängnisverhütung geraten, so gibt es verschiedene Möglichkeiten. Nach erfüllter Familienplanung sinnvoll und sicher ist die **Sterilisation**. Der Eingriff ist für beide Partner möglich, für den Mann jedoch ungleich weniger aufwendig. Gute Sicherheit bieten auch in die Gebärmutter eingelegte *Pessare* (**Spiralen**). Die Kupferspirale kann jedoch verstärkte Monatsblutungen auslösen und Unterleibsentzündungen begünstigen. Die Hormonspirale, die in der Gebärmutter Gestagene freisetzt, bewirkt eine abgeschwächte oder ausbleibende Regelblutung. Die hormonelle **Empfängnisverhütung mit der Antibabypille** wird nicht empfohlen.

Umständlicher, in puncto Sicherheit sehr abhängig von korrekter Anwendung, jedoch nebenwirkungsfrei sind **Barrieremethoden** und **natürliche Methoden**. »Barrieren« sind zum einen Kondome für den Mann sowie Scheidenpessar (*Diaphragma*) und Verhütungskappe für die Frau (werden vor dem Einsetzen noch mit einem Spermien abtötenden Gel bestrichen). Zum anderen sind chemische Mittel selbst – Zäpfchen, Schaumspray, Creme oder Gel für die Scheide – Barrieren, aber »durchlässige«. Ein Minicomputer zur Empfängnisverhütung unterstützt die natürliche Methode der *Basaltemperaturmessung* (die Körpertemperatur steigt nach dem Eisprung um 0,2 bis 0,5 °C an) wie auch der Beobachtung des *Zervixschleims* (Schleim, der im Inneren des Gebärmutterhalses gebildet wird und während der fruchtbaren Phase im eingetrock-

Rehabilitation, Nachsorge, Alltagsbewältigung

neten Ausstrich eine »Farnkrautstruktur« hat). Beide Methoden funktionieren auch ohne Minicomputer. Voraussetzung (natürlich auch für eine Schwangerschaft): Der Eisprung blieb erhalten. Eine ausbleibende Menstruation während einer Chemo- oder Hormontherapie sagt darüber nichts aus. Es können trotzdem Eisprünge stattfinden, theoretisch also auch eine Empfängnis.

Was tun bei Kinderwunsch?

Es ist möglich, dass sich nach der Brustkrebstherapie wieder normale Menstruationszyklen einspielen. Doch können Chemotherapeutika auch zu Unfruchtbarkeit führen. Lassen Sie sich vor Therapiebeginn von Ihrem Gynäkologen beraten, wenn Sie dringenden Kinderwunsch haben. Sie können sich auch an eine reproduktionsmedizinische Schwerpunktpraxis wenden. Es gibt prinzipiell die Möglichkeit, Eizellen zu entnehmen und aufzubewahren (*Fertilitätsreserve*). Außerdem wird mithilfe von GnRH-Analoga versucht, die Eierstöcke vor der Chemotherapie »künstlich« auszuschalten. Dies scheint allerdings nicht in dem Maße zu funktionieren, wie man es sich erhofft hat, wie jüngste Untersuchungen zeigen. Diese Methode kann nicht als sicher angesehen werden.

Und bei Wechseljahresbeschwerden?

Frauen, die in die Wechseljahre gekommen sind (therapiebedingt vorzeitig oder aber »zeitgerecht«), fühlen sich in der Regel am stärksten durch Hitzewallungen, Depressionen, Konzentrationsprobleme, Schlafstörungen sowie trockene Schleimhäute im Bereich von Blase, Harnröhre und Scheide (und infolgedessen oft durch Schmerzen beim Geschlechtsverkehr) beeinträchtigt. Dagegen helfen prinzipiell Hormone. Falls die Gebärmutter nicht ent-

> Zur Behandlung von Hitzewallungen kann das Präparat Venlafaxin, das eigentlich zur Behandlung von Depressionen dient, sinnvoll sein. Versuchen Sie es auch mit Salbeitee!

Rehabilitation, Nachsorge, Alltagsbewältigung

fernt wurde, kommen theoretisch Östrogene kombiniert mit Gestagenen infrage, ansonsten nur Östrogene. Unter dem Einfluss der Östrogene – in der Zeit der Einnahme – verbessert sich die Knochendichte, was einer Osteoporose entgegenwirkt. Dies wäre besonders für jüngere Frauen, denen nach der Krebstherapie über eine lange Zeitspanne Östrogene fehlen, wichtig. Zwei große Studien haben aber gezeigt, dass eine Hormon(ersatz)therapie nach beendeter Brustkrebsbehandlung das Risiko für ein Wiederauftreten des Tumors erhöht. Daher wird von dieser Therapie im Allgemeinen Abstand genommen.

Hormone und die »Alternativen«

Wurde nun bei einer Frau in der Vergangenheit ein hormonrezeptor-negativer Brustkrebs (s. Seite 157) behandelt (geheilt) und treten in der Folgezeit starke klimakterische Beschwerden auf, so können diese im Einzelfall unter regelmäßigen Kontrollen mit einer Hormonbehandlung angegangen werden. Nach sechs Monaten empfiehlt sich ein erster Auslassversuch. Bei hormonrezeptor-positiven Tumoren lehnen die meisten Frauenärzte Hormonpräparate gegen Wechseljahresbeschwerden ab. Selbst gegen die örtliche Anwendung von Cremes, die ein Östrogen enthalten (z. B. *Östradiol*) und im Prinzip zur Behandlung einer trockenen Scheide geeignet sind, gibt es Bedenken. Vorsicht geboten ist außerdem bei der Substanz *Tibolon*. Studien haben gezeigt, dass bei Frauen mit Brustkrebs, die dieses Steroidhormon regelmäßig benutzten, eine höhere Rückfallrate zu verzeichnen war.

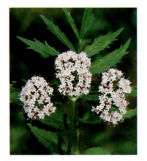

Versuchen Sie es doch mit einem Baldrianpräparat.

Probieren Sie ruhig **naturheilkundliche Mittel** aus. Bedingt geeignet sind Präparate mit *Johanniskraut-* oder *Silberkerzenextrakten*. Letztere sind wegen der darin enthaltenen Phytoöstrogene (s. Seite 67) allerdings bei hormonempfindlichem Brustkrebs ebenfalls nicht angezeigt, und bestimmte Chemotherapien und v. a. biolo-

Rehabilitation, Nachsorge, Alltagsbewältigung

gischen Substanzen wie Lapatinib lassen die Anwendung von Johanniskraut als nicht empfehlenswert erscheinen. In klinischen Studien konnte für keines der beiden Präparate eine Effekt nachgewiesen werden. Schlafmittel mit Auszügen aus *Baldrian, Hopfen, Melisse, Passionsblume* sowie *homöopathische* Zubereitungen können Sie durchaus einsetzen. Sie verbessern das Befinden in Verbindung mit körperlicher Aktivität, Physiotherapie und Entspannungstechniken meist schon spürbar. Auch Akupunktur kann die Beschwerden lindern. Antidepressiva der jüngeren Generation wie Venlafaxin haben sich als sehr wirkungsvoll erwiesen. Sie sind bei Hitzewallungen alle gleichsam effektiv, können jedoch die Wirkung von Tamoxifen reduzieren, indem sie das Enzym hemmen, das Tamoxifen in den eigentlich wirksamen Stoff Endoxifen umwandelt. Das Medikament mit der stärksten Wechselwirkung ist Paroxifen, das daher nicht eingesetzt werden sollte. Unbedenklich ist dagegen Venlafaxin. Auch weitere, am Nervensystem wirksame Medikamente, wie z. B. Gabapentin, können helfen; ihr Einsatz richtet sich nach den weiteren Wechseljahresbeschwerden und den zu erwartenden (Neben-)Wirkungen.

Bewegung, eine kalziumreiche Ernährung, Präparate mit Vitamin D und Kalzium helfen im Übrigen auch gegen Osteoporose.

> Versuchen Sie, den neuen Lebensabschnitt anzunehmen und ihn in Ihrem Sinne zu gestalten. Die den Körper und (scheinbar) das ganze Leben negativ verändernde Erfahrung der Krebserkrankung kann ein Aufbruch sein, der auch Positives mit sich bringt. Beziehungen fortan ehrlicher zu bewerten, Gefühle intensiver zu erleben und die eigenen Schwerpunkte anders zu setzen – das bedeutet auch mehr Selbstbestimmung und Zufriedenheit.

Nur bei ausgeprägten depressiven Symptomen wird der Arzt eventuell die vorübergehende Behandlung mit einem Antidepressivum vorschlagen. Eine (begleitende) Psychotherapie ist sinnvoll, wenn die Betroffene dazu motiviert ist.

Behandlung des fortgeschrittenen Brustkrebses

Trotz intensiver Behandlung ist es möglich, dass der Brustkrebs irgendwann wieder am Ursprungsort in Erscheinung tritt, dies ist bei 2 bis 20 Prozent der Frauen der Fall. Auch dann bestehen gute Heilungschancen. Zeigt sich der Tumor andernorts im Körper, geht es darum, diese Absiedelungen möglichst unschädlich zu machen und mit ihnen verbundene Beschwerden zu beseitigen. Dies kann die Lebensqualität nachhaltig verbessern. Wird ein Brustkrebs erst im fortgeschrittenen Stadium festgestellt, so zielt die Behandlung darauf ab, ihn zu begrenzen, die beschwerdefreie Zeitspanne zu verlängern und Komplikationen vorzubeugen.

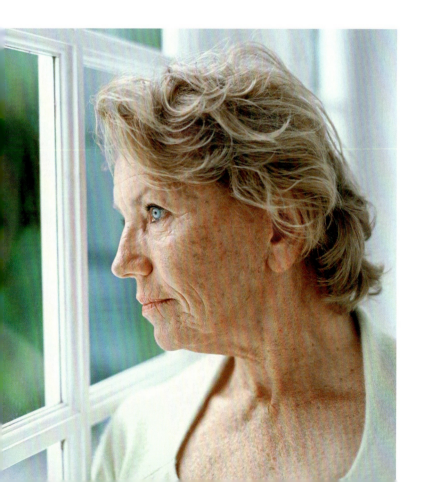

Behandlung des fortgeschrittenen Brustkrebses

Dagegenhalten, wenn der Tumor zurückkehrt

Die Bedeutung eines örtlich wiederkehrenden Brustkrebses (*Lokalrezidiv* oder kurz: *Rezidiv*) für den Krankheitsverlauf ist bei jeder Frau sehr verschieden.

> Grund zur Hoffnung: **Mindestens ein Drittel** der von einem Lokalrezidiv Betroffenen wird **geheilt**. Entscheidend ist erneut die Früherkennung. Dazu tragen regelmäßige Mammographien wesentlich bei.

Neue Arzneimittel gegen Brustkrebs (mehr dazu ab Seite 322) können auch Metastasen nachhaltig zurückdrängen.

Wenn sich der Tumor im Körper ausgebreitet hat, wenn also *Fernmetastasen* (s. Seite 313) vorhanden sind, ist eine Heilung meist nicht mehr möglich. Doch bestehen Aussichten, die Erkrankung über Jahre unter Kontrolle zu halten, sie anzunehmen und mit ihr zu leben.

Erneut vor Ort

Äußerliche Anzeichen für eine neue Geschwulst in der operierten Brust oder – nach Entfernung der Brust – in der Brustwand können kleine knotige Vorwölbungen, Rötungen und Verhärtungen sein. Gehen Sie gleich zu Ihrem Arzt, wenn Sie Derartiges feststellen, damit schnell die richtigen Schritte eingeleitet werden. Die erneute Behandlung richtet sich nach Art und Ausdehnung der neuen Geschwulst.

Wiederkehr in der operierten Brust

Zeigt sich ein verdächtiger Befund nur im Mammogramm der operierten Brust, muss er zügig weiter abgeklärt werden. Hier bieten sich die MR-Mammographie (s. Seite 110) und/oder die Entnahme

Behandlung des fortgeschrittenen Brustkrebses

einer Gewebeprobe mit Hilfe einer minimal invasiven Stanzbiopsie (s. ab Seite 116) an. Aus einer äußerlich erkennbaren Gewebeveränderung hingegen kann direkt eine Probe entnommen werden.

Zugleich wird der Arzt den Gesundheitszustand und das aktuelle Krankheitsstadium der betroffenen Frau diagnostisch genau (vgl. Seite 160) überprüfen, übrigens auch die gesunde Brust, um die Therapie so genau wie möglich darauf einzustellen. Falls inzwischen die Wechseljahre eingetreten sind, so wäre das ebenfalls für die Behandlung von Bedeutung.

Bestätigt sich die Wiederkehr des Tumors tatsächlich feingeweblich, so führt oft kein Weg daran vorbei, die Brust nun abzunehmen. Durch diese Maßnahme und eine medikamentöse Nachbehandlung können etwa ein Drittel der erkrankten Frauen noch **geheilt** werden!

Ein plastisch-chirurgischer Wiederaufbau (s. Seite 184) ist prinzipiell möglich. Dabei kommt es wieder ganz auf die individuellen Voraussetzungen an: Wurde bereits bei der Erstoperation körpereigenes Gewebe zur Ausformung der erhalten gebliebenen Brust verwendet? Sind genügend eigene Gewebereserven vorhanden, um gegebenenfalls eine größere Lücke zu decken? Wie gut ist der körperliche Zustand der Frau? Hinsichtlich der Durchführung des plastisch-operativen Eingriffs erinnern wir an die auf Seite 181 gegebenen Empfehlungen. Auch ist es immer vorteilhaft, wenn Sie zu dem Operateur gehen, der Ihre Behandlungssituation bereits kennt.

Wiederkehr an der Brustwand

Auch ein Tumor, der nach Entfernung der Brust im Bereich der Narbe oder Brustwand entstanden ist (ist seltener als das Wieder-

> **INFO**
>
> Unter Umständen kann ein Lokalrezidiv sogar nochmals brusterhaltend operiert werden. Allerdings wird dann in der Regel auf eine zweite Bestrahlung verzichtet. Meist ist aber die Entfernung der Brust empfehlenswerter.

Behandlung des fortgeschrittenen Brustkrebses

Gut behandelbar sind insbesondere einzelne, kleine, oberflächliche Tumorbildungen im Narbenbereich.

auftreten in der Brust), kann geheilt werden. Wenn die Überprüfung des Tumorstadiums keine wesentliche Veränderung ergibt, insbesondere keine Fernmetastasen, wird der Tumor zuerst chirurgisch angegangen. Schon im Vorfeld muss der Operateur die »örtlichen Verhältnisse« des erkrankten Gebietes genau kennen. Dazu verhilft ihm, sofern notwendig, eine entsprechende Computer- oder Magnetresonanztomographie des Brustraumes. Anhand der daraus gewonnenen Ergebnisse versucht er so eingreifend wie nötig und so schonend wie möglich zu operieren. Um den Tumor restlos zu entfernen, ist jedoch manchmal die Mitnahme einzelner angrenzender Rippen oder eines Teils des Brustbeines notwendig. Gleichwohl kann die Stabilität des Oberkörpers gewahrt bleiben. Das entfernte Tumorgewebe wird erneut auf seine feingeweblichen Risikomerkmale einschließlich Hormon- und HER2/neu-Rezeptoren untersucht.

Danach werden der operierte Bereich, eventuell auch das Lymphabflussgebiet, vor allem aber miterkrankte Lymphknoten oberhalb und unterhalb des Schlüsselbeins bestrahlt. Wenn der Arzt die Gefahr, dass sich die Erkrankung weiter ausdehnen könnte, als hoch einstuft, dann wird er zusätzlich eine systemische Therapie vorschlagen. Es ist allerdings auch möglich, dass ein im Bereich der Brustwand wiedergekehrter Tumor nicht von vornherein operativ behandelt wird. Der Arzt entscheidet die beste Vorgehensweise immer anhand der individuellen Gegebenheiten.

Wiederkehr in der Achselhöhle

Ein (erneut) in der Achselhöhle auftretender Tumor kann – nach der früheren Operation dort verbliebene – einzelne Lymphknoten und/oder das sie umgebende Gewebe befallen haben. Wiederum hängt die weitere Behandlung von der Überprüfung des Krank-

Behandlung des fortgeschrittenen Brustkrebses

heitsstadiums ab. Meist wird die Achselhöhle nochmals operiert. Eine zusätzliche Bestrahlung ist überlegenswert.

Sie könnte aber das **Lymphödemrisiko** (s. Seite 263), das bereits durch die Zweitoperation steigt, erheblich vergrößern. Dieses Risiko wird der Arzt sorgfältig gegen die – durch eine Bestrahlung verringerte – Gefahr der wiederholten Tumorbildung vor Ort abwägen. Wenn das Rezidiv nicht ausreichend oder keinesfalls nachoperiert werden konnte, liegt die Entscheidung für eine ergänzende oder alleinige Strahlentherapie auf der Hand, zumal wenn im Rahmen der Erstbehandlung noch keine Bestrahlung durchgeführt wurde.

Wiederkehr über dem Schlüsselbein

Bei dieser meist als Knoten auftretenden Tumorneubildung wird eine operative Entfernung meistens mit einer Bestrahlung kombiniert. Jedoch sollte die operative Entfernung nur dann in Erwägung gezogen werden, wenn durch vorhergehende Untersuchungen gezeigt werden konnte, dass durch die Operation eine komplette Entfernung der Metastasen möglich ist. Bei Fernmetastasen – auch wenn sie mit einem Lokalrezidiv einhergehen – werden die Operation und die Bestrahlung oft zugunsten einer auf den ganzen Körper wirkenden Therapie (s. Seite 313) zurückgestellt. Mit den jetzt oder schon früher für Sie »zuständigen« Fachärzten im onkologischen Team eines Brustzentrums kann der beste Behandlungsweg ausgearbeitet werden.

Den Kopf nicht hängen lassen!

Bei einem Rezidiv schätzt der Arzt den Krankheitsverlauf – objektiv begründbar – oft erheblich günstiger ein als die Betroffene

INFO

Die zusätzliche systemische Therapie ist bei der Rezidivbehandlung nur eine »Option«. Die krankheitsfreie Phase kann durch eine Chemotherapie verlängert werden, doch ist noch unklar, ob dies auch die Überlebensaussichten verbessert. Eine Hormontherapie (oder deren Umstellung) kommt infrage, wenn der Brustkrebs positive Hormonrezeptoren aufweist, eine Behandlung mit Trastuzumab bei HER2/neu-positivem Karzinom.

Behandlung des fortgeschrittenen Brustkrebses

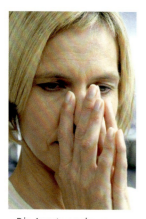

Die Angst vor einem Rezidiv gehört zu den häufigsten Problemen nach der Brustkrebs-Operation. Tritt es ein, fühlen sich viele Frauen auf schreckliche Weise in ihrer Besorgnis bestätigt.

Muten Sie sich Ihrem Arzt zu!

selbst, die zum zweiten Mal unter dem Schock der Krebsdiagnose steht. Der zurückgekehrte Tumor droht das Vertrauen in den eigenen Körper und in die Medizin zu zerstören. Alles wankt – die mühsam aufgebaute Zuversicht, die neu gefassten Perspektiven, die zurückeroberte Verfügbarkeit über sich selbst.

»Es war so, als ob mir jetzt endgültig der Boden unter den Füßen weggezogen wurde. Über allem lag ein noch dichterer Schleier von Angst und Dunkelheit ...« – so beschrieb eine Patientin ihr Gefühl der Ohnmacht, als sie von ihrem Rezidiv erfuhr.

Versuchen Sie, die Verzweiflung nicht überhandnehmen zu lassen und Ihre medizinische Situation genau zu verstehen. Fragen Sie nach – immer wieder, bis Sie glauben, alles, was Sie wissen möchten, auch wirklich erfahren zu haben. Wenn der **Arzt Ihres Vertrauens** Ihnen Hoffnung macht, wird er wissen, warum, und wenn er weiß, warum, wird er Ihnen das auch begründen können. Versuchen Sie, ihm zuzuhören, aber seien Sie nicht die angepasste, brave Patientin, die alles klaglos und fraglos erträgt. Zeigen Sie ihm Ihre berechtigten Gefühle – Ihre Ängste, vielleicht auch Ihre Wut und Enttäuschung. Sagen Sie ihm, wo Sie Schmerzen oder anderes spüren, auch auf die Gefahr hin, jetzt jede kleinste Regung des Körpers überzubewerten. Das ist auf jeden Fall besser, als Krankheitssymptome zu verdrängen. Denn dann läuft der Arzt Gefahr, Ihre zu spärlichen Signale nicht wahrzunehmen und Ihren körperlichen Zustand falsch einzuschätzen.

Und wenn Sie in dieser Situation nicht miteinander zurechtkommen sollten, bitten Sie ihn um Vermittlung an einen vertrauenswürdigen Kollegen, zusätzlich vielleicht an einen im Umgang mit Krebspatienten geschulten psychologischen Therapeuten. Versuchen Sie auch, sich daran zu erinnern, welche Prognose man Ihnen bei der Erstbehandlung mitgeteilt hat; es ist normal, wenn Sie

Behandlung des fortgeschrittenen Brustkrebses

manche Informationen verdrängt haben. Vor allem gibt es keinen Grund, sich aufzugeben. Im Gegenteil: Lassen Sie sich von Ihrem Arzt in einem Moment des kühlen Kopfes genau erklären, wo sie beide als »Verbündete gegen die Krankheit« augenblicklich stehen und welches die nächsten richtigen Schritte sein sollten. Holen Sie sich auch und gerade jetzt oder weiterhin intensiven Rat und Unterstützung bei einer (oder Ihrer!) Selbsthilfegruppe.

Machen Sie nicht den Fehler, jetzt unkontrolliert auf fragwürdige Therapien auszuweichen, auch wenn Ihre Situation Sie dazu zu zwingen scheint.

Behandlung des örtlich fortgeschrittenen Brustkrebses

Manche Brustkrebsformen werden leider erst in einem späteren Stadium festgestellt. Das mag verschiedene Ursachen haben; zum Teil liegen sie im Wesen der Tumore selbst. Es gibt solche, die erst wenn sie schon recht weit entwickelt sind zu Tage treten. Manchmal kommt eine Operation als erster Therapieschritt dann nicht infrage. Das liegt daran, dass diese Tumore entweder zu groß sind oder zu weit nach außen (in die Haut) bzw. nach innen (zur Brustwand hin) reichen.

Konkret: Als fortgeschritten wird Brustkrebs z. B. bezeichnet, wenn er fünf Zentimeter oder größer ist, mit oder ohne miterkrankte Achsellymphknoten. Nach der auf den Seiten 161 bis 162 aufgelisteten Einteilung entspricht das einem Tumor ab der Größe T3. Auch das *inflammatorische Karzinom* (s. Seite 312) gilt als ein fortgeschrittener Tumor.

Für die adjuvante Therapie in dieser Situation zeigte eine Studie gute Ergebnisse mit dem »dosisdichten« Einsatz, d. h. der einzeln, hochdosiert und kurz hintereinander erfolgenden Gabe von Epirubicin → Paclitaxel → Cyclophosphamid.

Systemische Therapie vor der Operation

Auch ein größerer Tumor muss operiert werden. Dem kann eine vorgeschaltete Chemotherapie den Weg ebnen. Im Rahmen wis-

Behandlung des fortgeschrittenen Brustkrebses

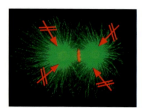

Zytostatika – Zellwachstumsblocker – behindern die Zellteilung an vielen Punkten, z. B. an den Spindelfasern.

senschaftlicher Studien wurden in den USA schon vor einigen Jahren Patientinnen mit **Zytostatika**, also Medikamenten, die in der Lage sind, Krebszellen abzutöten, vor der Operation behandelt (s. auch ab Seite 243). Es zeigte sich, dass damit die Geschwulst verkleinert und operiert werden konnte: ursprünglich anhand einer Entfernung, dann sogar zunehmend mit Erhaltung der Brust! So wurde dieser Behandlungsweg generell zur Grundlage einer Chemotherapie vor der Operation. Auch in Deutschland werden betroffene Frauen seit einigen Jahren nach dieser Methode behandelt. In Deutschland erhielten 1997 erstmals Patientinnen eine solche *primäre*, also am Anfang der Therapie stehende Chemotherapie auch dann, wenn der Tumor hätte operiert werden können. Es waren Frauen mit über drei Zentimeter großen Tumoren. Heute wird das Verfahren »erst Chemotherapie (oder Hormontherapie), dann Operation und Nachbehandlung« in vielen Tumorzentren in Deutschland und auch bei kleineren Tumoren praktiziert. Es gilt als gleichwertig.

Die Wahrscheinlichkeit, dass der Tumor vor Ort wiederkehrt ist bei der systemischen Therapie vor der Operation unter Umständen minimal erhöht. Ihr Arzt wird Ihnen aber eine nach bestem Wissen vertretbare Lösung vorschlagen.

> Dank der primären systemischen Therapie ist es möglich, ausgedehntere Brustkrebsformen so weit zu verkleinern, dass sie anschließend komplett und mit gutem kosmetischem Ergebnis entfernt werden können. Früher war das in dieser Situation eher die Ausnahme. Zunehmend mehr Frauen können so auch brusterhaltend operiert werden. Zudem kann der Arzt binnen kurzer Zeit die Wirkung der Medikamente auf den Tumor anhand seiner sicht- und messbaren Verkleinerung feststellen. Eine primäre Hormontherapie kommt nur infrage, wenn ein hormonrezeptorpositiver Tumor vorliegt und eine Chemotherapie nicht möglich oder indiziert ist.

Präoperativ werden die gleichen Substanzkombinationen wie bei der adjuvanten Therapie gewählt. Wie aktuelle Studien gezeigt ha-

Behandlung des fortgeschrittenen Brustkrebses

ben, ist es wichtig, dass die komplette Therapie gegeben wird, d. h., man sollte möglichst nicht die Therapie unterbrechen und nach der Operation fortsetzen. Häufigste Kombination: Anthrazykline und Taxane. Schrumpft der Tumor, kann er (möglichst brusterhaltend) operiert werden. Ist er hormonempfindlich, kommt danach eine Hormontherapie in Betracht. Eventuell werden Brust und Brustwand zusätzlich bestrahlt.

Spricht der Tumor nicht auf die anfängliche Chemotherapie an, wird sie umgestellt. Falls die neue Therapie anschlägt, kann die Brust im zweiten Schritt operiert werden. Wiederum strebt der Arzt dabei an, die Brust zu erhalten. Danach wird sie bestrahlt. Ist dieser Weg nicht möglich, muss die Brust abgenommen werden.

Bestrahlung nach der Operation

Nach einer die Brust erhaltenden Operation (s. Seite 169) wird der Arzt als zusätzliche Maßnahme gegen eine mögliche Wiederkehr des Tumors immer eine Strahlentherapie empfehlen. Wie Sie im Kapitel »Frühe Brustkrebsformen und Erstbehandlung« (ab Seite 145) schon lesen konnten, ist diese Maßnahme gerade bei Brustkrebs im Frühstadium ein »Muss«. Bestrahlt wird dann in erster Linie das nach Entfernung des Tumors verbliebene Brustgewebe einschließlich des Narbenbereiches und die Brustwand.

Auch bei einem ausgedehnteren Brustkrebs, der operiert und mit einer Chemotherapie nachbehandelt bzw. umgekehrt zuerst mit einer Chemotherapie vorbehandelt und dann operiert wurde, ist die Strahlenbehandlung sinnvoll. Sie wird so präzise wie möglich an die jeweilige Ausgangssituation angepasst. Dazu nachfolgend noch einige Erläuterungen.

> **LEXIKON**
>
> Die Behandlung vor der Operation heißt **präoperativ, primär systemisch** oder **neoadjuvant**. Dank ihrer sind deutlich mehr brusterhaltende Operationen möglich. Mittlerweile gilt die neoadjuante Therapie der adjuvanten Therapie als ebenbürtig.

Um es nochmals zu verdeutlichen: Angesprochen ist hier die Erstbehandlung bei fortgeschrittenem Brustkrebs.

Behandlung des fortgeschrittenen Brustkrebses

Bestrahlung nach brusterhaltender Operation
Frauen, bei denen der Tumor mehr als drei benachbarte (regionäre) Lymphknoten (s. unten) miterfasst hat, wird nicht nur eine Bestrahlung des Brustgebietes selbst, sondern auch **eines Teils dieser Lymphabfluss-Stationen (außerhalb der operierten Achselhöhle) empfohlen**. Beispielsweise kann dies anzuraten sein, wenn sich die Geschwulst in der inneren Hälfte der Brust befand. **Letztlich entscheiden die genaue Lage des Tumors und der befallenen Lymphknoten über Art und Zielrichtung der Bestrahlung.** Das ehemalige »Tumorbett« soll eine zusätzliche Dosis erhalten (boost, s. Seite 233).

Zur Erinnerung: Zu den regionären Lymphabfluss-Stationen gehören zum einen die Lymphknoten in der Brust selbst und in der Achselhöhle, zum anderen diejenigen unterhalb des Schlüsselbeins und in der Nachbarschaft des Brustbeines. Häufig werden aber nur eine oder zwei Abflussgebiete (außerhalb der Achselhöhle) in die Bestrahlung einbezogen.

Die Bestrahlung der Achselhöhle wird nur in Ausnahmefällen durchgeführt. Generell gilt: Wenn die Achselhöhle operiert wurde und davon auszugehen ist, dass alle befallenen Lymphknoten entfernt wurden und der Befall auf die Lymphknoten beschränkt war, ist eine Bestrahlung der Achselhöhle nicht angezeigt. Anders sieht es aus, wenn die Tumorzellen bereits die Lymphknoten verlassen und das umgebende Fettgewebe befallen haben. In diesen Fällen kann eine Bestrahlung auch der Achselhöhle erwogen werden. Alles in allem wird eine Bestrahlung der Achselhöhle wohl eher selten durchgeführt.

Die Bestrahlung der operierten Achselhöhle kann die Gefahr eines Lymphödems verstärken. Dies ist der Hauptgrund, warum die Ärzte hier eher zurückhaltend sind.

Behandlung des fortgeschrittenen Brustkrebses

Bestrahlung der Brustwand nach Abnahme der Brust (ohne Voroperation)

Auch in diesem Fall dient die Strahlentherapie dazu, einer Wiederkehr des Tumors, die theoretisch im Bereich der Brustwand möglich ist, vorzubeugen. Gerade bei größeren Tumoren (größer als fünf Zentimeter und/oder die Brusthaut miteinbeziehend), die nicht brusterhaltend operiert werden können, empfiehlt sich aus Sicherheitsgründen eine Nachbestrahlung. Dasselbe gilt, wenn mehr als drei Achsellymphknoten miterkrankt waren. Sind weniger als drei Lymphknoten befallen, dann sollte bei Patientinnen, die jünger als 40 Jahre sind, ebenfalls eine Bestrahlung der Brustwand in Erwägung gezogen werden. Ist der Tumor allerdings größer als fünf Zentimeter, hat er keine Teile der Haut oder des darunter liegenden Brustmuskels befallen und liegen keine befallenen Lymphknoten vor, muss die Entscheidung, ob noch eine Bestrahlung erfolgt, individuell anhand zusätzlicher Risikofaktoren getroffen werden.

Darüber hinaus kann die Bestrahlung eines Teils der Lymphabflussgebiete auch nach Brustentfernung die Überlebenschancen deutlich verbessern, weil der Möglichkeit des Tumors, Tochtergeschwülste zu bilden, entgegengewirkt wird.

Ein Wiederaufbau der Brust ist selbstverständlich auch in dieser Situation möglich. Wird dazu körpereigenes Gewebe herangezogen, ist das kein Hindernis für eine Strahlentherapie, während auf ein Implantat (s. ab Seite 185) bei notwendiger Bestrahlung verzichtet werden sollte.

> **Eine Bestrahlung nach Entfernung der Brust (als erster Operation) ist nötig, wenn**
>
> → mehr als drei Lymphknoten miterkrankt waren,
> → die Fraue jünger als 40 Jahre ist,
> → der Tumor fünf Zentimeter misst oder mehr,
> → ein Stadium T4 (s. Seite 161) vorliegt, der Tumor also beispielsweise die Brusthaut einbezogen hat.

Behandlung des fortgeschrittenen Brustkrebses

Das inflammatorische Karzinom

»Inflammatorisch« bedeutet »entzündlich verändert«. Diese insgesamt sehr selten in der Brust auftretende Tumorart (fünf Prozent aller Brustkrebserkrankungen) sieht einer **Brustentzündung** (*Mastitis*, s. Seite 30) zum Verwechseln ähnlich. Die erkrankte Brust ist schmerzhaft vergrößert, ihre Haut gerötet und grobporig verändert – im Medizinerdeutsch gibt es hierfür den Begriff der »Orangenhaut«.

Der »Herd« des Tumors lässt sich mit den üblichen diagnostischen Mitteln – also Tastuntersuchung und Mammographie – meist nicht orten. Vielmehr muss der Arzt baldmöglichst den entzündeten Hautbereich mitsamt eines darunter liegenden Gewebeanteils untersuchen lassen, und zwar anhand einer Stanzbiopsie (s. ab Seite 116). Das gilt auch in der Schwangerschaft oder Stillzeit. Zwar ist es äußerst unwahrscheinlich, dass die ohnehin seltene Erkrankung gerade in dieser Zeit auftritt, dennoch: Bei Tumorverdacht kommt es immer darauf an, zügig eine sichere Diagnose und damit die richtigen Weichen für die Behandlung zu stellen (s. Seite 248).

Der entzündliche Brustkrebs neigt etwas dazu, sich frühzeitig in den Lymphknoten der Achselhöhle und andernorts im Körper anzusiedeln. Deshalb wird er **sofort** intensiv mit einer Chemotherapie, die ein Anthrazyklinpräparat und ein Taxan enthält (s. dazu Seite 213), behandelt. Zeigt er zusätzlich das bereits erwähnte HER2/neu-Protein an der Oberfläche, was diese Tumore häufiger tun, dann wird er zusätzlich parallel zur Chemotherapie mit Trastuzumab behandelt. Spricht der Tumor darauf an und verkleinert er sich, kann er anschließend operiert werden – in der Regel wird die Brust abgenommen. Dann schließt sich eine Bestrahlung an. Die Trastuzumab-Therapie wird fortgesetzt bis zu

INFO

Selten kann eine Brustentzündung auch auf Erkrankungen innerer Organe oder der Hirnanhangsdrüse beruhen. Insbesondere außerhalb der Schwangerschaft und Stillzeit ist eine Brustentzündung äußerst selten – drängen Sie auf Klarheit.
Ein erhöhter Blutwert des Hormons Prolaktin (s. Seite 35) gibt hier wichtige Hinweise, denen der Arzt Schritt für Schritt nachgehen wird.

Die Bestrahlung dauert ungefähr sechs Wochen. Möglicherweise wird sie bei dieser Erkrankung zweimal täglich durchgeführt.

Behandlung des fortgeschrittenen Brustkrebses

einem Jahr Gesamttherapiedauer. Eventuell kann zusätzlich nach der Operation eine Hormontherapie empfehlenswert sein. Mit dieser umfassenden Therapie ist es vielfach möglich, die Erkrankung über mehrere Jahre hinweg zu beherrschen. Wenn der Tumor auf die vorgezogene (primäre) Chemotherapie jedoch nicht reagieren sollte, wird sie zunächst auf andere Zytostatika umgestellt. Der Arzt wird auch prüfen, ob eine anschließende Bestrahlung und spätere Operation möglich und empfehlenswert sind.

Auch bei Fernmetastasen kann die Medizin helfen

Die Minderzahl aller Brustkrebserkrankten – mit sechs Prozent ist dieser Anteil gleichwohl noch immer zu hoch – weist bei Diagnosestellung ein fortgeschrittenes Stadium mit Tochtergeschwülsten in anderen Organen auf. Aber auch noch Jahre nach der erfolgreichen Erstbehandlung ist es möglich, dass der Brustkrebs eines Tages in Form von Absiedelungen bzw. Fernmetastasen – mit und ohne eine Wiederkehr am Ursprungsort – zurückkehrt.

Mit bildgebenden Verfahren – vom Röntgen bis zur Magnetresonanztomographie – kann der Arzt feststellen, ob eine Tumorabsiedelung im Körper vorliegt.

Stets sind die Ärzte bemüht, jeder Betroffenen trotz der Erkrankung längerfristig ein lebenswertes Leben zu ermöglichen. Die gewählte Therapie muss so wirksam sein, dass die Metastasen zum Verschwinden gebracht und damit verbundene Symptome beseitigt werden. Dabei wird stets darauf geachtet werden, dass die Nebenwirkungen keine unverhältnismäßig hohen Belastungen und Einschränkungen der Lebensqualität mit sich bringen.

Ähnlich wie bei anderen chronischen Krankheiten, etwa einer Herzmuskelschwäche oder Rheuma, wechseln auch bei einer vorangeschrittenen Krebserkrankung gute Phasen mit schlechten ab.

Behandlung des fortgeschrittenen Brustkrebses

Nicht selten leben Frauen mit Brustkrebs und Metastasen noch zehn Jahre und länger.

Wie sie individuell verlaufen werden, ist nie genau vorherzusagen. Dabei ist es wichtig zu wissen, dass Metastase nicht gleich Metastase ist. Es gibt auch solche, die über einen sehr langen Zeitraum »ruhen«. **Einzelne** Metastasen können gegebenenfalls auch operativ entfernt werden (s. ab Seite 304).

Ausschlaggebend ist, dass eine Behandlungsform gewählt wird, die sich auf den gesamten Körper richtet.

Wird eine Brustkrebserkrankung **erstmals** in diesem Stadium festgestellt, tritt die Notwendigkeit der Brustoperation zugunsten der von vornherein den ganzen Körper einbeziehenden, also **systemischen** Behandlung (s. auch Seite 168) in den Hintergrund. Der Arzt wird dann u. a. eine Chemotherapie vorschlagen.

> Es kommt in dieser Phase der Erkrankung vor allem darauf an zu versuchen, einen möglichst großen Teil des Alltags beizubehalten und so die verbleibende Zeitspanne zwar mit der Krankheit, aber nicht für sie zu leben.

Behandlungsziele

Vieles beeinflusst jetzt die Therapieplanung: das gegenwärtige Erkrankungsstadium (Staging, s. ab Seite 160), gerade auch bei Erstdiagnose, nach früherer Diagnosestellung und abgeschlossener Erstbehandlung die dabei eingesetzten Medikamente, außerdem das Lebensalter der Frau (befindet sie sich vor den Wechseljahren oder hat sie sie schon hinter sich?), ihr Gesundheitszustand und die Art der Metastasierung.

Die Behandlung soll
→ die körperliche Leistungsfähigkeit stabilisieren und verbessern,
→ das allgemeine Wohlbefinden erhalten,
→ die Lebenszeit verlängern.

Behandlung des fortgeschrittenen Brustkrebses

Wenn der Brustkrebs Hormonrezeptoren aufweist, wenn die Metastasen gut beherrschbar erscheinen, wenn gleichzeitig wenig Beschwerden bestehen und die Erkrankung mehr als zwei Jahre »still gehalten« hat, kommt eine **Hormontherapie** infrage (mehr dazu unten). Ansonsten ist einer Chemotherapie der Vorzug zu geben. Sind beispielsweise Leber, Lungen oder andere Organe miterkrankt, wirkt die »aggressivere«, damit auch nebenwirkungsreichere **Chemotherapie** (s. Seite 319) schneller – nicht wie die Hormontherapie erst nach zwei bis drei Monaten.

Die zuvor beschriebenen örtlich ansetzenden Therapien wie Bestrahlung oder operative Maßnahmen können zusätzlich sinnvoll sein.

Wirkkraft auf den ganzen Körper

Hormonbehandlung

Die Prinzipien der Hormontherapie, die den Einfluss der Östrogene auf Krebszellen unterbinden soll, sowie die drei unterschiedlichen Ansätze dabei haben Sie bereits bei der »adjuvanten Therapie« (s. ab Seite 202) kennengelernt: die Gabe eines **Östrogengegenspielers**, die Ausschaltung der Östrogenbildung durch Unterbrechung des übergeordneten Regelkreises mit **Goserelin** sowie Hemmung der Produktion von Östrogenen direkt – in den Eierstöcken selbst oder in anderen Organen, etwa im Fett- und Muskelgewebe, durch die neueren Aromatasehemmer oder aber, wenn diese bereits in der Erstbehandlung eingesetzt wurden, auch mit **Tamoxifen**.

Alle drei Strategien sind auch gegen Metastasen bei Brustkrebs wirksam. Hinzugekommen ist die Möglichkeit eines **reinen Antiöstrogens** namens *Fulvestrant*. Zudem können die Eierstöcke operativ entfernt oder durch eine Bestrahlung ausgeschaltet werden (*Radiomenolyse*). Schließlich gibt es noch die Möglichkeit, den Brustkrebs mit *Gestagenen* zu behandeln. Ganz aktuell ist wieder die hochdosierte Gabe von Östrogenen, die bereits vor 30 Jahren en vogue war, in den Fokus geraten. Denn auch diese Therapie kann Metastasen eindämmen.

Behandlung des fortgeschrittenen Brustkrebses

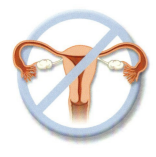

… vor den Wechseljahren
Ausschaltung der Eierstöcke durch Unterbrechung des übergeordneten Regelkreises
Die Eierstöcke sind Nummer 1 der »Östrogenproduzenten« der Frau. Bei jüngeren Patientinnen, die die Wechseljahre noch vor sich haben, wird daher als Erstes empfohlen, die Eierstöcke selbst auszuschalten. Dies geschieht entweder durch eine operative Entfernung oder mit einem **GnRH-Analogon** (s. Seite 206), das die Steuerung der Eierstöcke im Gehirn vorübergehend unterbricht. Häufig eingesetzte GnRH-Analoga sind beispielsweise Goserelin oder Triptorelin. Damit lässt sich die Erkrankung wieder über längere Zeit beherrschen. In jedem Fall wird **zusätzlich Tamoxifen** bzw. ein **Aromatasehemmer** (mehr dazu unten und ab Seite 204) eingesetzt. Die Kombination blockiert die Östrogenbildung komplett. Die Hauptnebenwirkung von Goserelin kann man mit Fug und Recht »Wechseljahresbeschwerden« nennen, denn die Therapie erzeugt ja zwangsläufig ein vorgezogenes Klimakterium.

Hitzewallungen und andere »Wechseljahresbeschwerden« sind häufige, eine gewisse »Schwere« im Magen und Übelkeit seltenere Nebenwirkungen der Aromatasehemmer (s. dazu Tabelle 5, Seite 383). Arzneimittel, die die Magensäure binden, verbessern die Verträglichkeit. Zu den Nebenwirkungen von Tamoxifen s. Seite 64 bzw. Seite 382. Was gegen Wechseljahresbeschwerden helfen könnte, lesen Sie ab Seite 297. Gestagene dienen in dieser Behandlungssituation als Reservemedikament (s. Seite 204).

… nach den Wechseljahren
Aromatase ausschalten: Östrogenbildung unterbleibt
Eine solche Blockade erfolgt mit den nun schon mehrfach erwähnten Aromatasehemmern der dritten »Generation«. Dazu gehören die Ihnen nun sicher bereits bekannten Substanzen *Anastro-*

Behandlung des fortgeschrittenen Brustkrebses

zol, *Letrozol* und der Aromatase-*Inaktivator Exemestan*. Damit sinken die ohnehin nach den Wechseljahren schon niedrigen Östrogenspiegel nahezu auf null. Da viele Frauen eine der drei Substanzen bereits während der Erstbehandlung erhalten haben, wechselt man nun auf eine andere Klasse, z. B. von einem nicht-steroidalen Aromatasehemmer (hierzu gehören Letrozol und Anastrozol) auf den steroidalen Aromatasehemmer (Exemestan) oder aber umgekehrt. Statt Exemestan kann auch Fulvestrant eingesetzt werden (s. unten).

Die Gegenspieler Fulvestrant und Tamoxifen: Östrogene »ohne Chancen«
Der »restlos reine Östrogengegenspieler« **Fulvestrant** hat, anders als der »Östrogenrezeptormodulator« Tamoxifen, keine östrogenen Effekte mehr. Die Spritze, die anfänglich alle zwei Wochen und dann monatlich verabreicht wird, kommt für Frauen infrage, die bereits eine adjuvante Hormontherapie erhalten hatten oder bei denen die Erkrankung während der Hormontherapie voranschreitet bzw. wiederkehrt, sowie bei fortgeschrittenem Brustkrebs oder bei Metastasen. Die Nebenwirkungen sind wegen der fehlenden östrogenen Effekte anders als bei Tamoxifen, beinhalten aber doch auch Hitzewallungen und Beinvenenthrombosen (s. unten). Hautausschläge und Magen-Darm-Beschwerden sind möglich. Tamoxifen kommt alternativ infrage. Gestagene bilden wiederum die »Reserve-Option«.

Auch Gestagene halten die Krankheit auf
Gestagene sind ebenfalls gegen Brustkrebs wirksam, wobei die wachstumshemmende Wirkung auf die Krebszellen noch unklar ist. Zwei Arten von Gestagenen werden verwendet: *M*egestrol*a*cetat (abgekürzt **MA**) und *M*edroxy*p*rogesteron*a*cetat (*MPA*). Die Gestagenbehandlung ist in ihrer Wirksamkeit geringer als die eben ge-

Während Anastrozol und Letrozol die Aromatase vorübergehend hemmen – das Enzym kann je nach Wirkspiegel wieder aktiv werden –, ist der Effekt von Exemestan aufgrund einer anderen chemischen Struktur inaktivierend (daher die andere Bezeichnung »Inaktivator«).

Behandlung des fortgeschrittenen Brustkrebses

> **ACHTUNG**
>
> Kontrollieren Sie selbst Ihre Beine und ziehen Sie bei einer Schwellung, Rötung und Schmerzen – mögliche Anzeichen einer Thrombose – Ihren Arzt hinzu.

nannten Hormontherapien. Zudem sind die Nebenwirkungen auch höher (Thrombosen, Wassereinlagerung). Daher werden Gestagene zur Erstbehandlung nicht mehr eingesetzt. Jedoch können sie sinnvoll und wirksam sein, sollte die fortgeschrittene Erkrankung auf andere Medikamente im Rahmen der Hormontherapie nicht ansprechen.

Die Nebenwirkungen einer Therapie muss der Arzt natürlich stets im Blick behalten bzw. sie sorgfältig gegen ihren Nutzen abwägen. So wird er bei der Verordnung **eines jeden in hormonelle Abläufe eingreifenden Präparats** darauf achten, eine (Bein-)Venenthrombose frühzeitig zu erkennen und zu behandeln, um einer möglichen Lungenembolie vorzubeugen; eine solche Gerinnselverschleppung in den Lungenkreislauf kann gelegentlich Folge der Thrombose sein. Auch der Blutdruck ist kontrollbedürftig. Nimmt das Gewicht zu, so kann dies ausnahmsweise einmal willkommen sein, denn Gestagene haben über ihre günstigen Wirkungen auf die Krebserkrankung hinaus noch eine andere gute Seite: Sie verbessern das Allgemeinbefinden und den Appetit, und dies beeinflusst auch die Psyche positiv. Bei Herzschwäche, Zuckerkrankheit oder nach einer früheren Venenthrombose wird der Arzt von der Behandlung mit Gestagenen absehen bzw. medikamentös für zusätzlichen »Gerinnungsschutz« sorgen.

> Das Ansprechen der Krebserkrankung auf eine Hormontherapie bewegt sich bei allen genannten Möglichkeiten in einem ähnlichen Rahmen: Bei über einem Drittel aller Frauen zeigt sich für längere Zeit ein Stillstand. Bei etwa zehn Prozent der Betroffenen verschwinden die Metastasen sogar.

Abschließend nochmals die Möglichkeiten der schrittweisen Hormontherapie auf einen Blick:

Behandlung des fortgeschrittenen Brustkrebses

Tabelle 2

Medikamente gegen Metastasen bei Brustkrebs	
Vor der Menopause	Nach der Menopause
GnRH + Tamoxifen	Tamoxifen/Aromatasehemmer der anderen Gruppe
	↓
	Fulvestrant/Aromatasehemmer der anderen Gruppe
	↓
	Tamoxifen
	↓
	zuletzt ein Gestagen

Sollte die Erkrankung unter der gewählten Hormontherapie fortschreiten, kann der Arzt sie umstellen, d. h. auf eine Alternative aus dem hier genannten »Katalog« ausweichen, oder er wird eine Chemotherapie empfehlen (s. dazu Tabelle 3, Seite 331).

Chemotherapie

Wie Chemotherapie wirkt und wie sie sich bei Brustkrebs gestaltet, haben wir Ihnen schon erläutert (bitte blättern Sie zurück auf Seite 207). Bei der fortgeschrittenen Krankheit mit Metastasen führt die Chemotherapie nicht nur zur schnellen Linderung, sondern oft zur völligen Rückbildung von Beschwerden. Sie kommt daher infrage, wenn

→ Beschwerden die Lebensqualität deutlich beeinträchtigen,
→ die Erkrankung unter der Hormontherapie fortschreitet,
→ der Arzt Anzeichen einer zunehmenden Störung bestimmter Organe, z. B. der Leber, feststellt.

Chemotherapeutika werden immer mehrfach hintereinander, also in Form von Behandlungszyklen eingesetzt. Dabei können mehrere Zyklen einer einzelnen Substanz (*Monotherapie*) oder aber eine Kombination mit verschiedenen Substanzen (*Polychemotherapie*)

Behandlung des fortgeschrittenen Brustkrebses

INFO

Strategie der Chemotherapie

- Geringe Beschwerden, Tumor wächst verhalten
- Monochemotherapie
- Starke Beschwerden, Tumor wächst eher schnell
- Polychemotherapie

Die betroffene Frau sollte selbst mitentscheiden, wie intensiv die Behandlung, die sie auf sich nehmen möchte, sein soll.

Zur Abkürzung von Doxorubicin wird immer der erste Buchstabe (A) der alternativen Bezeichnung Adriamycin gewählt.

gegeben werden. Im Allgemeinen führt der Arzt zunächst zwei Behandlungszyklen mit der gewählten Chemotherapie durch und überprüft dann den Erfolg, z. B. mithilfe einer Ultraschall- oder Röntgenuntersuchung bzw. Computertomographie derjenigen Organe, auf die die Therapie vorrangig zielt. Wenn die Erkrankung gut anspricht, schließen sich meist noch mindestens zwei Festigungszyklen an. Ansonsten wird die Behandlung auf andere Medikamente umgestellt.

Wie viele Therapiezyklen sind überhaupt möglich?
Normalerweise werden vier bis sechs Zyklen eingeplant, wobei ein Zyklus kürzestens eine Woche und längstens einen Monat dauert. Wenn sich nach maximal sechs Zyklen die Erkrankung zurückgebildet hat, kann noch eine »Erhaltungstherapie« folgen, etwa eine tumorwirksame Hormontherapie. Falls der Tumor auf die gewählte Chemotherapie nicht anspricht, wird sie noch vor Abschluss der vorgesehenen vier bis sechs Zyklen umgestellt. Auch eine zweite und dritte Chemotherapie kann immer noch zu Erfolgen führen. Dabei wird der Arzt die körperliche Belastung durch die Erkrankung und die vorangegangenen Behandlungen gegen Nutzen und Nebenwirkungen der alternativ in Betracht gezogenen Medikamente abwägen.

Anthrazykline, Taxane und Kombinationen
Diese Substanzen gelten als bei Brustkrebs hoch wirksame Chemotherapeutika. Mittlerweile werden sie auch vor der Brustoperation, also zur primären Therapie eingesetzt (mehr dazu auf Seite 244). Beide wurden Ihnen schon ab Seite 214 vorgestellt. Weitere Informationen finden Sie in der Tabelle 5 ab Seite 374. Auch bei der Behandlung des fortgeschrittenen Brustkrebses haben **Anthrazykline** ihren festen Platz, insbesondere die beiden Substanzen **Doxorubicin (A)** und **Epirubicin (E)**. Sie werden einzeln bzw.

Behandlung des fortgeschrittenen Brustkrebses

kombiniert (also ein Anthrazyklin zusammen mit einem Taxan; s. unten) in wöchentlichem bzw. dreiwöchigem Rhythmus eingesetzt.

Als Nebenwirkungen der Anthrazykline müssen Übelkeit, Erbrechen, Abfall der weißen Blutkörperchen und Blutplättchen, Haarausfall und eine Herzmuskelschwäche berücksichtigt werden. Epirubicin scheint, was mögliche Herzschädigungen betrifft, besser abzuschneiden. Wenn eine Patientin bereits früher mit einer anthrazyklinhaltigen Kombination behandelt wurde und der Tumor darauf angesprochen hatte, kann dieselbe Kombination noch einmal angewandt werden. Darüber entscheidet der Arzt jedoch ganz individuell nach den Gegebenheiten bei jeder Betroffenen.

Vertreter der **Taxane** sind **Docetaxel** und **Paclitaxel**. Sie werden **allein oder in Kombination** mit anderen Medikamenten vor allem den Folsäureantagonisten Capecitabin bzw. Gemcitabin (s. oben) oder mit dem **Antikörper** *Trastuzumab* (s. Seite 327) gegeben. Die Entscheidung, welcher Folsäureantagonist gewählt wird, hängt von den Nebenwirkungen und dem zu kombinierenden Taxan ab. Gemcitabin führt häufiger zu einem Abfall der weißen und roten Blutkörperchen als Capecitabin, während von den Taxanen Docetaxel häufiger und in stärkerem Ausmaß die weißen Blutkörperchen beeinträchtigt als Paclitaxel. Des Weiteren hängt die Wahl davon ab, welches Taxan eventuell schon in der Erstbehandlung zum Einsatz kam. Ist der Abstand lang genug, d. h. 12 bis 24 Monate und länger, kann ein Taxan wieder in Betracht gezogen werden, auch wenn es schon während der adjuvanten Therapie eingesetzt wurde. Meistens greift man dann aber zum anderen Taxan.

Mögliche Anwendungsformen von Taxanen sind die dreistündige Infusion über eine Armvene einmal alle drei Wochen oder die wö-

Behandlung des fortgeschrittenen Brustkrebses

INFO

Die Kombination von Trastuzumab und Docetaxel oder Paclitaxel ist inzwischen zum Standard in der Ersttherapie geworden bei Patientinnen, deren Brustkrebs HER2/neu-Rezeptoren hat. Dies betrifft knapp ein Viertel der Fälle. Aber auch im metastasierten Stadium wird wieder Trastuzumab in Kombination mit einer Chemotherapie eingesetzt. Diese kann aus einem der Taxane bestehen, infrage kommen aber auch Vinorelbin oder Capecitabin. In einer Studie wurde gezeigt, dass die Fortsetzung der Trastuzumabbehandlung die Zeit bis zum erneuten Voranschreiten der Erkrankung deutlich verlängert.

Zum Thema Nebenwirkungen der Taxane s. auch Tabelle 5 auf Seite 376.

chentliche, einstündige Anwendung (Paclitaxel). Der wöchentliche Turnus bedeutet eine dichtere und höhere Dosis und auch ein besseres Behandlungsergebnis (Paclitaxel). Bei der dreiwöchentlichen Gabe weisen Studienergebnisse auf eine erhöhte Wirksamkeit von Docetaxel hin. Auch Docetaxel kann wöchentlich gegeben werden. Dabei steigert sich eventuell der Effekt auf die Tumorzellen; allerdings nehmen die Nebenwirkungen dann ebenfalls zu.

Bei den Nebenwirkungen der Taxane stehen Haarausfall, Störungen der Blutbildung, Fieber und Überempfindlichkeitsreaktionen an erster Stelle. Abgeschlagenheit, Gefühlsstörungen an Händen und Füßen, Übelkeit und Erbrechen sind möglich. Auch Herzrhythmusstörungen (zur Gefahr der Herzschädigung s. nächste Seite), Wassereinlagerung in den Händen sowie brüchige Nägel an Fingern und Zehen können auftreten. Dies lässt sich durch Kurzschneiden und gute Pflege in Grenzen halten. Vorübergehende Nerven-, Muskel- und Gelenkschmerzen sind weitere sehr störende Nebenwirkungen. Paclitaxel kann allergische Reaktionen auslösen, Docetaxel die kleinsten Blutgefäße angreifen. Um diese Reaktion zu blockieren, gibt der Arzt ein Kortisonpräparat (s. auch Seite 336).

Mit Taxanen allein bildet sich die Erkrankung bei mehr als einem Drittel der Patientinnen zurück. Wenn eine Patientin zu einem früheren Zeitpunkt mit einem Anthrazyklinpräparat oder auch mit einem anderen Zytostatikum behandelt wurde, so ist es möglich, dass der Krebs später nicht mehr so gut auf dieselbe Behandlung anspricht, d. h. resistent wird (s. Seite 212).

Neuere Taxane wie das an Nanopartikel gebundene Paclitaxel, das sogenannte nab-Paclitaxel, können hier von Vorteil sein. Zudem haben sie die günstige Eigenschaft, dass man auf die oben genann-

Behandlung des fortgeschrittenen Brustkrebses

ten Begleittherapien verzichten kann, die Infusionsdauer kürzer ist und die meisten Nebenwirkungen geringer ausfallen. Die häufigste Nebenwirkung ist eine sogenannte periphere Neuropathie, d. h. es kommt zu einem Kribbeln in den Fingern und zu Taubheitsgefühl. Diese Nebenwirkung bildet sich in der Regel wieder zurück, zum Teil schneller als bei dem herkömmlichen Paclitaxel. Der Grund hierfür ist, dass dieses Medikament ohne Lösungsmittel auskommt. Die Substanz ist seit Februar 2009 auch in Deutschland zugelassen, wenn Sie bereits die Standardmedikamente Anthrazykline und Taxane erhalten haben.

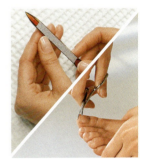

Gönnen Sie sich ruhig eine regelmäßige Mani- und Pediküre!

Bei Taxanen in Kombination mit einem Anthrazyklin ist sogar bei über der Hälfte der nicht schon entsprechend vorbehandelten Frauen der Rückgang der Erkrankung möglich. Jedoch verstärken sich auch die Nebenwirkungen. Daher wird der Arzt vor allem die Funktion des Herzens engmaschig kontrollieren und die Dosis so steuern, dass Beeinträchtigungen möglichst ausbleiben oder höchstens in milder Form auftreten. Ein zu starker Abfall der weißen Blutkörperchen über mehrere Tage mit der Gefahr von Fieberschüben und Schleimhautschäden begrenzt ebenfalls das Potenzial beider »Kombinationspartner«. **G-CSF** (sogenannter **G**ranulozyten-**K**(**C**)olonie-**s**timulierender **F**aktor), ein Wachstumsfaktor, der das Knochenmark stimuliert, kann den Nachschub an weißen Blutkörperchen beschleunigen, falls höhere Dosierungen der Zytostatika geboten sind. Auch besteht die Möglichkeit, den Output roter Blutkörperchen durch ein wirkungsvolles Hormon namens *Erythropoetin* (s. Seite 324 und Seite 223) anzuregen.

Insofern kann die Behandlung durch kürzere Abstände der Zyklen (auch das entspricht der Wirkung nach einer höheren Dosis) intensiviert und gleichzeitig der Gefahr von Komplikationen seitens der Blutkörperchen, z. B. Blutarmut, begegnet werden.

Behandlung des fortgeschrittenen Brustkrebses

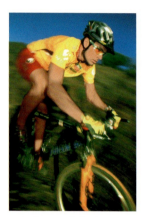

Erythropoetin ist im Leistungssport zu zweifelhafter Berühmtheit gelangt (Doping).

Weitere Zytostatika
Teilweise noch Studien vorbehalten, teilweise schon in die Standardbehandlung von Brustkrebs mit Metastasen eingeführt sind die folgenden Substanzen:

→ *Capecitabin*,
→ *Gemcitabin*,
→ *Vinca-Alkaloide, z. B. Vinorelbin*,
→ *Liposomales Doxorubicin*,
→ *Carboplatin*,
→ *nab-Paclitaxel*,
→ *Ixabepilon (in Europa nicht zugelassen)*,
→ *Eribulin (noch Studien vorbehalten)*.

Capecitabin wird im Körper (besonders im Tumorgewebe) zur eigentlich wirksamen Form 5-Fluoro-Uracil (5-FU) umgebaut. Mit seinem »klassischen Vorgänger 5-FU« hat es die gute Wirksamkeit gegen den Tumor gemeinsam: Sie wird auch mit der bequemeren Tablettenform des »Nachfolgers« voll erreicht. Üblich ist die Einnahme über 14 Tage mit einwöchiger Pause danach. Die Blutbildung im Knochenmark wird durch Capecitabin kaum beeinträchtigt. Häufigste Nebenwirkungen sind Hautablösungen an Händen und Füßen und Schleimhautschäden, die zu Durchfall führen können. Sollten sich diese anbahnen, wird der Arzt die Dosis verringern. Zum Schutz der Füße wird empfohlen, lockeres, bequemes Schuhwerk zu tragen, das nirgendwo drückt. Capecitabin kann, wie auch das *Nukleosid-Analogon* Gemcitabin, mit anderen Zytostatika vor allem den Taxanen, kombiniert werden. Welcher Partner hier gewählt wird, ob das Docetaxel, das Paclitaxel oder gar das neuere nab-Paclitaxel, hängt von den Vorbehandlungen und den zu erwartenden Nebenwirkungen ab. Aber auch die biologischen Therapien wie Trastuzumab und Lapatinib sind als

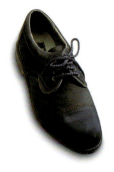

Behandlung des fortgeschrittenen Brustkrebses

Kombinationspartner geeignet. Neueste Daten zeigen, dass die Kombination Capecitabin und Trastuzumab auch bei Voranschreiten der Erkrankung unter laufender Trastuzumabtherapie besser ist als den Antikörper abzusetzen und nur mit Capecitabin weiterzubehandeln. Heißt das: Trastuzumab oder Lapatinib »forever«? Diese Frage kann man nicht eindeutig mit ja beantworten, aber es deutet vieles darauf hin.

Gemcitabin ist ein Nukleosid-Analogon; das bedeutet: Die Substanz schleicht sich als falscher Baustein in die Erbsubstanz (DNS) von Tumorzellen ein, was diese zerstört. Gemcitabin gilt als relativ tolerabel. Wichtigste Nebenwirkungen: Abfallen der Blutkörperchen, Magen-Darm-Beschwerden, Schleimhautschäden, allergische Reaktionen.

Vinorelbin ist ebenfalls verträglich. Das Medikament kann ambulant einmal pro Woche als Infusion gegeben, aber auch als Tabletten eingenommen werden. Der Abfall der weißen Blutkörperchen begrenzt allerdings die Dosis. Immerhin fällt auch unter Vinorelbin (allein) kein einziges Haar aus! Eingesetzt wird es als Monotherapie oder kombiniert mit Doxorubicin, bei vielen Patientinnen mit Aussichten auf ein gutes Ansprechen und damit längeren Krankheitsstillstand. Erweist sich der Brustkrebs z. B. als unempfindlich gegenüber Anthrazyklinen und kommt ein Taxan nicht infrage, bietet sich stets Vinorelbin an. Es lässt sich auch gut mit dem bereits genannten Trastuzumab kombinieren.

> Vinorelbin gehört zu den Vinca-Alkaloiden (s. Tabelle 5, Seite 378).

Carboplatin gehört zu den Platinabkömmlingen (s. Tabelle 5, Seite 378). Es wird alle drei (bis vier) Wochen in die Blutbahn verabreicht. Häufig sind Haarausfall und ein Mangel weißer Blutkörperchen die Folge, gelegentlich Störungen des Gefühls und anderer Nervenfunktionen. In Kombination mit den Taxanen Docetaxel/

Behandlung des fortgeschrittenen Brustkrebses

Chemotherapeutika wie Cyclophosphamid und Methotrexat haben – beispielsweise in den ab Seite 212 genannten Kombinationen – ebenfalls noch ihren Stellenwert bei der Behandlung der fortgeschrittenen Brustkrebserkrankung (s. Tabelle 5, Seite 374).

Paclitaxel oder sogar noch zusätzlich mit Trastuzumab wird es beim fortgeschrittenen und auch bei frühen Brustkrebsformen eingesetzt. In Mode gekommen sind die Platinabkömmlinge zur Behandlung des so genannten »triple-negativen« Mammakarzinoms. Dies sind die Tumore, bei denen weder ein Hormonrezeptor noch der HER2-Rezeptor nachgewiesen werden kann. Hier sind wir auf besonders effektive Chemotherapien oder andere Alternativen angewiesen. Leider gibt es noch nicht so viele gute Studien zu diesem Thema, sodass die Kombination Carboplatin/Paclitaxel oder Carboplatin/Docetaxel nicht zum Standard bei dieser Sonderform erklärt werden kann. Dabei werden die Standard-Chemotherapie-Kombinationen, die beim HER2-negativen Mammakarzinom üblich sind, eingesetzt oder Zytostatika in Kombination mit Bevacizumab verwendet.

Ganz neue Medikamente wie die PARP-Inhibitoren sind zwar in aller Munde und die Kombination mit Gemcitabin/Carboplatin und dem PARP-Inhibitor konnte sogar die Gesamtlebenszeit verlängern; doch derzeit (Februar 2010) sind die Substanzen noch nicht in Europa verfügbar. Im Lauf des Jahres 2010 wird sich hier aber etwas ändern, wobei die Substanzen Studien vorbehalten bleiben.

Lexikon

PARP-Inhibitoren (= Poly-(ADP-Ribose)-Polymerase-Hemmer): Medikamente, die verhindern, dass ein Bruch im DNS-Strang (der Erbinformation) repariert werden kann. Treten so genannte Doppelstrangbrüche auf, ist die Zelle nicht mehr lebensfähig.

Peg-/Liposomales Doxorubicin: *Liposomen* enthalten eine Hülle aus einer Doppelkette mit fettartigen Kügelchen und einem Kern mit der Wirksubstanz, hier Doxorubicin. Nach außen ragen rundherum härchenartig spiralige Fortsätze. Sie bewirken, dass die Liposomen, vom Abwehrsystem nicht so rasch als Fremdkörper erkannt und »aussortiert« werden. Die Substanz bleibt länger im Kreislauf und kann sich auch besser in den Tumorzellen anreichern. Die kritischen Wirkungen von Doxorubicin auf das Herz werden vermindert, ohne den zerstörerischen Effekt auf die Krebszellen zu schmä-

Behandlung des fortgeschrittenen Brustkrebses

lern. Es gibt zwei Arten von liposomalem Doxorubicin: pegyliertes (Peg-) und nicht pegyliertes. »Pegyliert« bedeutet an Polyäthylenglykol gekoppelt, was das Herz noch mehr schonen soll.

Trastuzumab kennen Sie bereits aus der Erstbehandlung der Brustkrebserkrankung, wo es ebenso wie beim fortgeschrittenen Brustkrebs zur Standardtherapie gehört (s. Seite 226). Das Medikament wird **allein oder in Kombination** mit einer Chemotherapie (s. Seite 228) eingesetzt. Die alleinige Therapie ist sinnvoll, wenn eine Patientin mit positivem HER2/neu-Befund zuvor bereits mit einem Anthrazyklin- oder Taxanpräparat behandelt wurde. Auch bei Frauen, deren hormonempfindlicher Tumor nicht auf eine Hormontherapie angesprochen hat oder bei denen eine Hormontherapie ungeeignet ist, bietet sich eine Behandlung mit Trastuzumab an. Die Kombination von Trastuzumab mit einer Hormontherapie ist besser als die alleinige Hormonbehandlung.

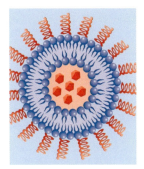

Liposomales Doxorubicin als Molekül (Modell)

Trastuzumab hat Konkurrenz bekommen

Außer dem Trastuzumab gibt es weitere Substanzen, die neben den »Klassikern« wie Chemo-, Hormon- und Trastuzumabtherapie den Eingang in die Behandlung des metastasierten Brustkrebses geschafft haben. An erster Stelle ist hier das Lapatinib zu nennen. Ähnlich wie Trastuzumab greift es am HER2-Rezeptor an, allerdings auf der Innenseite desselben, also in der Zelle. Es ist ein so genanntes »small molecule« (kleines Molekül) und hemmt die an der innen liegenden Stelle des Rezeptors liegenden Enzyme, die Tyrosinkinasen. Diese sind für die Weiterleitung der Signale in das Zellinnere wichtig. Lapatinib ist zur Behandlung des fortgeschrittenen HER2-positiven Brustkrebses nach Versagen von Trastuzumab zugelassen, in Kombination mit Capecitabin. Sie erinnern sich: Das war die Chemotherapie zum Schlucken. Mittlerweile

Behandlung des fortgeschrittenen Brustkrebses

wird Lapatinib (Tyverb®) auch bei der Erstbehandlung des Brustkrebses eingesetzt (ALTTO-Studie, s. Seite 242). Dies geschieht aber noch im Rahmen von Studien. In Kombination mit einem Aromatasehemmer (Letrozol) funktioniert es auch.

Ein weiteres Medikament, das ebenfalls auf der Innenseite des HER2- und noch zusätzlich des EGF- (= Epidermal Growth Factor) oder auch HER1-Rezeptors der Zellen angreift, ist das Neratinib, das derzeit aber noch in klinischen Studien beim fortgeschrittenen aber auch schon beim frühen Brustkrebs getestet wird.

Eine Weiterentwicklung des Trastuzumab selbst ist das TDM-1. Dies ist eine „two in one" Therapie. Hier wurde das Trastuzumab gleich an eine zellzerstörende Substanz gebunden, die dann noch besser die Zelle erreicht und wirken kann.

Pertuzumab – auch dies ein Antikörper, daher die Endung -mab – greift ebenfalls am HER2- und am HER1-Rezeptor an. In klinischen Studien wird es derzeit im Vergleich zu Trastuzumab eingesetzt. Erste Ergebnisse in der Kombination mit Lapatinib waren sehr vielversprechend. Dennoch wird es noch eine geraume Zeit dauern, bis es außerhalb von klinischen Studien verfügbar ist.

Was gibt es sonst noch auf dem »Biologischen Markt«?
Mittlerweile hat der »biologische Markt« fast unübersichtliche Dimensionen angenommen. Die neuen Substanzen greifen an ganz unterschiedlichen Rezeptoren und Übermittlungswegen an. Es ist schwer, den Überblick zu behalten oder zu gewinnen. Grundsätzlich handelt es sich bei Substanzen mit der Endung -mab um Antikörper und bei solchen mit der Endung -ib um sogenannte small molecules, also Substanzen, die im Zellinneren arbeiten.

Behandlung des fortgeschrittenen Brustkrebses

Angriff der Gefäßneubildung (Angiogenese)
Jeder Tumor, und sei er noch so klein, muss ernährt werden. Um diese Ernährung sicherzustellen, werden neue Gefäße gebildet. Diese Gefäßneubildung wird im Medizinerdeutsch als »Neo-Angiogenese« bezeichnet. Eine Strategie, den Tumor zu bekämpfen, ist, die Gefäße abzutöten. Man nennt die Medikamente, die das können, Angiogenesehemmer. Damit hungert man quasi den Tumor aus. Das erste Medikament, das hierzu eingesetzt wird, ist das Avastin® oder Bevacizumab, also ein Antikörper, der an den auf der Zelle sitzenden Rezeptoren angreift, die für die Gefäßbildung zuständig sind. Diese Rezeptoren heißen *Vascular endothelial growth factor (VEGF)*, hiervon gibt es verschiedene Typen. Dieses Prinzip kennen Sie schon vom Trastuzumab und dem HER2-Rezeptor. Ganz allein gegeben wirkt Bevacizumab nur schlecht. Auch dieser Antikörper benötigt einen starken Kombinationspartner, am besten ein Medikament aus der Gruppe der Taxane. Paclitaxel und Docetaxel sind in klinischen Studien geprüft worden; die Kombination mit Bevacizumab war dort wirksamer als die Chemotherapie allein. Aber auch Capecitabin, das kennen Sie mittlerweile ebenfalls, ist ein guter Kombinationspartner für Bevacizumab, wenn man die beiden Medikamente frühzeitig, also am besten beim ersten Auftreten von Metastasen (Tochtergeschwülsten), einsetzt.

Zusätzlich zu den hier schon genannten Partnern, den Taxanen und dem Capecitabin kann man Bevacizumab auch mit einer anderen Standard-Chemotherapie kombinieren, die ein Anthrazyklin (Epirubicin oder Doxorubicin) enthält. Sie erinnern sich, das war die rote Chemotherapie, die ihren festen Platz bei der Erstbehandlung hat. Bevacizumab wird wie Trastuzumab auch als Infusion verabreicht. Diese kann man der Chemotherapie flexibel anpassen, entweder alle drei Wochen 15 Milligramm pro Kilogramm Körpergewicht, 10 Milligramm alle zwei Wochen oder 5 Milligramm pro Woche. Die wichtigsten Nebenwirkungen sind Bluthochdruck, eine Ansammlung von Eiweiß im Urin, allergische Reaktionen und insgesamt eine Verstärkung der Nebenwirkungen der Chemotherapie, mit der es kombiniert wird. Der Blutdruck muss daher regelmäßig kontrolliert werden, ebenso wird vor jeder Therapie die Menge des Eiweißes im Urin mit einem Teststäbchen gemessen.

… und weiter geht es im Reigen der biologischen Substanzen
Eine Reihe von kleinen Molekülen, »*small molecules*«, bearbeitet das Feld der *(Neo-)Angiogenese* (s. Seite 329). Viele dieser Therapien greifen aber auch noch in andere Übermittlungswege ein. Aus diesem Grund werden sie auch als *Multikinaseinhibitoren* bezeichnet. Multi heißt viel – damit wird also nicht nur ein Enzym (Kinase) gehemmt, sondern noch eine ganze Reihe anderer Kinasen und mehr als ein Übermittlungsweg.

Die meisten der nun vorgestellten Medikamente sind für die Behandlung von Brustkrebs bisher nicht zugelassen und befinden sich noch in der klinischen Prüfung. *Sorafenib* und *Sunitinib* werden bereits für die Behandlung von Nieren- und Leberzelltumoren standardmäßig eingesetzt. In Studien kombiniert man beide mit den üblichen Verdächtigen, also den Taxanen und dem Capecitabin, und es konnten schon erste Erfolge berichtet werden. Allerdings wird noch etwas Zeit vergehen, bis diese Medikament auch beim Brustkrebs standardmäßig eingesetzt werden. Ein weiterer Vertreter aus dieser Kategorie ist das Pazopanib, das in der Entwicklung weiter zurück liegt. Die Zukunft bleibt interessant.

Experimentell: Chemo- und Radio-Hyperthermie
Wenige Universitätskliniken in Deutschland führen wissenschaftliche Studien durch, bei denen Patienten mit fortgeschrittenem

Behandlung des fortgeschrittenen Brustkrebses

Tabelle 3 Medikamente gegen Metastasen bei Brustkrebs

Chemotherapie	
Krankheitsentwicklung langsam geringe Beschwerden	**Krankheitsentwicklung schnell** starke Beschwerden
↓	↓
Therapieschritt Ia ohne Anthrazyklin-Vorbehandlung: Anthrazyklin (Monotherapie)	**Therapieschritt Ia** ohne Anthrazyklin-Vorbehandlung: Anthrazyklin + Taxane Anthrazyklin + Cyclophosphamid
Therapieschritt Ib mit Anthrazyklinen vorbehandelt: Taxane + Trastuzumab*	**Therapieschritt Ib** mit Anthrazyklinen vorbehandelt: Taxane + Trastuzumab*
Vinorelbin, Capecitabin, Gemcitabin, Peg-/Liposomales Doxorubicin oder experimentelle Therapie	Vinorelbin, Mitomycin C, Capecitabin, Gemcitabin, Peg-/Liposomales Doxorubicin oder experimentelle Therapie
*bei Nachweis »HER2/neu-positiv«	zu allen Medikamenten s. Tabelle 5, Seite 374

Krebs, darunter auch Brustkrebs, eine »**Ganzkörper-Chemo-Hyperthermie**« erhalten. Die Behandlung ist technisch und medizinisch aufwendig: Die Patienten benötigen unter anderem eine Betäubung und eine Intensivüberwachung des Kreislaufes. Sie sollten in guter körperlicher Verfassung und möglichst nicht älter als 65 Jahre sein. Es gibt verschiedene Hyperthermie-Vorrichtungen. Mediziner warnen vor verfrühten Hoffnungen – die Behandlung ist derzeit sicher noch **nicht** empfehlenswert. Vor allem

Behandlung des fortgeschrittenen Brustkrebses

aber warnen sie vor anderen, als »alternative Heilweisen« zu betrachtenden Formen der Hyperthermie, deren Nutzen keinesfalls gesichert ist, wiewohl man dabei kräftig zur Kasse gebeten wird (s. auch ab Seite 365).

Strahlen-, interventionelle Regionaltherapie und chirurgische Therapie

Die Bestrahlung kann bei Absiedelungen in den Knochen, bei Haut- und bestimmten Lymphknotenmetastasen, bei den eher seltenen Hirnmetastasen, einer Miterkrankung der Leber oder Lungen Beschwerden lindern helfen. Gerade einzelne, gut lokalisierbare **Hautmetastasen** sowie **Lymphknotenmetastasen** in der Schlüsselbeingrube sind für Strahlen gut zugänglich, da sie sehr oberflächlich liegen; gesundes Gewebe wird kaum berührt. Können sie allerdings operativ entfernt werden, sollte dies zuerst geschehen. Die anschließende Bestrahlung soll dann einer Wiederkehr des Tumors vor Ort vorbeugen. Gegen kleine, knötchenartige Hautmetastasen wirkt auch das Zytostatikum *Miltefosin*, das auf die wenige Millimeter großen Knötchen aufgetragen wird. Wenn sich in der **Leber** Metastasen gebildet haben, die starke Beschwerden im Oberbauch verursachen, kann eine Bestrahlung dieses Gebietes den Schmerz lindern. Einzelne Lebermetastasen, aber nur sie, lassen sich bei günstiger Lage auch chirurgisch oder mit Verfahren, die direkt auf die Tumorherde zielen und sie zerstören (*Regionaltherapie*; s. Randspalte rechts), angehen. Metastasen im **Gehirn** sind oft von starken Kopfschmerzen, Erbrechen, Schwindel, Gedächtnisstörungen und psychischen Veränderungen begleitet. Gelegentlich sind es einzelne Tumorherde, die eventuell neurochirurgisch entfernt werden können. Je nachdem wie groß sie sind, ist auch eine *stereotaktische Einzeit-* oder *Mehrschritt*-Bestrahlung (»stereotaktisch« bedeutet räumlich hochpräzise) möglich; der

---

Eine oder einzelne Lungenmetastase/n kann/können, sofern es nur um einen Lungenabschnitt geht und sonstige Metastasen fehlen, operativ entfernt werden. Ist das Lungenfell betroffen, kann man den Lungenspalt veröden (Pleurodese).

INFO

Die örtliche Zerstörung einzelner Metastasen, z. B. in der Leber, wird bei Patientinnen mit Brustkrebs nur ausnahmsweise durchgeführt. Metastasen sind Ausdruck der Erkrankung des gesamten Körpers und werden daher in der Regel systemisch (s. Seite 314) behandelt.

Behandlung des fortgeschrittenen Brustkrebses

Einzeiteingriff kommt einer »radiochirurgischen«, d. h. gezielten Zerstörung durch Strahlung (sogenanntes *Gamma-Knife*) gleich. Diese Art von Strahlentherapie ist ein Weg, wenn die Operation nicht in Betracht kommt. Stets wird zusätzlich das gesamte Gehirn bestrahlt. Die Gabe von Kortison bessert meist schnell die neurologischen Symptome. **Knochenmetastasen** lassen meist schon wenige Tage nach gezielter Bestrahlung nach. Kurze Zeit später nimmt auch die Knochensubstanz wieder zu. Teilweise sind aber bei vom Tumor angegriffenen Knochen auch Operationen nötig. Denn es ist nicht immer die Schmerzbekämpfung, die im Vordergrund steht – hier bewirken moderne Schmerzmittel heute viel –, sondern der Verlust der Belastbarkeit wegen Bruchgefahr.

Einen miterkrankten Oberschenkelknochen beispielsweise stabilisiert der Chirurg, indem er den kranken Anteil entfernt und die freigelegten Enden des Schaftes mit Hilfe einer eingesetzten Metallplatte verschraubt. Falls die restliche Substanz nicht ausreicht, kann sie mit Knochenzement oder mit einem titanhaltigen Stift (engl. *spacer*), der mit dem Knochen verwächst, aufgefüllt werden. Manchmal reicht auch eine einfache Nagelung aus. Wenn ein Tumorherd in der Nähe eines für die Körperstatik wichtigen Gelenkes, beispielsweise Knie oder Hüfte, sitzt, kann der Ersatz durch eine Prothese für Stabilität sorgen. Ein bruchgefährdeter Wirbel lässt sich durch einen *kyphoplastischen* Eingriff abstützen. Mit all diesen Maßnahmen erreicht man zweierlei: sofortige, wenn auch zunächst noch verminderte Belastbarkeit und weitgehende Schmerzfreiheit.

Schmerzen beherrschen

Dass Krebserkrankungen im Spätstadium nicht selten erhebliche Schmerzen verursachen, ist schon angeklungen. Körper und Seele

Auch die Bestrahlung erkrankter Knochenabschnitte »von innen« mit radioaktiven Substanzen (Radiopharmaka, s. auch Seite 113) kann schmerzlindernd sein (führt ein Nuklearmediziner durch).

INFO

Die »interventionelle Regionaltherapie« bietet einige, meist experimentelle Wege an, die z. B. auf Knochenmetastasen einwirken. Über Katheter oder Sonden können Zytostatika, Chemikalien (z. B. Ethanol) oder hochfrequenter Wechselstrom, Laserlicht und Radiowellen (jeweils »Einschmelzung« durch Wärme = Thermoablation) wie auch Kälte (Kryotherapie) angewandt werden, um die Metastasen zu zerstören. Dies hilft, stärkere Beschwerden zu lindern, die auf andere Verfahren nicht ansprechen oder operativen Maßnahmen nicht zugänglich sind.

Behandlung des fortgeschrittenen Brustkrebses

leiden gleichermaßen: Der Schlaf wird schlecht, die Beweglichkeit wird eingeschränkt, es kann zu Hilfsbedürftigkeit und Abhängigkeit von anderen Menschen kommen, zunehmende Ängste, Depressionen und Entmutigung können die Widerstandskraft aushöhlen. Daher bedarf eine wirksame Schmerzbehandlung bei Krebspatienten spezieller – auch psychologischer – Fachkenntnisse und eines umfassenden Konzeptes (s. Seite 336).

Chronische Schmerzen beeinträchtigen die Lebensqualität stark. Deshalb müssen sie eigentlich verhindert, zumindest aber sofort gezielt bekämpft werden.

> Frühzeitig und ausreichend müssen Schmerzen behandelt werden, weil sie sonst chronisch werden können. Das Gehirn, das Schmerzreize verarbeitet und sie uns bewusst macht, »lernt« den Schmerz »auswendig«: Es bildet ein Schmerzgedächtnis, das die Schmerzempfindung aufrechterhält. Damit verliert Schmerz seinen situationsgerechten Warncharakter und wird zur eigenständigen Krankheit.

Die vielen Gesichter des Schmerzes

Eine Krebserkrankung verläuft im fortgeschrittenen Stadium sehr unberechenbar: Phasen relativen Wohlbefindens wechseln mit solchen des Schmerzes oder anderer Beschwerden ab. Nicht immer muss der Krebs für Schmerzen verantwortlich sein, doch ist er oft und auch unmittelbar damit verknüpft. Die Schmerzentstehung selbst ist ein komplexes Geschehen. Hier nur die Grundzüge dessen, wie Krebs zum Schmerzauslöser wird.

Zum Begriff neuropathisch: *neuro-*, griech. nervlich; *-pathisch* stammt von griech. *pathos*: Leiden.

Eine Geschwulst kann beispielsweise einen nahegelegenen Nerv reizen oder schädigen. Der so entstandene Schmerz wird *neuropathisch* genannt. Einerseits Taubheitsgefühle, andererseits einschießende, brennende Schmerzen und starke Berührungsempfindlichkeit – das macht die Zuordnung nicht immer leicht.

Behandlung des fortgeschrittenen Brustkrebses

Die Körperzellen verfügen neben Empfängern (Rezeptoren) für die verschiedensten Reize, etwa Wärme, Kälte, Druck, auch über solche für »Schmerzauslöser«. Diese *Nozizeptoren* genannten Endigungen der Nervenfasern leiten die Schmerzinformation über spezielle Verbindungen weiter, bis die »Botschaft« in Bruchteilen von Sekunden verschiedene Schaltstellen im Gehirn erreicht. Nozizeptoren kommen überall im Körper vor – in der Haut wie in inneren Organen. Ihre Reizung führt zu einem *Nozizeptor-Schmerz*. Er kann durch Schmerz fördernde Stoffe aus der Umgebung des Tumors, also »biochemisch«, ausgelöst werden oder eher »mechanisch«, nämlich dadurch, dass der Tumor ein Organ verdrängt oder vergrößert. Entsprechend unterschiedlich sind auch die Empfindungen: Nozizeptor-Schmerzen zeigen sich entweder gut lokalisierbar, dabei bohrend oder stechend, oder sie sind unbestimmt, krampfartig, kommen und gehen.

> **LEXIKON**
>
> Bei Berührung einer heißen Herdplatte empfindet man einen **Nozizeptor-Schmerz**. Nozizeptor leitet sich ab von lat. *nocere* = schaden und *capere* = nehmen, fassen (im Sinne der Schmerzwahrnehmung).

Psyche und Schmerz sind untrennbar miteinander verbunden. So können seelische Belastungen Schmerzen verstärken, etwa Konflikte, die zu negativen Bewertungen, womöglich Ablehnung der eigenen Person führen, oder Angst, Stress und Einsamkeit. Insofern ist die psychologische neben der medizinischen Schmerzbehandlung immer ein wichtiger, leider gelegentlich vernachlässigter Ansatz (s. Seite 338).

Schmerzen immer auf den Grund gehen

Voraussetzung für eine wirksame Therapie ist eine **exakte Schmerzdiagnostik**. Denn viele Betroffene sind verständlicherweise so stark von ihrer Krankheit geprägt, dass sie jedwede schmerzhafte Regung – auch wenn sie sich als harmloser Verspannungsschmerz herausstellt – sofort auf die Krankheit zurückführen. Dies ist eine ganz normale Reaktion. Dennoch kann natürlich auch etwas anderes dahinter stecken. Insofern muss jeder Schmerz, der neu auf-

Behandlung des fortgeschrittenen Brustkrebses

tritt und nicht nach kurzer Zeit wieder verschwindet, untersucht werden. Es muss klar sein, wo, wann, wie stark und wie lang Schmerzen bei einer Patientin auftreten und welcher Art sie sind. So zeigen manche Schmerzen einen bestimmten Rhythmus, oder sie werden durch Bewegungen, bestimmte Körperhaltungen, vielleicht auch beim Essen, verstärkt. Außerdem ist es für den Arzt wichtig, etwas über eventuelle Begleitsymptome (z. B. Herzrasen, Durchfall, Atembeklemmung) zu erfahren. Abhängig von der so erarbeiteten Schmerzdiagnose, die selbstverständlich auch einer gründlichen körperlichen Untersuchung bedarf, wird das Behandlungskonzept gestaltet. Es steht heute meist auf mehreren Säulen: so genannten **Nicht-Schmerzmitteln**, **physikalischen Maßnahmen**, **stimulativen** Verfahren, **psychologischer** Therapie und **Schmerzmitteln**.

Nicht-Schmerzmittel helfen Schmerzen lindern

Psychopharmaka, Kortison, Mittel gegen Krampfleiden und gegen Muskelverspannungen können – zusammen mit den eigentlichen Schmerzmitteln und den anderen, oben genannten Therapierichtungen – Schmerzen durchaus wirksam bekämpfen, wenn sie gezielt eingesetzt werden. Bei neuropathisch bedingten Schmerzen beispielsweise sind *Antidepressiva* (z. B. *Amitriptylin, Clomipramin, Doxepin, Trimipramin*) geeignete Nicht-Schmerzmittel. Antidepressiva gehören zu den Psychopharmaka, wirken also auf seelische Vorgänge ein. Da sie auch eine leicht dämpfende Wirkung haben, werden sie am besten abends eingenommen. Dem Schlaf kommt das auf jeden Fall zugute. Medikamente, die normalerweise gegen Krampfleiden eingesetzt werden (*Antiepileptika* wie *Gabapentin, Carbamazepin*), helfen ebenfalls gegen neuropathische Schmerzen. Alternativ kann der Arzt ein Mittel vom Typ der *Neuroleptika* einsetzen, z. B. *Haloperidol* (wiederum ein Psychopharmakon), das übrigens auch Brechreiz infolge einer Chemothera-

---

LEXIKON

Kortisol (man spricht umgangssprachlich meist von Kortison; s. auch Seiten 215 und 341) ist ein körpereigenes Hormon. Das Arzneimittel Kortison ist ein künstlich hergestellter Abkömmling von Kortisol. Kalzitonin wirkt als Schilddrüsenhormon an der Regelung des Kalziumstoffwechsels mit. Bei Osteoporose mit schmerzhaften Knochenbrüchen (mögliche Therapiefolge bei Brustkrebs) lindert es Schmerzen und stabilisiert den Knochen.

Behandlung des fortgeschrittenen Brustkrebses

pie oder Opiatbehandlung (s. ab Seite 343) unterbindet. Nicht zuletzt zeigen Stoffe wie *Kortison* oder *Kalzitonin* (s. links) in Verbindung mit Schmerzmitteln lindernde Wirkung bei neuropathischen Schmerzen.

Verspannte, schmerzende Muskeln sind »allgegenwärtig«. Oft sind sie Folge von Haltungsschäden im Bereich von Rücken, Schultern und Nacken. Ob es sich um eine Fehlhaltung handelt, die man bei der täglichen Arbeit »eingeübt« hat, oder eine schmerzbedingte Schonhaltung: Muskeln reagieren sehr schnell auf unausgeglichene Beanspruchungen. So bekommen Frauen, denen wegen Krebs eine Brust abgenommen und die Achselhöhle operiert wurde, leicht Schulterschmerzen, da die zugehörigen Muskeln danach zunächst geschont, später dann ungleichmäßig belastet werden. Eine frühzeitige und ganz bewusste Haltungskorrektur (s. auch Seite 262) ist hier unverzichtbar. Spezielle entkrampfende Medikamente, nämlich *Muskelrelaxanzien* (etwa *Baclofen*, *Tetrazepam* oder *Tolperison*) können wesentlich zur Schmerzlinderung beitragen. Zusätzliche **physikalische Maßnahmen** wie Wärme- oder Kälteanwendungen, die die Durchblutung fördern und einen »Gegenreiz« ausüben, sind mitunter hilfreich (Achtung: nicht erlaubt bei »dickem Arm« nach Brustkrebsoperation, d.h. im gesamten geschwollenen Bereich; s. auch Seite 269).

Stimulative Verfahren
Akupunktur
Akupunktur ist ein Verfahren der **t**raditionellen **C**hinesischen **M**edizin (**TCM**). Von kundiger Hand durchgeführt, stellt es bisweilen eine gern angenommene Möglichkeit zur Linderung vor allem sogenannter »funktioneller« Schmerzen durch muskuläre Verspannungen (s. oben), weniger neuropathischer Schmerzen, dar. Durch Reizung von Akupunkturpunkten – besonderen Stellen auf den

> Stimulativ heißen diese Techniken, weil sie Nerven reizen (stimulieren) und so Schmerzen »überspielen«.

Behandlung des fortgeschrittenen Brustkrebses

LEXIKON

Auf den **Meridianen**, Organen zugeordneten Leitbahnen, fließt nach der traditionellen chinesischen Medizin die Lebensenergie Qi.

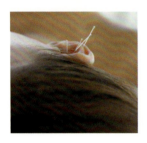

Auch TENS kann bei neuropathischen Schmerzen helfen. Das Gute: die Betroffenen können lernen, die Methode selbst durchzuführen.

Meridianen –, z. B. durch Einstechen steriler Einmalnadeln, können verschiedene Störungen im Körper, eben auch Schmerzen, gelindert werden. Besonders die Ohrakupunktur ist nach Ansicht vieler Akupunkturärzte bei Schmerzzuständen wirksam. Dabei stellt die Ohrmuschel eine Reflexzone dar, auf der alle Körperorgane abgebildet sind.

Akupunktur sollte ausschließlich in Verbindung mit einer seriösen (Schmerz-)Diagnostik durchgeführt werden. Die Krankenkassen bezahlen die Behandlung, die mehrerer Sitzungen von jeweils etwa einer halben Stunde bedarf, teilweise nach vorheriger Beantragung und bei entsprechender Qualifikation des Arztes.

TENS

Diese Abkürzung steht für **t**ranskutane **e**lektrische **N**erven**s**timulation (*transkutan* = durch die Haut). Dabei werden niederfrequente Stromimpulse aus einem Reizstromgerät in eine Schmerzzone gelenkt und die dort liegenden schmerzvermittelnden Nervenfasern gereizt. Es soll letztlich erreicht werden, dass die schmerzhemmenden Impulse überwiegen. Denn die nachgeschalteten Nervenzellen, die sich im Rückenmark befinden und für die Schmerzleitung zum Gehirn zuständig sind, können durch die wiederholte Reizung »ermüden« und schließlich die Weiterleitung »verweigern«.

Psychologische Schmerztherapie

Schmerzen werden durch sich selbst und oft auch durch seelische Faktoren verstärkt und sie lasten umgekehrt wie Blei auf der Seele. Daher kommt es bei der Schmerzbehandlung, wie schon mehrfach betont, auch darauf an, die psychischen Probleme angemessen zu berücksichtigen: Schlaflosigkeit, Depressionen, Ängste, innere Vereinsamung, zwischenmenschliche Spannungen und

Behandlung des fortgeschrittenen Brustkrebses

anderer Stress sollten, wenn irgend möglich, aufgefangen werden, da sie die Schmerzempfindlichkeit erhöhen. Dieses »Auffangen« kann ein vertrauter Mensch, wenn er sich dazu in der Lage fühlt, durchaus leisten. Zusätzlich oder von Anfang an steht prinzipiell jeder Patientin aber auch Hilfe durch einen professionellen Therapeuten zu. Dabei wird idealerweise die psychologische mit der medizinischen Schmerztherapie verknüpft. Diesen Ansatz verfolgen moderne Schmerzambulanzen an großen Kliniken oder auch in Schwerpunktpraxen tätige Schmerztherapeuten, die in der Regel medizinisch spezialisiert sind – etwa als Narkoseärzte (*Anästhesisten*), Neurologen, Neurochirurgen – und die mit Psychologen oder Psychotherapeuten zusammenarbeiten.

Beispiele für spezielle psychologisch-schmerztherapeutische Techniken sind *Hypnose* und *Biofeedback*. Hypnose bedeutet, sich in einen veränderten Bewusstseinszustand zu begeben, der das subjektive Erleben beeinflusst. Die Phantasie lebt auf. Dies bewirkt der Therapeut auf »eingebende«, also suggestive Weise. Schmerzen können vorübergehend weniger oder gar nicht mehr wahrgenommen werden. Hypnose kann auch Hitzewallungen verringern. Das Biofeedback registriert beispielsweise die Durchblutung, Atmung oder den Spannungszustand einzelner Muskeln, der bei Schmerzen erhöht sein kann (*feedback*, engl. bedeutet *Rückmeldung*). Nach einer Entspannungsübung lässt er nach. Dies ist mit Elektroden, die über der entsprechenden Muskelgruppe auf der Haut angebracht werden, messbar. So wird die Veränderbarkeit von Körperzuständen vermittelt, und man kann lernen, die Schmerzwahrnehmung besser zu steuern.

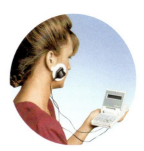

Biofeedback: Rückmeldung von »Biosignalen«

Behandlung des fortgeschrittenen Brustkrebses

Aktive Beteiligung ist wichtig: Man kann selbst oft am besten beurteilen, was gut hilft und am verträglichsten ist.

> Mit Nicht-Schmerzmitteln macht sich der Arzt eine »positive Nebenwirkung« dieser Arzneistoffe zunutze: ihre dosisabhängig eigenständige, schmerzlindernde Wirkung. Dadurch kann an eigentlichen Schmerzmitteln gespart werden. Nicht-Schmerzmittel und die anderen Verfahren ergänzen die Schmerztherapie wirksam. Erst so wird aus der Behandlung ein umfassendes, auf die Bedürfnisse der einzelnen Patientin zugeschnittenes Konzept, dessen Ziel es ist, die Lebensqualität deutlich zu verbessern.

Schmerzmittel im Überblick

Schmerzen müssen heute nicht mehr sein. Mit modernen Schmerzmitteln lassen sie sich im Rahmen eines angemessenen Therapiekonzeptes erheblich verringern oder ganz ausschalten. Dabei hat der Arzt als Richtlinie einen **Dreistufen-Plan** zur Hand (s. Seite 347), den die Weltgesundheitsorganisation (WHO) entwickelt hat. Danach wird die Schmerzstärke in drei Stufen eingeteilt, wobei jeder Stufe bestimmte Schmerzmittel und ergänzende Maßnahmen (die wir Ihnen zuvor als Erstes erläutert haben) zugeordnet sind.

INFO

Die ärztliche Verordnung von Arzneimitteln, die der *Betäubungsmittelverordnung* unterliegen, erfolgt auf einem besonderen Betäubungsmittelrezept. Es wird nach genauen Vorschriften ausgefüllt. Dabei dürfen maximal zwei Opiate aufgeschrieben werden, und die verordnete Menge ist auf einen Zeitraum von 30 Tagen begrenzt. Das Rezept ist sieben Tage gültig.

Die Bandbreite reicht von einfachen Schmerzmitteln, wie sie jeder heutzutage in seiner Hausapotheke hat, bis zu stark wirksamen *Opiaten* – *Morphin* und seinen Abkömmlingen. Entgegen der weit verbreiteten Meinung macht die richtig durchgeführte Schmerzbehandlung mit Morphin oder einem verwandten Stoff weder süchtig noch grundsätzlich verkehrsuntüchtig, und sie versetzt die Betroffenen nicht in einen permanenten Dämmerzustand. Sind Schmerzen mit Hilfe eines Opiates erst einmal gut unter Kontrolle gebracht worden, ist man oft auch fahrtüchtig. Nur in instabilen

Behandlung des fortgeschrittenen Brustkrebses

Phasen, in denen noch die richtige Dosis herausgefunden werden muss (d.h. auch zu Beginn der Opiatbehandlung), wird der Arzt das Autofahren »untersagen«. Er ist aber nicht gegenüber einer Behörde meldepflichtig. Letztlich ist die Patientin für die Einschätzung ihrer Verkehrstüchtigkeit selbst verantwortlich.

Wirksame Schmerzbekämpfung, somit bei Bedarf auch ein Opiat, trägt zu einer verbesserten Lebensqualität bei und verhilft dazu, den Alltag wieder aktiver zu gestalten. Dabei kommt es natürlich auch auf den allgemeinen Gesundheitszustand an.

Schmerzmittel (*Analgetika*) werden in zwei Hauptgruppen eingeteilt:

→ *Nicht-Opioid-Analgetika*;
→ *Opioid-Analgetika* (*Opioide*), auch *Opiate* genannt. Hierbei unterscheidet man schwache von stark wirksamen (s. Seite 343) Opiaten. Schwache Opiate fallen übrigens nicht unter die Betäubungsmittelverordnung (BTMV); der Arzt kann sie also wie jedes andere Medikament verordnen.

Nicht-Opioid-Analgetika

Diese Arzneistoffgruppe umfasst Substanzen wie die seit über 100 Jahren bekannte *Acetylsalicylsäure*, ferner *Diclofenac*, *Naproxen*, *Ibuprofen*, *Indometacin* und andere (s. nächste Seite). Sie alle werden häufig in der Behandlung des Gelenkrheumatismus eingesetzt und heißen auch **n**icht**s**teroidale **A**nti**r**heumatika (kurz: **NSAR**). »Nichtsteroidal« bedeutet, dass sie *nicht kortisonartig* sind. Das schon wiederholt genannte Kortison hingegen (s. dazu die Seiten 215 und 363) ist ein völlig anderes Medikament, das mit den Antirheumatika lediglich seine »antientzündliche« Wirkung gemeinsam hat. Es ist der stärkste Entzündungshemmer. Kein Zufall,

> **LEXIKON**
>
> Der Begriff **Analgetika** stammt vom griech.-lat. Wort *analgie* ab, das so viel wie »Befreiung von Schmerzen« bedeutet.

Behandlung des fortgeschrittenen Brustkrebses

dass gerade Kortison bei rheumatischen Erkrankungen sehr wirksam ist. Auch bei Tumorschmerzen kommt seine entzündungshemmende Wirkung zum Tragen.

Unter den NSAR gibt es auch länger wirkende Arzneistoffzubereitungen (z. B. Ibuprofen in *retardierter* Form), die nur einmal täglich eingenommen werden müssen. Ihre Wirkung hält 12 bis 24 Stunden an. Neuere Entzündungshemmer wie *Celecoxib* (sogenannte *Coxibe*) sind bei vergleichbarer schmerzlindernder Wirkung möglicherweise magenverträglicher, doch wegen Herz-Kreislauf-Risiken umstritten und sollten daher nicht als Langzeitmedikament eingesetzt werden. Magenunverträglichkeit und das Risiko, dass sich ein Geschwür bildet, sind einige der Hauptprobleme bei längerfristiger Einnahme vor allem der NSAR. Wichtig: Kortisonpräparate sollten möglichst nie oder höchstens nur ganz kurzfristig mit einem NSAR gemeinsam eingenommen werden, da sich die Magenprobleme bei dieser Kombination verstärken.

> NSAR können durch »Magenschutzmittel flankiert« werden und sind dann verträglicher. Versuchen Sie, während der Einnahme auf scharfe Gewürze, schwer verdauliche Speisen, Alkohol und Nikotin möglichst zu verzichten. Bei schon vorhandenen Magenproblemen, z. B. starker Magenschleimhautentzündung oder einem Magengeschwür, sind besonders NSAR oder Kortison nicht empfehlenswert bzw. sollten abgesetzt werden.

Bei Bedarf kann der Arzt auf weitere Nicht-Opioid-Analgetika ausweichen, etwa *Paracetamol* und *Metamizol*. Diese Medikamente können mit Kortison kombiniert werden. Besonders Metamizol wirkt nicht nur schmerzhemmend, sondern auch stark krampflösend, z. B. bei kolikartigen Beschwerden. Die gravierendste

Behandlung des fortgeschrittenen Brustkrebses

Nebenwirkung – eine massive Störung beim »Nachschub« weißer Blutkörperchen aus dem Knochenmark – tritt nur extrem selten auf. Abgesehen von dieser Rarität, die allerdings den Gebrauch von Metamizol allgemein stark einschränkt, gilt dieses Schmerzmittel als »sichere« und sehr wirksame Substanz.

Opioid-Analgetika

Opiate sind die wirksamsten Schmerzmittel überhaupt, allen voran das »Muster-Opiat« **Morphin**, das als Vergleichsmaßstab für alle Schmerzmittel dient. Opiate werden nach ihrer Wirkung in »schwach«, »mittelstark« bzw. »stark« eingeteilt. Schwach wirksame Opiate sind keineswegs Placebos (s. Seite 240), vielmehr kommt es bei ihnen besonders auf die Darreichungsform an: Schwach und zugleich nur kurz wirksame Präparate sind für Patienten mit chronischen Schmerzen nicht geeignet, weil zu häufige Einnahmen notwendig wären und die Gefahr unnötiger psychischer Beeinträchtigungen bestünde. Kurz wirksame Opiate in Retardform geben den Wirkstoff langsamer ab, sodass mehr Zeit bis zur nächsten Einnahme bleibt.

→ Schwach wirksame Opiate in Retardform sind *Dextropropoxyphen*, *Dihydrocodein*, *Tramadol*, *Tilidin/Naloxon* (das ist eine übliche Arzneistoffkombination).
→ Mittelstark bis stark wirksame Opiate sind *Morphin* (»Standardmorphin« in den verschiedensten Zubereitungen), *Buprenorphin*, *Fentanyl*, *Levomethadon*, *Hydromorphon*, *Oxycodon* (die beiden letztgenannten Arzneistoffe sind in Deutschland derzeit nur in Retardform erhältlich).

Zu Beginn einer Schmerzbehandlung kann beispielsweise ein (wenig retardiertes) Standardmorphin-Präparat vierstündlich gegeben werden. Nachts ist die doppelte Dosis angebracht, um ein schmerz-

ACHTUNG

Während psychische Abhängigkeit bei richtig durchgeführter Opiatbehandlung nicht zu befürchten ist, kann eine organische Abhängigkeit durchaus eintreten: Der Körper »gewöhnt« sich an gewisse Nebenwirkungen – ausgenommen die oft hartnäckige Verstopfung. Plötzliches Absetzen (keinesfalls ratsam!) kann daher zu körperlichen Entzugssymptomen führen. Bei den Schmerzen kommt es indes kaum zu einer Gewöhnung. Nimmt der Bedarf an Opiaten zu, liegt das nicht an einer nachlassenden Wirkung, sondern an unsachgemäßer Anwendung oder an der Erkrankung selbst.

Behandlung des fortgeschrittenen Brustkrebses

bedingtes Aufwachen zu verhindern. Nach und nach genügt dann ein Retardpräparat mit längeren Zeiträumen von acht bis zwölf (bis 24) Stunden zwischen den Einnahmen.

Trotz stabiler Schmerzunterdrückung können gelegentlich Schmerzen auftreten (»durchbrechen«). Dann hilft beispielsweise eine Tablette mit Morphin. Sie kann immer bei Bedarf genommen werden. Kommt es jedoch wiederholt kurz vor der nächsten regulären Opiatdosis zu Durchbruchschmerzen, so spricht das dafür, diese reguläre Dosis zu erhöhen. Es ist unerlässlich, dass der Arzt über ein solches Problem informiert wird, damit er die Dosierungen dem jeweiligen Bedarf anpassen kann.

Die Nebenwirkungen beherrschen
Häufigste Nebenwirkung der Opiate ist eine recht hartnäckige Verstopfung. Neigte eine Betroffene früher schon dazu, so wird der Arzt als schwaches Opiat eher Tilidin/Naloxon (retard) statt z. B. Dihydrocodein (retard) verordnen. Vorbeugende Maßnahmen sind von Anfang an absolut ratsam. Dazu gehören Abführmittel wie Macrogol (s. Seite 221) und eine ballaststoffreiche Ernährung mit frisch zubereiteten, vitaminreichen Obst- und Gemüsezulagen (s. ab Seiten 67 und 289).

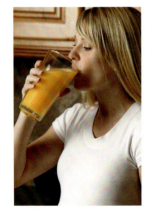

> Trinken Sie, wenn es geht, mindestens zwei Liter Flüssigkeit am Tag – Tee, Säfte, Mineralwasser –, und bewegen Sie sich körperlich, so viel Sie können. Nehmen Sie aber Abführmittel nicht unkontrolliert ein, sondern immer in Abstimmung mit Ihrem Arzt, der sie Ihnen ja verschreibt. Fragen Sie auch Ihren Apotheker um Rat.

In zweiter Linie kommt es unter der Einnahme von Opiaten öfter zu Übelkeit, Brechreiz, Mundtrockenheit, Schlafstörungen, teil-

Behandlung des fortgeschrittenen Brustkrebses

weise auch einer gewissen, doch meist vorübergehenden Müdigkeit. Echte Benommenheit dagegen ist eher ein Zeichen der Überdosierung (s. auch Seite 340). Gegen Erbrechen helfen – vorbeugend eingenommen – die schon an früherer Stelle erwähnten Serotonin-Rezeptorantagonisten, beispielsweise Ondansetron (s. Seite 216), ferner das Neuroleptikum Haloperidol (s. Seite 336). Nach einer gewissen Zeit klingt der Brechreiz von allein ab.

Darreichungsformen von Opiaten:

→ Tabletten, Retardtabletten, Brausestabletten, Kapseln und Retardkapseln bzw. -pellets zum Einnehmen
→ Tropfen zum Einnehmen (z. B. mit einer Dosierpumpe: *Tilidin/Naloxon*)
→ Tabletten zum Auflösen unter der Zunge (*sublingual*)
→ Granulat, d. h. als feinkörniges Pulver zum Auflösen in Getränken, Trinklösungen, Sondenkost
→ Zäpfchen zum Einführen in den Mastdarm
→ Hautpflaster (z. B. *Fentanyl* oder *Buprenorphin*) in verschiedenen Dosierungen
→ Injektionslösung zum Spritzen unter die Haut (mit Hilfe einer Medikamentenpumpe) oder zum Einleiten in die Blutbahn als Infusion

Opiate in Form von Tropfen, Zäpfchen, Brause- und Sublingualtabletten (wie auch Injektionslösungen) sind nicht retardiert. Aus Hautpflastern wird der Wirkstoff gleichmäßig abgegeben.

Anwendungsfreundliche Pflasterbehandlung
Hautpflaster mit Fentanyl oder Buprenorphin liegen in unterschiedlichen Wirkstärken und Pflastersystemen vor. Sie geben den Wirkstoff fortlaufend über die Haut direkt ins Blut ab. Daher ist die Häufigkeit von Nebenwirkungen geringer als bei anderen Anwendungsformen. Doch dauert es bei Therapiebeginn etwa 12 bis 24 Stunden, bis eine ausreichende Wirkung erreicht wird, sodass

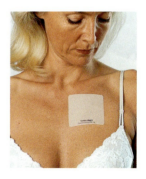

Behandlung des fortgeschrittenen Brustkrebses

Vielleicht vermissen Sie noch einen Hinweis zu Cannabis bzw. einem Cannabinoid-haltigen Medikament gegen Schmerzen oder Chemotherapiebedingtes Erbrechen? Weil im Verhältnis zur erwünschten Wirkung zu starke Nebenwirkungen auftreten, besteht noch Forschungsbedarf.

diese Zeit anfangs mit der zusätzlichen Einnahme eines gering retardierten Opiats überbrückt werden muss.

Beim Buprenorphin-Hautpflaster bietet sich beispielsweise die kurzfristig überbrückende Einnahme der gleichen Substanz als Tablette an. Das Pflaster wird einfach auf die Haut geklebt. Nach drei Tagen wird es gewechselt; das neue klebt man an anderer Stelle auf. Die zuvor gewählte Hautpartie sollte erst nach sechs Tagen wieder an der Reihe sein. Am besten eignet sich der Brustbereich unter dem Schlüsselbein oder die Rückenpartie über dem Schulterblatt. Duschen und Baden sind mit dem Pflaster gut möglich.

Opiate können auch mit Hilfe einer Medikamentenpumpe unter die Haut oder über eine Vene direkt in die Blutbahn geleitet werden. Die venöse Zufuhr ist bei schlechter Durchblutung, starker Schwellung und Infektionsneigung der Haut oder Störungen der Blutgerinnung ein Weg. Sie bietet sich auch an, wenn eine Patientin wegen intensiver Behandlung in der Klinik einen Venenkatheter erhalten hat, über den das Medikament als Dauerinfusion gegeben werden kann.

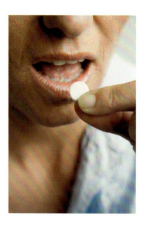

Schmerzbehandlung nach der Uhr
Das vom Arzt gewählte Medikament oder die Medikamentenkombination sollte ganz regelmäßig eingenommen werden, beispielsweise viermal oder zweimal täglich. Auf diese Weise ist weniger von dem Mittel/den Mitteln nötig, als wenn mit der Einnahme abgewartet würde, bis die Schmerzen sich wieder zurückmelden. Je unregelmäßiger ein Schmerzmittel genommen wird, desto unkontrollierbarer der Schmerz! Damit ein optimales Ergebnis erreicht werden kann, arbeitet der Arzt einen schriftlichen Therapieplan aus, in dem Einnahmezeiten und Anwendungsart genau festgehalten sind.

Behandlung des fortgeschrittenen Brustkrebses

Möglichst nur eines darf der Schmerz bestimmen: die Dosis des Schmerzmittels. Sie wird so bemessen, dass der Schmerz auch wirklich vergeht. Der Zeitplan für die Einnahme hingegen richtet sich nach der Wirkdauer der einzelnen Präparate. Das bedeutet: Wenn Sie zum geplanten Einnahmezeitpunkt keine Schmerzen haben, was ja erstrebenswert ist, dürfen Sie das Arzneimittel nicht einfach weglassen, sondern müssen es ganz regulär weiter einnehmen. Anders gesagt: Unter der noch schützenden Wirkung der letzten Dosis ist die nächste an der Reihe. Es kommt immer wieder vor, dass diese Regel aus Angst, in eine Überdosierung oder Abhängigkeit zu geraten, nicht befolgt wird. Dann besteht aber die Gefahr, die Kontrolle über die Schmerzen zu verlieren. Die Einhaltung der Regel ist jedoch der beste Weg, um Schmerzen zu beherrschen und eventuelle »Durchbrüche« zu vermeiden. Sollte es dennoch dazu kommen, ist prinzipiell eine zusätzliche Schmerzmitteldosis erlaubt. Informieren Sie aber Ihren Arzt. Er wird dies zum Anlass nehmen, Ihr Befinden, Ihre Einnahmegewohnheiten und seinen Behandlungsplan zu überprüfen.

> **ACHTUNG**
>
> Nehmen Sie also Ihr(e) Schmerzmittel nicht unkontrolliert ein, sondern halten Sie sich an die Verordnung des Arztes. Ändern Sie ohne Abstimmung mit ihm weder die Zeitabstände noch die Dosierung.

WHO-Stufenschema zur Schmerztherapie

Erste Stufe: Bei **leichten** Schmerzen genügen meist Mittel wie Diclofenac oder andere Stoffe aus der Gruppe der entzündungshemmenden Schmerzmittel (NSAR/Coxibe). Sie wirken peripher im Körper, d.h. nicht im Zentralnervensystem. Besonders geeignet sind sie bei nozizeptiven Schmerzen (s. Seite 335). Dazu gehören Schmerzen, die vom Skelett, von inneren Organen oder diese umgebenden Strukturen ausgehen.

Zweite Stufe: Bei **mittelstarken** Schmerzen wird der Arzt zunächst ein schwaches Opiat verschreiben, beispielsweise Tramadol oder

Behandlung des fortgeschrittenen Brustkrebses

Tilidin/Naloxon. Diese setzen mit ihrer Wirkung im Zentralnervensystem, also »zentral« an. Die Kombination von Stoffen, die an beiden Punkten – zentral und peripher – angreifen, ist nachhaltig schmerzwirksam. Dies macht man sich bei der Behandlung auf der dritten Stufe zunutze.

Mittel aus der Stufe zwei und drei werden aus pharmakologischen Gründen nicht miteinander kombiniert.

Dritte Stufe: Bei **ausgeprägten** Schmerzen werden stärkere opiathaltige Medikamente, etwa Morphin-Retard, Buprenorphin oder Fentanyl zusammen mit einem Medikament aus der erstgenannten, peripher wirksamen Gruppe der Entzündungshemmer angewandt.

Wenn nötig, kann die Behandlung noch intensiviert werden

Es mag sein, dass die genannten Medikamente und Verfahren mitunter nicht ausreichen oder ihre Anwendung nicht immer möglich ist. In Abstimmung mit verschiedenen Fachdisziplinen wird der behandelnde Arzt prüfen, ob daneben andere Schritte infrage kommen oder ob sie von Anfang an in Betracht gezogen werden sollen. Das können zum einen die schon mehrfach genannten Möglichkeiten der Operation, Strahlen- oder Chemotherapie sein, zum anderen gezielte schmerztherapeutische Eingriffe, beispielsweise die operative Ausschaltung bestimmter Nervenbahnen oder rückenmarksnahe Verfahren zur Schmerzbekämpfung. Ein erfahrener Narkosearzt kann beispielsweise ein geeignetes Medikament (*Morphin*, *Buprenorphin*, *Bupivacain* und andere) vorübergehend über einen Katheter (*Periduralkatheter*) an schmerzleitende Nervenpunkte nahe dem Rückenmark heranführen.

Rückenmarksnahe Schmerzbekämpfung bzw. -betäubung ist mittlerweile ein häufig angewandtes Verfahren – etwa bei Geburten oder chirurgischen Eingriffen.

Bisphosphonate stabilisieren das Knochengerüst

Metastasen im Achsenskelett (Wirbelsäule, Becken-, Oberschenkelhalsknochen) können zur Lockerung der Knochen und/oder

Behandlung des fortgeschrittenen Brustkrebses

Neubildung minderwertiger, brüchiger Knochensubstanz führen. Dadurch steigt die Gefahr von Knochenbrüchen. Bisphosphonate wie *Zoledronat (Zometa®)* und *Ibandronat (Bondronal®)* verhindern den weiteren Knochenabbau, indem sie die körpereigenen »Knochenfresszellen« (*Osteoklasten*), die vom Tumor aktiviert wurden, bremsen oder sogar zerstören. Damit geht auch eine deutliche Linderung von Skelettschmerzen einher. Ibandronat ist nun zur Vorbeugung von Komplikationen am Skelett (Brüche, Knochenschmerzen) bei Brustkrebs mit Knochenmetastasen zugelassen worden. Zudem beugen Bisphosphonate einer Überflutung des Körpers mit dem Mineralstoff *Kalzium* (*Hyperkalziämie*) vor, das aus angegriffenen Knochenzonen ins Blut übertreten kann.

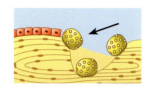

Osteoklasten (Pfeil) am Werk: An Stellen mit Tochtergeschwülsten ist der Knochen vermehrt umgebaut.

Warnzeichen einer Kalziumüberladung des Körpers:

→ allgemeine Schwäche, Benommenheit
→ Austrocknung, starker Durst, Notwendigkeit, häufig die Blase zu entleeren
→ Übelkeit, Erbrechen
→ unregelmäßiger Pulsschlag

Wenn vermutet wird, dass eine solche Veränderung sich anbahnen könnte, ist die schnellstmögliche Untersuchung und Behandlung in einer Klinik notwendig, da ein lebensbedrohliches Koma drohen kann.

Zur Anwendung von Bisphosphonaten
Bisphosphonate sind Medikamente, die begleitend zu einer Hormon- oder Chemotherapie eingesetzt werden, wenn sich Knochenschmerzen einstellen, die eindeutig als metastasenbedingt eingestuft werden müssen. Ferner besteht die Möglichkeit der vorbeugenden Gabe, sofern beschwerdefreie Metastasen festgestellt

Behandlung des fortgeschrittenen Brustkrebses

Andere als die hier genannten Bisphosphonate dienen zur Behandlung von Knochenschmerzen durch eine Osteoporose. Sie tritt oft nach den Wechseljahren auf und kann zudem Folge der Krebsbehandlung sein.

Tipp

Nehmen Sie Bisphosphonattabletten mit ausreichend Flüssigkeit (ein großes Trinkglas Leitungswasser) und in aufrechter Körperhaltung ein, die Sie etwa eine halbe Stunde beibehalten. Das schont die Speiseröhre.

worden sind. Die »Knochenstabilisatoren« werden als mehrstündige Infusion über die Blutbahn gegeben: z. B. Ibandronat und Zoledronat alle vier Wochen. Ibandronat gibt es auch als Tabletten. Jedoch schwankt die in den Körper aufgenommene Menge der Substanzen stark. Daher ist es wichtig, das Medikament nüchtern, also mindestens eine Stunde vor dem Frühstück und zwei Stunden nach dem Abendessen, einzunehmen. Als Nebenwirkungen der Bisphosphonate sind u. a. Magen-Darm-Störungen, Entzündungen der Speiseröhre und fieberhafte, grippeartige Erscheinungen (dagegen hilft ein fiebersenkendes Mittel) bekannt. Kalzium kann im Blut absinken, sodass der Arzt den Blutspiegel regelmäßig kontrolliert. Bei Unverträglichkeit seitens der Verdauungsorgane mag es hilfreich sein, eventuelle ungünstige Einnahmegewohnheiten zu ändern. Beispielsweise sollte ein Bisphosphonat nicht zusammen mit Milch in den Verdauungstrakt gelangen, weil es so kaum aufgenommen wird und noch schwerer im Magen liegt.

Denozumab ist ein neuer Antikörper, der den Knochenabbau hemmt. Er konnte seine Wirksamkeit bei Osteoporose unter Beweis stellen, aber er verhindert auch wirkungsvoller als Zoledronat die sog. Skelettkomplikationen bei Knochenmetastasen.

Ausklang

In jeder kritischen Phase einer Krebserkrankung ist kompetente ärztliche Betreuung besonders wichtig. Bitten Sie gegebenenfalls Ihren Arzt, einen Spezialisten hinzuzuziehen. Sie sollten auf keinen Fall aus falscher Rücksichtnahme unnötig leiden! Bei Selbsthilfegruppen und weiteren Ansprechpartnern, deren Anschriften Sie im Anhang finden, können Sie sich auch selbst nach Therapiemöglichkeiten in Ihrer Nähe, beispielsweise nach Schwerpunktpraxen für Schmerztherapie, erkundigen.

Behandlung des fortgeschrittenen Brustkrebses

Beschwerdefreie Phasen wiederum sollten Sie nutzen, um sich zu erholen und zur Ruhe zu kommen. Und um immer wieder aufzugreifen, was Ihnen am Herzen liegt. Lassen Sie sich Entscheidungen oder Besorgungen nur dann aus der Hand nehmen, wenn Sie es wirklich wünschen. Und schaffen Sie sich, so gut es geht, einen Ausgleich zu den negativen, sicher immer wieder auch bedrückenden und den Körper beherrschenden Seiten der Erkrankung. Welchen Weg Sie dabei wählen, bleibt ganz Ihren Interessen und Vorlieben überlassen. Es gibt unendlich viele Möglichkeiten – von kreativem Gestalten, Malen, Musizieren, Tagebuch- oder Briefe-Schreiben (an sich selbst, an einen in Ihrer Phantasie oder in der Wirklichkeit lebenden Menschen) über bewusste Entspannung bis hin zu meditativen oder spirituellen Übungen und Gedanken.

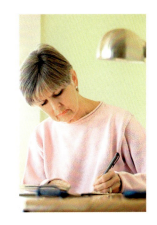

Solche Möglichkeiten, innere Kraft zu schöpfen, kann Ihnen niemand nehmen – auch der Krebs nicht.

Alternative Verfahren in der Krebsbehandlung

Viele Menschen, die Krebs haben, wenden zu irgendeinem Zeitpunkt der Erkrankung Mittel oder Maßnahmen außerhalb der Schulmedizin an – Therapien, die nicht nach gängigen wissenschaftlichen Kriterien geprüft wurden. Oftmals werden sie darin von ihren Ärzten unterstützt. Wir finden dies legitim und begrüßen, dass die betroffenen Frauen über ihre Behandlung mitentscheiden und selbst etwas dazu beitragen möchten. Auch mögen sich mit bestimmten Therapien weltanschauliche Überzeugungen verbinden. Bei all dem kommt es darauf an, eine wirksame schulmedizinische Behandlung nicht zu verpassen, mehr noch, sich nicht von Wunderheilern in die Irre leiten zu lassen.

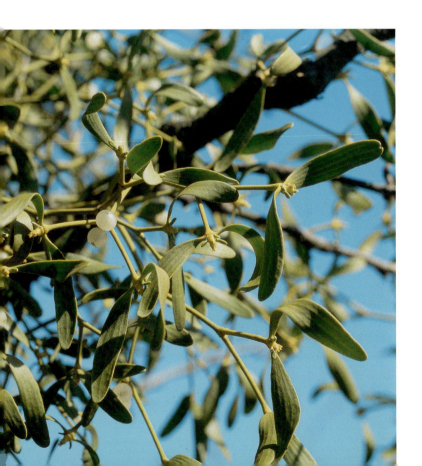

Alternative Verfahren in der Krebsbehandlung

Warum ist die alternative Medizin so populär?

Nach dem Schock der Diagnose und der oftmals tiefgreifenden, nebenwirkungsreichen Therapie suchen nicht wenige Betroffene nach einer nunmehr anders orientierten ärztlichen Kompetenz. Sie möchten eine umfassende, gleichzeitig **rationale** und **praktische Gesundheitsberatung** haben, die die Krankheitsbewältigung unterstützt. Die Schulmedizin sollte diese Tatsache selbstkritisch zur Kenntnis nehmen und entsprechend handeln. Denn nach Abschluss der Erstbehandlung – man könnte auch sagen: der tumorzerstörenden Therapie – fühlen sie sich allzu oft allein, ihrem Schicksal überlassen. Es verwundert daher nicht, dass viele krebskranke Menschen sich zusätzlich oder von vornherein den sogenannten sanften Therapierichtungen zuwenden. Deren Vertreter begegnen Kranken oft so, wie diese es sich wünschen: menschlich, ja partnerschaftlich und mit – im Vergleich zur Chemotherapie – zweifellos »sympathischeren Methoden im Angebot«. Allerdings stehen diese Therapeuten in den allerseltensten Fällen in der Pflicht, eine Patientin erstmals über ihre Krebsdiagnose aufklären zu müssen, und sie stehen auch keineswegs unter dem Erfolgsdruck und den harten Bedingungen einer adäquaten Erstbehandlung. So gesehen, haben sie leichtes Spiel und genießen den spontanen Vertrauensvorschuss derjenigen, die an sie und ihre Methoden glauben.

Im Kontrast dazu der Kommentar einer unserer Patientinnen. Sie sagte uns kürzlich: »Wenn ich von Anfang an mehr über die Brustkrebserkrankung und deren heutige Behandlungsmöglichkeiten gewusst hätte, hätte ich mich stark genug gefühlt, Ihre Behandlung (*Anmerkung: Es handelte sich um eine brusterhaltende Operation und adju-*

Ärzte, die alternativmedizinische Verfahren vertreten, finden bei den Patienten oft leichter Akzeptanz als Schulmediziner.

Alternative Verfahren in der Krebsbehandlung

vante Chemotherapie) sofort auf mich zu nehmen. Nach einem gewiss harten Stück Arbeit doch noch zu einem guten Ergebnis zu kommen, hat mir die Augen dafür geöffnet, dass ärztliche Fachkompetenz bei einer Krankheit wie Krebs sicherer ist als sanftes Handauflegen und eine wohlklingende, aber vage Therapiemethode. Mich später wieder im Leben zurechtzufinden, das hat ja dann hauptsächlich an mir und meiner Familie gelegen. Genauso übrigens die Bereitschaft, mich gerade am Anfang zusammenzureißen, mich vor der Behandlung eingehend zu informieren und dann gemeinsam mit dem Arzt zu entscheiden, welches der beste Weg für mich ist.«

Bei einer Krebserkrankung – erst recht, wenn sie fortgeschritten ist – mag jedes zusätzliche Hilfsangebot willkommen sein. Außerdem wollen viele Frauen die Behandlung nicht einfach über sich ergehen lassen, sondern sie aktiv mittragen. Wir wissen, dass sie sie besser (v)ertragen, wenn sie gut informiert sind, und dass sie die Krankheit eher bewältigen als diejenigen, die in Passivität und Ängstlichkeit verharren. Der Schulmedizin obliegt es, ihre Patientinnen ernsthaft zum aktiven Partner zu machen: Hier haben wir noch viel zu lernen und nachzuholen!

Allerlei Methoden

Im Methodendschungel sogenannter alternativer Therapien gibt es zum einen viele »Heilweisen«, die von einem Arzt allein entwickelt worden sind und nur von ihm eingesetzt werden. Daneben existieren Verfahren, die sich breiter Anwendung erfreuen, z. B. Misteltherapie, Behandlung mit Organextrakten, Enzymtherapie, orthomolekulare Medizin, Hyperthermie, bioelektrische und magnetische Verfahren. Der Unterschied: Einzelgänger-Therapien entziehen sich jeglicher wissenschaftlichen Überprüfbarkeit aus Prinzip – zur Dokumentation der Behandlungsergebnisse liegen

> Sicherlich: Nicht jedem oder jeder ist es gegeben, von einem Tumor geheilt werden zu können und von Anfang an so viel persönliche Stärke in die Behandlung mit einzubringen. Umso wichtiger ist es, dass zwischen Patientin und Arzt eine vertrauensvolle Partnerschaft entsteht.

Alternative Verfahren in der Krebsbehandlung

in der Regel nur Beschreibungen von Einzelfällen vor. Demgegenüber haben einige der breiter angewendeten Therapierichtungen, beispielsweise mit Mistel- oder Thymusextrakten, zumindest »In-vitro-Wirksamkeitsstudien«, also Labortests, vorgelegt (mehr dazu auf den Seiten 358 und 362). Dies ist jedoch nicht gleichbedeutend mit klinischen Behandlungserfolgen. Weitere Studien könnten hier mehr Klarheit bringen.

Allgemeine (unspezifische) Stärkung des Immunsystems

Mit diesem Ziel werden z. B. bestimmte **pflanzliche** Auszüge (*Extrakte*), die auf einen bestimmten Gehalt eines *Wirkstoffes* normiert worden sind, oder *standardisierte Mischextrakte*, die eine Vielzahl von Eiweiß- bzw. Zucker-Eiweiß-Verbindungen als Wirkbestandteile enthalten, eingesetzt. Führendes Beispiel hierfür sind Präparate aus der **Mistel** (s. ab Seite 357).

Andere »unspezifische Immunpräparate« enthalten Eiweißbausteine **tierischen** Ursprungs, beispielsweise *Thymopeptide* aus Thymusdrüsen junger Rinder wie auch *Enzyme* aus Bauchspeicheldrüsen von Rindern und/oder Schweinen (so genannte *Organopräparate*).

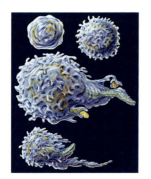

Kämpfen für die Abwehr: Zellen des Immunsystems

All diese Substanzen sollen das Immunsystem allgemein bei der Bekämpfung von Krebszellen unterstützen. Jedoch ist wissenschaftlich belegt, dass Brustkrebs ursprünglich keine Erkrankung einer defekten Immunabwehr ist. Eher ist es so, dass Frauen, die Brustkrebs bekommen haben, eigentlich ein sehr gut funktionierendes Immunsystem haben. Sehr häufig erzählten uns Betroffene: *»Ich war noch nie krank, ich bekomme noch nicht einmal eine Grippe.«*

Alternative Verfahren in der Krebsbehandlung

Mithin leuchtet es nicht ein, warum eine ungezielte Stärkung des Immunsystems bei der Behandlung gerade dieser Krebserkrankung wirksam sein soll. Bisher konnte letztlich für keine der hier genannten alternativen Immuntherapien (im Gegensatz dazu s. ab Seite 226) ein wissenschaftlich belegter, unmittelbarer Therapieerfolg nachgewiesen werden.

Was ist dran an der Mistel?

Im Laufe der Behandlung mit Strahlen- und/oder Zytostatika kann das Immunsystem angegriffen werden. Offenbar mag dann eine **begleitende Misteltherapie** – bestes Beispiel für eine *komplementärmedizinische* Maßnahme, wie dieser Therapieansatz auch genannt wird – von Nutzen sein. Ursprünglich eine *anthroposophische* Entwicklung, war und ist die Misteltherapie in Deutschland und der Schweiz weit verbreitet. Die Anthroposophie wurde zu Beginn des 20. Jahrhunderts vom österreichischen Pädagogen und Philosophen Rudolf Steiner begründet. Das von ihm entworfene internationale Zentrum der anthroposophischen Arbeit (»Goetheanum«) befindet sich im schweizerischen Dornach. Umfragen zufolge wenden sich viele Brustkrebspatientinnen nach einer Strahlen- bzw. Chemotherapie dieser Therapie zu; für über 60 Prozent der an Krebs Erkrankten schlechthin sind Mistelpräparate zusätzlich zur Standardtherapie bedeutsam.

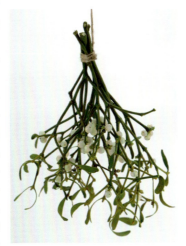

Abb. 44 weißbeerige Mistel *(bot. Viscum album).* Das Gewächs ist eine Schmarotzerpflanze, die auf Laub- und Nadelbäumen gedeiht.

INFO

Bei der Misteltherapie werden zwei Ansätze verfolgt: Phytotherapeutisch (heilpflanzlich) orientierte Ärzte, für die Lektine der Mistel die Hauptwirkstoffe sind, arbeiten mit auf den Lektingehalt normierten Präparaten. Anthroposophisch ausgerichtete Ärzte bevorzugen den (standardisiert hergestellten) Gesamtextrakt des Mistelkrautes als »komplexen« Wirkstoff. Pflanzliche, anthroposophische und homöopathische Arzneimittel gehören nach dem Arzneimittelgesetz zu den »besonderen Therapierichtungen«.

Alternative Verfahren in der Krebsbehandlung

> **ACHTUNG**
>
> Bei bekannter Eiweißüberempfindlichkeit bzw. -allergie oder fieberhaften Infektionen dürfen Mistelextrakte nicht eingesetzt werden.

Anwendung

Die Misteltherapie dauert mindestens drei Monate. Je nach Präparat ist beispielsweise eine Anwendung zweimal pro Woche vorgesehen. Wenn das Mittel unter die Haut gespritzt wird, ist es durchaus möglich, dass die Betroffenen unter ärztlicher Kontrolle die Injektionstechnik erlernen und die Behandlung dann zu Hause selbst durchführen können.

Wissenschaftliche Erkenntnisse

Das Mistelkraut enthält eine Vielzahl unterschiedlich »biologisch aktiver« Stoffe (s. unten). »Biologisch aktiv« ist allerdings nicht gleichbedeutend mit »klinisch wirksam«, da die beschriebenen Effekte überwiegend an »losen« Zellen im Reagenzglas, im Tiermodell und beim Menschen allenfalls in Form einzelner Phänomene im Blut (z. B. einer Umverteilung bestimmter weißer Blutkörperchen) beobachtet wurden. Unklar ist bis heute noch die **klinische Bedeutung** all dieser Effekte für den an Krebs erkrankten Organismus.

Als Hauptwirkstoffe der Mistel gelten *Lektine* und *Viskotoxine*. **Lektine** sind Zucker-Eiweiß-Verbindungen. Sie können Immunzellen und verschiedene andere Mechanismen der **Immunabwehr** aktivieren, z. B. die Bildung regulierender Signalstoffe. Ferner unterstützen sie »Aufräumarbeiten« im Körper, d. h. die Beseitigung von Abfallprodukten, die bei der Auflösung von Tumorzellen anfallen und die Immunabwehr behindern. In Laborversuchen wurde zudem festgestellt, dass Mistellektine den programmierten Zelltod, die **Apoptose**, fördern (es gibt Belege dafür, dass Tumorzellen nur deshalb überleben, weil sie das Programm des Zelltodes nicht mehr starten können; s. auch Seite 45). Somit zeigen Mistellektine – zumindest experimentell – auch **tumorzerstörende Wirkungen**, die möglicherweise noch weitere Schritte der Zellteilung betreffen.

> **INFO**
>
> Meist übernehmen die Krankenkassen die Kosten einer Misteltherapie. Klären Sie es im Zweifelsfall vorher ab.

Alternative Verfahren in der Krebsbehandlung

Zugleich sollen Mistelbestandteile die DNS in den Zellkernen, also die Träger der Erbsubstanz (s. wiederum Seite 44) »schützen« – das zielt natürlich auf die gesunden Körperzellen! Über die **Viskotoxine** herrscht indes noch große Unklarheit.

In einer nach wissenschaftlichen Kriterien durchgeführten Therapiestudie mit einem auf einen bestimmten Lektingehalt normierten Mistelpräparat wurde die Veränderung der **Lebensqualität** bei 272 Patientinnen mit Brustkrebs (Alter bis 55 Jahre), die eine adjuvante Chemotherapie mit der Kombination CMF (s. Seite 212) erhielten, untersucht. Die Studie dauerte 15 Wochen. Geprüft wurden verschiedene Dosierungen des Mistelpräparates gegenüber einem Scheinmedikament (Placebo). Die Lebensqualität wurde nach einem einheitlichen Maßstab bewertet. In der Gruppe der mit einer mittleren Dosis des Mistelextraktes behandelten Patientinnen zeigten sich durchweg deutlich bessere Ergebnisse: weniger Müdigkeit, mehr sexuelles Interesse, mehr Appetit, weniger Übelkeit, seltener Ängste und Depressionen. Eine nachträglich ausgewertete »Krankenaktenstudie« zeigte, dass Patientinnen, die während der Erstbehandlung nach der Operation ein Mistelpräparat erhielten, die Strahlen-, Chemo- und Hormontherapie besser vertrugen und nach fünf Jahren eine günstigere Prognose hatten. Die Aussagekraft war aber aus methodischen Gründen begrenzt.

In einer deutsch-schweizerischen Untersuchung mit anthroposophischem Hintergrund, die sich auf wissenschaftlich ausgewertete Teile aus einer Langzeit-Beobachtungsstudie einer großen Zahl von Patienten stützte, kam Folgendes heraus: Bei 120 mit einem standardisierten Mistelextrakt über einen längeren Zeitraum behandelten Frauen mit Brustkrebs wie auch bei Patienten mit anderen Tumoren zeigte die Misteltherapie eine lebensverlängernde Wirkung. Dies wurde auf Antitumoreffekte zurückgeführt. Gleich-

> Man kann vorsichtig sagen, dass sich die Misteltherapie zur kontrollierten Selbstmedikation eignet und dass sie die Verträglichkeit bestimmter Krebsbehandlungen verbessern kann.

Lexikon

Unter **Selbstregulation** versteht die anthroposophische Medizin die Fähigkeit eines Menschen, durch Eigenaktivität auf verschiedenen Ebenen Wohlbefinden, also ein inneres Gleichgewicht und damit »Gesundheit«, zu erzeugen.

Alternative Verfahren in der Krebsbehandlung

Viele Untersuchungen konnten lebensverlängernde Wirkungen der Misteltherapie nicht bestätigen.

zeitig vermutete man, dass die Misteltherapie die »Selbstregulation« der Betroffenen stärke – sicherlich ein vorrangig anthroposophisches Erklärungsmuster. Aus methodischen Gründen kann zudem ein Placeboeffekt (s. dazu Seite 240) nicht ausgeschlossen werden; auch war die Gruppe der untersuchten Patienten klein und es lagen recht verschiedene Tumore vor. Wir selbst halten den aktuellen Kenntnisstand noch für unzureichend, um daraus eine Therapieempfehlung abzuleiten. Die Misteltherapie wurde bei Frauen mit Brustkrebs bislang stets als **Zusatztherapie** untersucht. Eine das Immunsystem stärkende Wirkung ist nicht gleichbedeutend mit Effekten auf die Krebserkrankung selbst. Dies schließt im Einzelfall positive Wirkungen nicht aus.

Was sind Thymuspräparate?

Der **Thymus** ist eines der »prägenden« Immunorgane. Das kleine Gebilde sitzt im »Dreieck« zwischen Herz, Lungen und Brustbein. Erst in der Pubertät überhaupt voll entwickelt – ein Zeitpunkt, zu dem wir unsere Kinderkrankheiten meist absolviert haben –, bildet es sich im weiteren Lauf des Lebens langsam wieder zurück. Bis zum 70. Lebensjahr bleiben uns gerade mal fünf Prozent davon erhalten. Hormone des Thymus bewirken, dass bestimmte unreife weiße Blutkörperchen (*Vorläuferlymphozyten*) im Knochenmark zur Reifung gebracht und im Thymus selbst zu *immunkompetenten T-Lymphozyten* (der Buchstabe T steht für »Thymus-abhängig«) ausgebildet werden. »Immunkompetent« heißt, dass sie die Grundausstattung für ihre verschiedenen Abwehrfunktionen erhalten und lernen, dem eigenen Körper gegenüber tolerant zu sein, ihn also nicht anzugreifen (s. Seite 30).

Umstritten ist nun beispielsweise die Frage, ob die im Alter nachlassende Thymusaktivität Alterungsprozesse selbst wie auch die

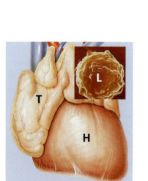

Das Thymusorgan (T, hier im »zarten Babyalter«) bringt weißen Blutkörperchen (Lymphozyten, L) Abwehrstärke bei. Lagemäßig schmiegt es sich eng ans Herz (H) an.

Alternative Verfahren in der Krebsbehandlung

Entstehung von Krebs fördert. Ähnlich theoretisch ist die daraus abgeleitete Überlegung, durch Gabe bestimmter »Thymusfaktoren« das Immunsystem (unspezifisch) zu stärken.

Studienergebnisse
Genau auf diesen Mechanismus, nämlich auf die Wiederherstellung bzw. Verbesserung einer »geschwächten Immunkompetenz«, berufen sich die Befürworter einer Tumortherapie mit **Thymuspräparaten**.

Das Konzept der Immunschwächung ist insoweit korrekt, als es sich auf die Situation nach einer Strahlen- oder Chemotherapie bezieht. Der Wirkmechanismus soll »immunmodulatorisch« sein. Das heißt, je nach Ausgangspunkt der Immunlage des Körpers wird ein durch eine chronische Krankheit geschwächtes Immunsystem – dies gilt beispielsweise für Krebs – gestärkt, ein überaktives hingegen wie bei Rheuma gebremst.

Vorliegende Untersuchungen zur Thymustherapie bei krebskranken Menschen, darunter auch mit Brusttumoren, zeigen Ähnlichkeiten mit Studienergebnissen der Mistelbehandlung: entweder eine bessere Verträglichkeit bestimmter Chemotherapien bei fortgeschrittenem Brustkrebs oder eine Verbesserung des Allgemeinbefindens und der Lebensqualität in der Phase der Erstbehandlung bzw. frühen Nachsorge. Angesichts der vagen Studienlage können wir aus unserer Sicht auch für diese Therapie keine besondere Empfehlung geben. Jede Frau hat selbstverständlich die Freiheit, selbst auszuprobieren, was ihr (zusätzlich) gut tut bzw. welche eigenverantwortlich gewählten Maßnahmen ihr ein zufriedeneres Gefühl geben (s. auch Seite 366).

> Eine Allergie oder Überempfindlichkeit gegen tierisches Eiweiß bzw. Eiweißbestandteile schränkt die Anwendung ein; der Arzt wird also das Therapierisiko sorgfältig prüfen.

Alternative Verfahren in der Krebsbehandlung

Anwendung

Ein bekanntes Thymuspräparat enthält beispielsweise ein Gemisch von (nach Herstellerangaben hochgereinigten) Peptiden aus der Thymusdrüse junger Rinder. Es kann als Kapseln eingenommen oder gespritzt werden – entweder unter die Haut oder in den Gesäßmuskel, z. B. dreimal wöchentlich. Die übliche Behandlungsdauer beträgt etwa vier Monate.

Worauf beruht die Enzymtherapie?

Die Hersteller erklären die Unbedenklichkeit (beispielsweise hinsichtlich infektiöser Partikel wie »Erregern« von BSE) ihrer aus Rinderorganen gewonnenen Enzympräparate. Dies gilt auch für Thymusextrakte.

Enzyme sind Eiweißkörper, die bestimmte Stoffwechselprozesse biochemisch steuern. Auch die »systemische« Enzymtherapie gehört zu den Methoden, die das Immunsystem unspezifisch unterstützen. Sie kann andere immunmodulierende Verfahren ergänzen. Es gibt auch Kombinationspräparate mit Enzymen pflanzlicher (beispielsweise *Bromelain* aus der Ananas, *Papain* aus der Papaya) und tierischer Herkunft (*Trypsin* und *Chymotrypsin* aus Bauchspeicheldrüsen von Schwein und Rind).

Studienergebnisse

Die mitgeteilten (unter Laborbedingungen geprüften) Wirkmechanismen sind vielfältig. Sie betreffen beispielsweise eine verbesserte Erkennung von Tumoren durch Abwehrzellen, eine veränderte »Gewichtung« bestimmter Signalstoffe, die die Immunabwehr steigert. Ferner wirken Enzyme entzündungshemmend. Klinisch wird auch hier die bessere Verträglichkeit der Chemo- und Strahlentherapie geltend gemacht.

ACHTUNG

Auch Enzympräparate sollen beispielsweise nicht bei Eiweißallergie oder -unverträglichkeit eingesetzt werden. Weitere Gegenanzeigen sind eine (auch therapeutisch) veränderte Blutgerinnung sowie Magen- und Zwölffingerdarmgeschwüre.

Anwendung

Enzympräparate sind u. a. als Dragees bzw. Tabletten mit einem magensaftfesten Überzug erhältlich. Die Therapie beginnt mit einer hohen Dosis und wird dann schrittweise auf eine bestimmte

Alternative Verfahren in der Krebsbehandlung

»Erhaltungsdosis« zurückgeführt. Enzympräparate werden mit viel Flüssigkeit in ein- bis zweistündigem Abstand zu den Mahlzeiten eingenommen und nicht zerkaut.

Ähnlich wie bei der Misteltherapie kann nach einer länger dauernden »Blocktherapie« auch auf eine Intervalltherapie mit regelmäßigen Behandlungspausen übergegangen werden, um das Immunsystem zeitweise zu »entwöhnen« und es dann wieder neu zu stimulieren.

Impfung gegen Brustkrebs

Die Überlegung, man könne das Immunsystem durch eine Impfung so anregen, dass es Krebszellen im Körper als fremd erkennt, angreift und zerstört, ist nicht neu. Jedoch gibt es zwei grundsätzliche Probleme: Einerseits unterscheiden sich Krebszellen erheblich voneinander, andererseits sind sie gesunden Zellen oft noch zu ähnlich. Deshalb konnte in den meisten Fällen bislang kein spezielles Zellmerkmal gefunden werden, gegen das eine »Krebsimpfung« möglich wäre. Zur Vorbeugung von Gebärmutterhalskrebs beispielsweise gibt es einen Impfstoff; er richtet sich allerdings gegen bestimmte mitverursachende Virusbestandteile (s. auch Seite 46).

Darüber hinaus stellen wissenschaftlich entwickelte »Impfmodelle« mit sogenannten dendritischen Zellen (s. Seite 29) einen viel versprechenden Therapieansatz dar, beispielsweise bei Hautkrebs.

Eine Behandlungsmethode wie die sogenannte *aktiv-spezifische Immuntherapie* (*ASI*) wird ihrem Namen nicht gerecht. Es ist unklar, wogegen sich der dort verwendete Impfstoff richtet. Auch liegen bisher noch keinerlei Ergebnisse von Untersuchungen vor, die diese Art der Immuntherapie mit einer Standardbehandlung vergleichen. Dasselbe gilt auch für andere Verfahren, bei denen aus körpereigenen Krebszellen ein Impfstoff gewonnen wird. Mit anderen Worten: Es gibt (noch) keine Impfung gegen Brustkrebs.

Alternative Verfahren in der Krebsbehandlung

Derzeit nicht empfohlen: das Präparat Ukrain®

Ukrain® (*Chelidonium majus L.*) ist in der Ukraine und Weißrussland registriert. Es ist in der gesamten Europäischen Union einschließlich Österreich, wo es entwickelt und »geschäftlich geführt« wird, nicht zugelassen. Zudem wurde es bislang auch nicht zur klinischen Prüfung angenommen, zumindest nicht bei der Therapie von Brustkrebs. Ukrain® ist ein halbsynthetisches Mischpräparat aus bestimmten Bestandteilen (*Alkaloiden*) des Schöllkrautes sowie dem Zytostatikum *Thiotepa*. Wenn Ärzte es gegen den Rat von Fachgremien wie den Arzneimittelkommissionen der Deutschen Ärzteschaft und der Apotheker, des Bundesinstituts für Arzneimittel und Medizinprodukte sowie der Deutschen Krebsgesellschaft einsetzen, tragen sie die volle Verantwortung nicht nur für die Therapie und ihre Nebenwirkungen, sondern auch für die arzneiliche »Qualität« dieses in jeder Hinsicht ungesicherten und dazu sehr teuren Präparates.

Orthomolekulare Medizin

Der griechische Wortstamm -ortho wird für Wortbildungen benutzt und bedeutet so viel wie gut, richtig oder geordnet.

Da viele Patientinnen nach dieser aus den USA stammenden Therapierichtung fragen, wollen wir kurz darauf eingehen. Die Deutsche Gesellschaft für Orthomolekulare Medizin lässt sich von dem berühmten Vitamin-C-Forscher und zweifachen Nobelpreisträger Linus Pauling leiten: »*Orthomolekulare Medizin beruht auf der Erhaltung guter Gesundheit und Behandlung von Krankheiten durch Veränderung der Konzentration von Substanzen im menschlichen Körper, die normalerweise dort vorhanden und für die Gesundheit erforderlich sind*«. Anders gesagt, geht es um »therapeutische Ausgleichsbewegungen bestimmter Moleküle« im Organismus. Allerdings krankt es hier an zweierlei, nämlich an der Messbarkeit wie auch der Fest-

Alternative Verfahren in der Krebsbehandlung

stellung des jeweiligen Bedarfs an den hier im Blickpunkt stehenden Substanzen. Das sind antioxidative Vitamine (etwa die Vitamine C, E und Betacarotin), Mineralstoffe (z. B. Kalzium, Magnesium), Spurenelemente (wie Eisen, Selen, Zink), Fettsäuren, Aminosäuren, sekundäre Pflanzenstoffe (s. auch Seite 70) sowie Ubichinon (Coenzym Q10). Sie alle sollen – zusätzlich zu einer gemüse- und obstreichen Ernährung – als Nahrungsergänzung (Supplementation) in Form von Präparaten in Dosierungen, die über den offiziellen Zufuhrempfehlungen liegen, eingesetzt werden.

Eine ausgewogene gesunde Ernährung liefert genügend Vitamine, Mineralstoffe und Spurenelemente!

Hyperthermie

»Mit Wärmestrahlen gegen Tumorzellen« – so liest es sich z. B. im Internet. Prinzipiell ist dieser Satz nicht falsch. Er gründet sich zunächst einmal auf die allgemeine Tatsache, dass Tumorzellen (wie normale Zellen auch) hitzeempfindlich sind. Hyperthermie – übersetzt bedeutet das »Überwärmung« – ist jedoch nur ein Oberbegriff für viele verschiedene Verfahren. Die **Ganzkörper-Chemohyperthermie** (s. Seite 331) beispielsweise wird derzeit an wenigen Universitätskliniken im Rahmen von Studien geprüft. Dabei geht es jedoch um die Ganzkörper-Hyperthermie in Verbindung mit einer Chemotherapie. Es handelt sich somit eigentlich nicht um eine alternative, sondern um eine experimentelle Therapie in der klinischen Prüfung. Ähnlich verhält es sich mit der lokoregionalen **Hyperthermie** (sozusagen eine Teilkörper-Hyperthermie), kombiniert mit einer Strahlentherapie. Dabei kommen offensichtlich jeweils sehr komplizierte, teilweise noch unbekannte Wechselwirkungen zum Tragen. Sie spielen sich zwischen der hohen Temperatur einerseits und Chemotherapeutika bzw. Strahlen andererseits – mithin beides »Zellgifte« – ab. Andere Hyperthermieverfahren, etwa die *Moderate Fiebertherapie*, sind dagegen als

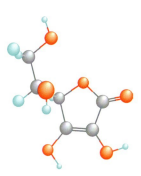

Vitamin C als Molekül

Zu lokoregional (bzw. regionär) s. auch Seite 310

alternative Behandlungswege zu bezeichnen, da hierzu keine aussagekräftigen wissenschaftlichen Studienergebnisse vorliegen.

Fazit

Sicher kommt es vielen betroffenen Frauen entgegen, eine »sanfte« Therapie, die Wohlbefinden verspricht, anzuwenden. Änderungen der persönlichen Lebensumstände herbeizuführen, um die Krankheit eher zu bewältigen, ist ein weiterer, sehr großer Schritt. Diese beiden Pole können sich auch ergänzen. Dazwischen liegen unendlich viele verschiedene Möglichkeiten, mit dem Brustkrebs umzugehen. Es gibt keine Patentrezepte – jede Frau muss den für sie richtigen Weg finden. Doch sind die Möglichkeiten der Unterstützung zahlreich. Fachpsychologische bzw. psychotherapeutische Beratungsangebote können dazu dienen, die Situation etwas klarer zu sehen und gerade bei der aktiven Bewältigung der Krebserkrankung zu helfen.

Für manche Frau geht es, wie wir wissen, verständlicherweise zunächst einmal nur ums Überleben. Erst im zweiten Schritt beginnt das Nachdenken. Das, was Kopf und Seele dann in harter Arbeit schaffen, erreicht keine Schulmedizin, erst recht keine sanfte! Qualität- und verantwortungsvoll durchgeführte Schulmedizin (einschließlich der Rehabilitationsmedizin) liefert aber die Voraussetzungen dafür.

Vielen Frauen hilft es subjektiv, sich (zusätzlich) mit einer »alternativen« Therapie etwas Gutes zu tun. Ein solcher Effekt kann wichtiger sein als irgendwelche am Rande objektivierbaren Wirkungen im Labor. Sollte eine bestimmte Behandlung die Verträglichkeit der »harten« Chemo- oder Strahlentherapie tatsächlich deutlich verbessern, so ist das nur zu befürworten! Ziel aller **Krebs-**

Alternative Verfahren in der Krebsbehandlung

forschung ist und bleibt es aber, Mittel und Wege zu finden, die Krankheit zu besiegen, d. h. das Leben maßgeblich und auf lebenswerte Weise zu verlängern. Das ist die eigentliche Herausforderung!

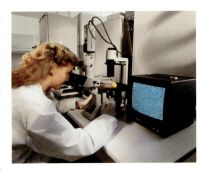

Ausdrücklich warnen möchten wir Sie vor vollmundigen »Heilweisen«, die in erster Linie mit einem hohen Honorar verbunden sind. Allzu groß ist das Risiko, dass dahinter ein »selbst ernannter Heiler« steht, dem nicht das Wohlergehen seiner Patienten am Herzen liegt, sondern ein voller Geldbeutel.

Anhang

Kann eine »gutartige Brusterkrankung« das Risiko, an Brustkrebs zu erkranken, erhöhen? Wie stellt der Arzt eine solche Veränderung fest? Was ist zu tun? Die nachfolgende Tabelle wird Ihnen darüber Aufschluss geben. Und wenn Sie sich einen schnellen Überblick über die wichtigsten Medikamente, die gegen Brustkrebs eingesetzt werden, verschaffen möchten, so finden Sie auch dazu auf den nächsten Seiten gebündelte Informationen. Weitergehenden Rat und Hilfe zu konkreten Fragen können Ihnen Einrichtungen geben, die sich auf den verschiedensten Ebenen mit Brustkrebs befassen. Dazu eine Auswahl der wichtigsten Adressen.

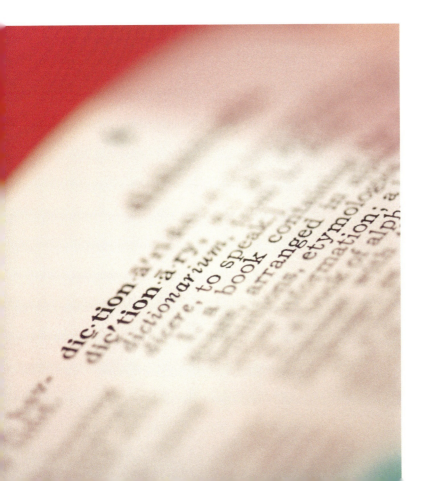

Anhang

Tabelle 4 Gutartige Veränderungen und Geschwülste der Brust

Gutartige Veränderung/ Geschwülste	Beschaffenheit	Gewebe
Lipom *(Fettgewebeneubildung)*	weich, gut beweglich, gut abgegrenzt von der Umgebung	Fettgewebe
Fibrom *(fibro- = bindegewebig)*	elastisch	Bindegewebe
Adenom *(Vermehrung von Drüsengewebe)*	unscharf begrenzt, (diffus), oft strangförmig	Drüsenzellen aus dem Bereich der »Bläschen« der Drüsenläppchen; Durchsetzung mit bzw. teilweise Umwandlung in Bindegewebe möglich
Fibroadenom	elastisch, rau (schmerzlos), gut beweglich	Bindegewebe, Drüsenanteile und umgebendes Bindegewebe
Zyste *(Hohlräume mit Einlagerung von Wasser oder Fett)*	prall-elastisch	flüssigkeitsgefüllte Aussackungen im Bereich der Drüsenläppchen

Altersbezogenes Vorkommen	Diagnostik	Behandlung	Brustkrebsrisiko
häufig nach den Wechseljahren	Mammographie; Biopsie mit feingeweblicher Untersuchung	Entfernung	nicht erhöht
häufig 20. bis 40. Lebensjahr	Mammographie; Biopsie mit feingeweblicher Untersuchung	Entfernung	nicht erhöht
Ende 30. bis Ende 40. Lebensjahr	Mammographie; Biopsie mit feingeweblicher Untersuchung	Entfernung	nicht erhöht
häufigste gutartige Geschwulst der Brust bei 20- bis 40-jährigen Frauen (kann, wenn während einer Schwangerschaft auftretend, wachsen, sich danach aber wieder zurückbilden)	Mammographie (u. a. »Makrokalk«); eher scharfrandig begrenzt; im Ultraschall evtl. als »gleichmäßig aussehender Tumor« erkennbar; evtl. Biopsie mit feingeweblicher Untersuchung; regelmäßige Kontrolle des Wachstums	evtl. Entfernung, abhängig vom Ergebnis der feingeweblichen Untersuchung	nicht erhöht; oft zeigt sich eine duktale Hyperplasie ohne atypische Zellen
zunehmend ab dem 35. Lebensjahr	Ultraschall	Ultraschallkontrollierte Absaugung über eine Punktionsnadel	nicht erhöht

Anhang

Tabelle 4   Gutartige Veränderungen und Geschwülste der Brust (Fortsetzung)

Gutartige Veränderung/ Geschwülste	Beschaffenheit	Gewebe
Fibrozystische Mastopathie (»Knotige Brust«)	unregelmäßige, flächige Knotenbildung und Verhärtung des Gewebes	Vermehrung des Bindegewebes und Zystenbildung
Lymphknoten	rund, beweglich, gut abgegrenzt (falls tastbar)	lymphatisches Gewebe
Entzündliche Milchgangserweiterung	schmerzhafter, geröteter Bereich	Erweiterung der Milchgänge durch Flüssigkeitsansammlungen mit Entzündung des umgebenden Gewebes
Milchgangspapillom (s. Seite 57 u. 106)	i. d. R. nicht tastbar; Absonderung farbloser oder blutiger Flüssigkeit aus einer Brustwarze	Wucherung der Zellen, welche die Milchgänge auskleiden
Atypische duktale Hyperplasie (ADH) (s. Seite 56)	weich, gut abgrenzbar	Drüsengänge (Drüsenläppchen)

(neu: Duktale intraepitheliale Neoplasie: umfasst ADH, DCIS, s. Seite 148, und duktale Hyperplasie,

Altersbezogenes Vorkommen	Diagnostik	Behandlung	Brustkrebsrisiko
beginnt u. U. schon ab dem 20. Lebensjahr; häufig prämenstruell verstärkte »Knotenbildungen«; später zunehmende Bindegewebsvermehrung. Veränderungen bleiben dann bestehen.	Mammographie; Ultraschall; Biopsie mit feingeweblicher Untersuchung bei Verdacht auf atypische Veränderungen (s. Seite 56)	Bei Knotenbildungen Vorgehen wie bei Fibroadenom (Entfernung eines mastopathischen Areals je nach Ergebnis der feingeweblichen Untersuchung; evtl. zuvor Markierung); bei größeren Zysten Absaugung über eine Punktionsnadel	nicht erhöht
altersunabhängig	Ultraschall; Mammographie	Entfernung (evtl. vorherige Markierung)	nicht erhöht
v. a. in der Stillzeit; ab dem 40. Lebensjahr und später (in und nach den Wechseljahren); oft bei fibrozystischer Mastopathie	Ultraschall; Galaktographie (Milchgangsdarstellung)	Je nach Befundbild medikamentös bzw. operativ (wenn sich eine »Geschwulst« gebildet hat)	nicht erhöht
in erster Linie zwischen dem 45. bis 50. Lebensjahr	Mammographie; Galaktographie; Duktussonographie (Ultraschalluntersuchung der Milchgänge)	Entfernung des krankhaft veränderten Bereiches; Nachkontrollen	evtl. etwas erhöht; Verknüpfung mit ADH oder DCIS möglich
30. bis 60. Lebensjahr	Mammographie; Biopsie	Entfernung; gegebenenfalls vorbeugend Tamoxifen bzw. Anastrozol	ca. 4- bis 5-fach erhöht

s. Seite 371, in verschiedenen Ausprägungen)

Anhang

Tabelle 5 Die wichtigsten Medikamente gegen Brustkrebs

Arzneistoffgruppe	Wirkmechanismus	Dosis*
A. Chemotherapie (Therapie mit Zytostatika)		
Alkylierende Stoffe Cyclophosphamid (Endoxan®)	Verändern chemisch die Nukleinsäuren (DNS), Träger der Erbinformation in den Zellkernen, und stören so die Zellteilung in allen Phasen	50–100 Milligramm/m^2** 500–600 Milligramm/m^2
Antimetaboliten Methotrexat (Folsäureantagonist)	Greifen in den Zellstoffwechsel und damit auch in die Zellteilung ein	50 Milligramm/m^2
5-Fluoro-Uracil		600 Milligramm/m^2
Capecitabin (Xeloda®)	(s. 5-Fluoro-Uracil) entspricht gewissermaßen 5-Fluoro-Uracil als Tablette	2–2,5 Gramm/m^2 täglich: Tag 1–14
Gemcitabine (Gemzar®)		1000–1250 Milligramm am Tag 1 und 8, dann nach 2 Wochen Wiederholung

* grundsätzlich beispielhaft, abhängig von Medikamentenkombination und -zyklen, Körperoberfläche und Einsatzform
**/m^2 = pro m^2 Körperoberfläche, berechnet aus Körpergröße und -gewicht

Anwendung	Häufige Nebenwirkungen	Einsatzform
als Tabletten über die Blutbahn (intravenös)	Haarausfall, Übelkeit, Erbrechen, Durchfall, Störungen der Blutbildung und der Immunabwehr, Nervenschäden	→ adjuvant (Standard): bei erhöhtem Rückfall- oder Ausbreitungsrisiko; → bei Metastasen oder fortgeschrittener Erkrankung (Standard)
über die Blutbahn (intravenös)	Haut- und Schleimhautreizungen, Nagelveränderungen, Gelenk- und Muskelschmerzen, Nierenschäden, Fieber, Nerven- und Leberschäden, Atemnot (asthmaähnlich), Lungenentzündungen	→ adjuvant (Standard): bei erhöhtem Rückfall- oder Ausbreitungsrisiko; → bei Metastasen oder fortgeschrittener Erkrankung (Standard)
über die Blutbahn (intravenös)	Hautschäden, Nervenschäden, Bindehautentzündung, Sehstörungen, Herzschäden bzw. -funktionsstörungen	→ adjuvant (Standard): bei erhöhtem Rückfall- oder Ausbreitungsrisiko; → bei Metastasen bzw. fortgeschrittener Erkrankung (Standard)
als Tabletten	Hautschäden (Hand-Fuß-Syndrom), Durchfall, Erbrechen, Verstopfung, Haarausfall, Störungen der Blutbildung	→ bei Metastasen oder fortgeschrittener Erkrankung (Standard)
über die Blutbahn (intravenös)	Störung der Blutbildung	nur in Kombination mit Paclitaxel, allein weniger effektiv

Anhang

Tabelle 5 Die wichtigsten Medikamente gegen Brustkrebs (Fortsetzung)

Arzneistoffgruppe	Wirkmechanismus	Dosis*
Anthrazykline Doxorubicin (Adriamycin)	Es handelt sich um Antibiotika mit starker zellwachstumshemmender Wirkung	30–60 Milligramm/m² (intravenös)
Peg-/Liposomales Doxorubicin	Das Medikament ist in Liposomen »verpackt« (s. Seite 326)	lipsomal: 50–75 Milligramm/m² alle 3 Wochen pegliposomal: 40–50 Milligramm/m² alle 4 Wochen bzw. 10 Milligramm/m² je Woche
Epirubicin	(s. Doxorubicin)	20–30–120 Milligramm/m²
Taxane Docetaxel (Taxotere®)	Greifen die so genannten Mikrotubuli an, ein »Aufhängesystem« aus Eiweißfäden, das in einer bestimmten Phase der Zellteilung für die richtige Anordnung der Chromosomen sorgt (s. Seite 307).	100 Milligramm/m²
Paclitaxel		175–225 Milligramm/m² (wöchentlich 80–100 Milligramm/m²)

* grundsätzlich beispielhaft, abhängig von Medikamentenkombination und -zyklen, Körperoberfläche und Einsatzform
**/m² = pro m² Körperoberfläche, berechnet aus Körpergröße und -gewicht

Anhang

Anwendung	Häufige Nebenwirkungen	Einsatzform
über die Blutbahn (intravenös) über die Blutbahn (intravenös)	Haarausfall, Herzschäden, Schleimhautschäden, Nagelveränderungen/-lösungen, Muskelschwäche, Appetitlosigkeit, Leberschäden, Hautveränderungen (Hand-Fuß-Syndrom; s. Seite 324)	→ adjuvant (Standard): bei erhöhtem Rückfall- oder Ausbreitungsrisiko; → bei Metastasen bzw. fortgeschrittener Erkrankung (Standard)
über die Blutbahn (intravenös)	Fieber, Schüttelfrost, Nesselsucht, Leberschäden, Haarausfall, Herzschäden, Störungen der Blutbildung, allergische Reaktionen	→ adjuvant (Standard): bei erhöhtem Rückfall- oder Ausbreitungsrisiko; → bei Metastasen oder fortgeschrittener Erkrankung (Standard)
über die Blutbahn (intravenös)	Haarausfall, schwere Störung der Blutbildung, Infektionen, Fieber (auch allergisch); z. T. schwere Überempfindlichkeitsreaktionen, Atemnot, Nervenschäden, Herzschädigungen, Nagelschäden, vermehrter Tränenfluss	→ adjuvant bei erhöhtem Rückfall- oder Ausbreitungsrisiko (Standard); → bei Metastasen oder fortgeschrittener Erkrankung (Standard)
über die Blutbahn in einer Stunde (intravenös)	Haarausfall, Störungen der Blutbildung im Knochenmark, Nervenschäden, Herzschäden, Gelenk- und Muskelschmerzen, leichte Überempfindlichkeitsreaktionen, Übelkeit, Erbrechen, Durchfall	→ adjuvant bei erhöhtem Rückfall- oder Ausbreitungsrisiko (Standard); → bei Metastasen oder fortgeschrittener Erkrankung (Standard)

Anhang

Tabelle 5 Die wichtigsten Medikamente gegen Brustkrebs (Fortsetzung)

Arzneistoffgruppe	Wirkmechanismus	Dosis*
Forts. Taxane Nab-Paclitaxel (Abraxane®)	Hemmung s. vorherige Seite	260 Milligramm/m² alle 3 Wochen (wöchentlich 100–130 Milligramm/m² in 3 von 4 Wochen)
Weitere Substanzen Carboplatin	Platinverbindung; verändert die DNS der Tumorzellen chemisch. Dadurch gehen die Zellen zugrunde	i. d. R. 4–6 Milligramm pro Milliliter pro Minute
Vinca-Alkaloide Vinorelbin	Hemmen die Zellteilung in dem Moment, in dem die Zelle sich endgültig teilt.	30 Milligramm/m²
B. Monoklonale Antikörper		
Trastuzumab (Herceptin®)	(bei eindeutigem HER2/neu-Nachweis) Hemmt das Krebswachstum durch Blockade der Bindungsstellen (HER2/neu-Rezeptoren, s. Seite 327) für körpereigene Wachstumsfaktoren auf den Brustkrebszellen.	4 Milligramm pro Kilogramm Körpergewicht als Erstdosis, danach 2 Milligramm pro Kilogramm Körpergewicht
Bevacizumab (Avastin®)	Hemmt das Krebswachstum durch Blockade der Bindungsstellen (VEGF-Rezeptoren s. Seite 329) für körpereigene Wachstumsfaktoren auch auf den Brustkrebszellen zur Neubildung von Gefäßen.	15 Milligramm pro Kilogramm Körpergewicht alle 3 Wochen. Das entspricht 5 Milligramm pro Kilogramm Körpergewicht in der Woche. Es kann auch mit 10 Milligramm alle 2 Wochen dosiert werden

* grundsätzlich beispielhaft, abhängig von Medikamentenkombination und -zyklen, Körperoberfläche und Einsatzform
**/m² = pro m² Körperoberfläche, berechnet aus Körpergröße und -gewicht

Anhang

Anwendung	Häufige Nebenwirkungen	Einsatzform
über die Blutbahn in 30 Minuten ohne vorherige Medikamentgabe	Haarausfall, Nervenschäden, Übelkeit, Erbrechen, Störung der Blutbildung	In der zweiten Linie bei Metastasen oder fortgeschrittener Erkrankung
über die Blutbahn (intravenös)	Haarausfall, Abfall der weißen Blutkörperchen, Nerven- und Gefühlsstörungen, Sehstörungen, Schmerzen im Magen- und Darmbereich, Schüttelfrost	→ adjuvant (Studien): bei erhöhtem Rückfall- oder Ausbreitungsrisiko; → bei Metastasen oder fortgeschrittener Erkrankung (Studien bis Standard)
über die Blutbahn (intravenös) als Tabletten	Verstopfung bis hin zu einer Darmlähmung, asthmaähnliche Atemnot, Appetitlosigkeit	→ bei Metastasen oder fortgeschrittener Erkrankung (Standard)
über die Blutbahn (intravenös)	Bauchschmerzen, Schmerzen im Brustkorb, Fieber, Schüttelfrost, Übelkeit, Erbrechen, Atemnot, Herzschäden, allergische Reaktionen, Knochenschmerzen	→ adjuvant (Studien): bei erhöhtem Rückfall- oder Ausbreitungsrisiko; → bei Metastasen (Standard)
über die Blutbahn (intravenös)	Bluthochdruck, Eiweiß im Urin, allergische Reaktionen, Herzprobleme, Blutgerinnselbildung, Verstärkung der Nebenwirkung der Chemotherapie	Bei Metastasenbildung in Kombination mit Chemotherapie (Paclitaxel, Docetaxel). Andere Substanzen für die Kombination sind geprüft (Capecitabin, Anthrazykline). Wichtig: keinen Grapefruitsaft trinken! Viele Medikamente verstärken die Wirkung oder schwächen sie ab.

Anhang

Tabelle 5 Die wichtigsten Medikamente gegen Brustkrebs (Fortsetzung)

Arzneistoffgruppe	Wirkmechanismus	Dosis*
Lapatinib (Tyverb®)	bei eindeutigem HER2/neu-Nachweis Hemmt die Signalweiterleitung in die Zelle am HER2-Rezeptor (sogenannter Tyrosinkinasehemmer).	1500 Milligramm pro Tag
Sorafenib (Nexavar®)	Hemmt die Weiterleitung von Signalen in die Zelle über verschiedene Katalysatoren mit Schwerpunkt auf Gefäßneubildung	800 Milligramm pro Tag
C. Hormontherapie (bei hormonempfindlichen Tumoren)		
Östrogenrezeptormodulator Tamoxifen	Besetzen die Östrogenrezeptoren der Krebszellen und vermindern z. T. so die Wirkung von Östrogenen.	20–30 Milligramm täglich
Antiöstrogen Fulvestrant (Faslodex®)	komplette antiöstrogene Wirkung durch komplette Rezeptorbindung	250–500 mg alle vier Wochen

* Anastrozol oder Letrozol als Ersttherapie und Exemestan nach 2 bis 3 Jahren Tamoxifen in Studien; Anastrozol nach 2 bis 3 Jahren Tamoxifen (risikoabhängig) und Letrozol nach 5 Jahren Tamoxifen zugelassen

Anhang

Anwendung	Häufige Nebenwirkungen	Einsatzform
als Tablette	Durchfall, Übelkeit, Erbrechen, Hautrötung und Schuppung, akneähnliche Veränderungen, Herzmuskelschäden, Kopfschmerzen, Mundgeschwüre	Bei Metastasenbildung bei HER2-positivem Tumor in Kombination mit Capecitabin nach vorheriger Therapie mit Trastuzumab. Andere Kombinationen sind getestet.
als Tablette	Hautrötungen und Schuppungen der Haut, Rötung der Mundschleimhaut, Durchfall, Herzprobleme	Noch nicht zugelassen. Wird aber zunächst beim fortgeschrittenen Brustkrebs und nach Metastasenbildung eingesetzt werden in Kombination mit einer Chemotherapie
als Tabletten	Hautausschlag, Übelkeit, Erbrechen, Hitzewallungen, Venenthrombosen, Zyklusstörungen, Veränderungen der Gebärmutterschleimhaut s. Anastrozol	→ adjuvant (Standard): bei erhöhtem Rückfall- oder Ausbreitungsrisiko; → bei Metastasen oder fortgeschrittener Erkrankung (Standard)
als Spritze(n) einmal pro Monat in die Muskulatur, die ersten zwei Spritzen im Abstand von 14 Tagen		→ bei Metastasen oder fortgeschrittener Erkrankung nach den Wechseljahren (Standard)

Anhang

Tabelle 5 Die wichtigsten Medikamente gegen Brustkrebs (Fortsetzung)

Arzneistoffgruppe	Wirkmechanismus	Dosis*
Aromatasehemmer Anastrozol (Arimidex®)	Greifen in die Östrogenbildung in den Nebennieren sowie im Fett- und Muskelgewebe ein und hemmen das Wachstum der Tumorzellen	1 Milligramm täglich
Letrozol (Femara®)		2,5 Milligramm täglich
Exemestan (Aromasin®) (Aromatase-Inaktivator)		2,5 Milligramm täglich
GnRH-Analoga Goserelin	Östrogenproduktion in den Eierstöcken wird über einen Angriffspunkt in der Hirnanhangdrüse blockiert.	3,6 Milligramm
Gestagene Megestrolacetat	Wirkmechanismus unbekannt (dem Progesteron ähnliche Hormone)	160 Milligramm täglich
Medroxyprogesteronacetat		300–500 Milligramm täglich

* Anastrozol oder Letrozol als Ersttherapie und Exemestan nach 2 bis 3 Jahren Tamoxifen in Studien; Anastrozol nach 2 bis 3 Jahren Tamoxifen (risikoabhängig) und Letrozol nach 5 Jahren Tamoxifen zugelassen

Anhang

Anwendung	Häufige Nebenwirkungen	Einsatzform
als Tabletten als Tabletten als Tabletten	Hitzewallungen, trockene Scheide, Verstopfung, Übelkeit, Appetitlosigkeit, Erbrechen, Durchfall, Gelenkschmerzen, Venenthrombosen, Kopfschmerzen, Haarausfall, Leberveränderungen	→ adjuvant (alle drei Aromatasehemmer): bei erhöhtem Rückfall- oder Ausbreitungsrisiko vor den Wechseljahren (s. unten*); → bei Metastasen und fortgeschrittener Erkrankung nach den Wechseljahren gehören alle drei Aromatasehemmer zur Standardtherapie
Wird monatlich unter die Haut (subkutan) gespritzt	Gelenkschmerzen, Ausbleiben der Monatsblutung bzw. vorzeitiges Klimakterium, Schwitzen, Depressionen, Kopfschmerzen, trockene Scheide	→ adjuvant (Standard): bei erhöhtem Rückfall- oder Ausbreitungsrisiko vor den Wechseljahren; → bei Metastasen bzw. fortgeschrittener Erkrankung (Standard)
als Tabletten als Tabletten	Hitzewallungen, starkes Schwitzen, Muskelkrämpfe, Juckreiz, Venenthrombosen, Verschlechterung des Blutzuckers, Gewichtszunahme, Blutdruckanstieg, Sehstörungen	→ bei Metastasen bzw. fortgeschrittener Erkrankung (Standard)

Anhang

Nützliche Anschriften

Aus dem großen Informationsangebot haben wir für Sie die uns am wichtigsten erscheinenden Ansprechpartner für weitergehende Unterstützung zusammengestellt (Richtigkeit der Angaben ohne Gewähr).

Beratung und Informationen
rund um die Erkrankung

**Beratungsstellen der
Landeskrebsgesellschaften der
Deutschen Krebsgesellschaft e. V.**
Kontaktdaten der jeweiligen
Landeskrebsgesellschaften über:
Deutsche Krebsgesellschaft e. V.
Straße des 17. Juni 106–108, Tiergarten Tower
10623 Berlin
Tel. 0 30/32 29 32 90
Fax 0 30/3 22 93 29 66
Internet: www.krebsgesellschaft.de

**Krebsinformationsdienst
Deutsches Krebsforschungszentrum
Heidelberg**
Im Neuenheimer Feld 280
69120 Heidelberg
Kostenloses Beratungstelefon:
Tel. 08 00/4 20 30 40
E-Mail: krebsinformationsdienst@dkfz.de
Internet: www.krebsinformationsdienst.de

Deutsche Krebshilfe e. V.
Buschstraße 32
53113 Bonn
Telefonischer Beratungsdienst:
Tel. 02 28/7 29 90-95
E-Mail: deutsche@krebshilfe.de
Internet: www.krebshilfe.de

Krebs-Kompass
Volker-Carl-Oehlrich-Gesellschaft e. V.
Informationen und Chat:
www.krebs-kompass.de

INKA
Informationsnetz für Krebspatienten und
Angehörige: www.inkanet.de

**Krebsinformationen des
National Cancer Institutes**
in deutscher Sprache: www.meb.uni-bonn.de/cancer.gov/deutsch

Anhang

Projekt Schmetterling
Psychoonkologischer Dienst des Klinikums der
Johann Wolfgang Goethe-Universität
Theodor-Stern-Kai 7, Haus 14 B
60590 Frankfurt
Beratung für Patientinnen
der Universitätsfrauenklinik:
Tel. 0 69/63 01-68 49
Fax 0 69/63 01-8 36 38
E-Mail: c.klee@projekt-schmetterling.info
Internet: www.projekt-schmetterling.info

Alle nach OnkoZert zertifizierten Brustzentren verfügen über ein psychoonkologisches Beratungsangebot. Fragen Sie in Ihrem behandelnden Zentrum nach.

Behandlungsleitlinien und Klinische Forschung

AGO – Arbeitsgemeinschaft Gynäkologische Onkologie e. V.
Geschäftsstelle
Hainbuchenstraße 47
82024 Taufkirchen
Tel. 0 89/61 20 88 99
Fax 0 89/66 61 16 48
Internet: www.ago-online.org

Deutsche Gesellschaft für Senologie e. V.
Geschäftsstelle
Hohenzollerndamm 125
14199 Berlin
Tel. 0 30/8 50 74 74-0
Fax 0 30/85 07 98 27
E-Mail: mail@senologie.org
Internet: www.senologie.org

**GBG
German Breast Group**
Martin-Behaim-Straße 12
63263 Neu-Isenburg
Tel. 0 61 02/79 84-0
Fax 0 61 02/79 84-40
E-Mail: info@germanbreastgroup.de
Internet: www.germanbreastgroup.de

Deutsches Krebsstudienregister der Deutschen Krebsgesellschaft
www.studien.de

Plastische Chirurgie

Deutsche Gesellschaft der Plastischen, Rekonstruktiven und Ästhetischen Chirurgen
Langenbeck-Virchow-Haus
Luisenstraße 58–59
10117 Berlin
Tel. 0 30/28 00 44 50
Fax 0 30/28 00 44 59
E-Mail: info@plastische-chirurgie.de
Internet: www.plastische-chirurgie.de

Anhang

Krebstherapie und Kinderwunsch

Netzwerk für fertilitätsprotektive Maßnahmen bei Chemo- und Strahlentherapie
Informationen und deutschlandweite Kontaktadressen zum Thema Krebstherapie und Fruchtbarkeit: www.fertiprotekt.de

Naturheilverfahren bzw. ergänzende Therapieverfahren

Zentralverband der Ärzte für Naturheilverfahren e. V.
Geschäftsstelle Freudenstadt
Am Promenadenplatz 1
72250 Freudenstadt
Tel. 0 74 41/9 18 58-0
Arztsuchmaschine unter: www.zaen.gruen.net

Deutscher Zentralverein homöopathischer Ärzte e. V.
Geschäftsstelle
Am Hofgarten 5
53113 Bonn
Tel. 02 28/2 42 53-30
Fax 02 28/2 42 53-31
Arztsuchmaschine unter: www.dzvhae.com

Gesellschaft Anthroposophischer Ärzte in Deutschland e. V.
Roggenstraße 82
70794 Filderstadt

Arzt- und Kliniksuche:
Tel. 0 18 03/30 50 55
Arzt- und Kliniksuchmaschine:
www.anthroposophischeaerzte.de

Arbeitsgruppe Biologische Krebstherapie
am Klinikum Nürnberg Nord
Institut für Medizinische Onkologie, Hämatologie und KMT
Prof.-Ernst-Nathan-Straße 1
90340 Nürnberg
Beratung zu unkonventionellen Methoden in der Krebstherapie
Tel. 09 11/3 98-3056
Internet: www.agbkt.de

Gesellschaft für Biologische Krebsabwehr e. V.
Voßstraße 3
69115 Heidelberg
Informationen zu naturheilkundlichen Therapien bei Krebs
Tel. 0 62 21/1 38 02-0
Fax 0 62 21/1 38 02-20
Internet: www.biokrebs-heidelberg.de

Lymphödem

Bundesverband Lymphselbsthilfe e. V.
Wilhelmstraße 12
35392 Gießen
Tel. 06 41/9 71 55 57

E-Mail:
info@Bundesverband-Lymphselbsthilfe.de
Internet:
www.bundesverband-lymphselbsthilfe.de

Deutsche Gesellschaft für Lymphologie
Lindenstr. 8
79877 Friedenweiler
Tel. 0 76 51/97 16 11
E-Mail: post@dglymph.de
Internet: www.dglymph.de

Lymphnetzwerk
Informationen unter:
E-Mail: info@lymphnetzwerk.de
Internet: www.lymphnetz.de

Schmerztherapie und Palliativmedizin

**Deutsche Gesellschaft
für Schmerztherapie e. V.**
Geschäftsstelle
Adenauerallee 18
61440 Oberursel
Tel. 0 61 71/28 60 21
Fax 0 61 71/28 60 69
E-Mail: info@dgschmerztherapie.de
Internet: www.dgschmerztherapie.de

Initiative Gemeinsam gegen Tumorschmerz
Informationen zu Schmerz im Internet:
www.tumorschmerz.de

**Deutscher Hospiz- und
Palliativverband e. V.**
Aachener Straße 5
10713 Berlin
Tel. 0 30/83 22 38 93
Fax 0 30/83 22 39 50
E-Mail: dhpv@hospiz.net
Internet: www.hospiz.net

Wegweiser Pallitativ- und Hospizeinrichtungen
im Internet:
www.wegweiser-hospiz-palliativmedizin.de

Sozialrechtliche Fragen

Sozialverband VdK Deutschland e. V.
Wurzerstraße 4a
53175 Bonn
Tel. 02 28/8 20 93-0
Fax 02 28/8 20 93-43
E-Mail: kontakt@vdk.de
Internet: www.vdk.de

**Bundesarbeitsgemeinschaft für
Rehabilitation**
Walter-Kolb-Straße 9–11
60594 Frankfurt am Main
Tel. 0 69/60 50 18-0
Fax 0 69/60 50 18-29
E-Mail: info@BAR-Frankfurt.de
Internet: www.bar-frankfurt.de

Anhang

Deutsche Rentenversicherung Bund
10704 Berlin
Servicetelefon 08 00-1 00 04 80 70
E-Mail: drv@drv-bund.de
Internet:
www.deutsche-rentenversicherung-bund.de

Eltern und Kinder

Hilfe für Kinder krebskranker Eltern e. V.
Güntherstr. 4a
60528 Frankfurt
Beratung und Hilfe für Eltern und Kinder
Tel. 0 69/67 72 45 04
E-Mail:
hkke@hilfe-fuer-kinder-krebskranker.de
Internet:
www.hilfe-fuer-kinder-krebskranker.de

Rexrodt von Fircks Stiftung für krebskranke Mütter und ihre Kinder
Bendenkamp 98
40880 Ratingen
Modellprojekt »gemeinsam gesund werden«
Tel. 02102/52 85 49
Fax 02102/52 85 48
E-Mail: annette@rexrodt-von-fircks.de
Internet: www.rvfs.de

Selbsthilfe, Brustkrebsorganisationen und -intitiativen

Aktion Bewusstsein für Brustkrebs
Geschäftsstelle
Dr. Dieter Alt
Untere Kippstraße 21
69198 Schriesheim
Tel. 0 62 20/91 26 33
Fax 0 62 20/91 26 79
E-Mail: info@brust-bewusst.de
Internet: www.brust-bewusst.de

Frauenselbsthilfe nach Krebs e. V.
Bundesverband »Haus der Krebs-Selbsthilfe«
Thomas-Mann-Straße 40
53111 Bonn
Informationen und
regionale Selbsthilfegruppen unter:
Tel. 02 28/3 38 89-400
Fax 02 28/3 38 89-401
E-Mail: kontakt@frauenselbsthilfe.de
Internet: www.frauenselbsthilfe.de

Susan G. KOMEN Deutschland e. V.
Verein für die Heilung von Brustkrebs
Heinrich-Hoffmann-Straße 3
60528 Frankfurt
Tel. 0 69/67 86 53 80
Fax 0 69/6 78 65 38 19
E-Mail: info@komen.de
Internet: www.komen.de

Anhang

Mamazone
Frauen und Forschung gegen Brustkrebs e. V.
Postfach 310220
86063 Augsburg
Tel. 08 21/52 13-144
Fax 08 21/52 13-143
E-Mail: info@mamazone.de
Internet: www.mamazone.de

Weitere Adressen

DKMS LIFE
Kosmetikseminare für Krebspatientinnen
gemeinnützige Gesellschaft mbH
Scheidtweilerstraße 63–65
50933 Köln
Orte und Termine deutschlandweit unter:
Tel. 02 21/94 05 82-70
Fax 02 21/94 05 82-22
E-Mail: info@dkms-life.de
Internet: www.dkms-life.de

Sport in der Brustkrebsnachsorge
Landessportbund Hessen
Otto-Fleck-Schneise 4
60528 Frankfurt
Tel. 0 69/67 89-0
Fax 0 69/67 89-109
E-Mail: info@lsbh.de
Internet: www.sport-in-hessen.de

Spezielle Sportangebote auch in vielen anderen Landessportbünden
Kontaktdaten der Landessportbünde über:
Deutscher Olympischer Sportbund
Tel. 0 69/67 00 00
Internet: www.dosb.de/de/organisation/mitgliedsorganisationen/landessportbuende

Deutsche Fatigue-Gesellschaft e. V.
Maria-Hilf-Straße 15
50677 Köln
Tel. 02 21/9 31 15 96
Fax 02 21/9 31 15 97
E-Mail: info@deutsche-fatigue-gesellschaft.de
Internet: www.deutsche-fatigue-gesellschaft.de

Deutsche Gesellschaft für Ernährung e. V.
Godesberger Allee 18
53175 Bonn
Tel. 02 28/37 76-600
Fax 02 28/37 76-800
Internet: www.dge.de

Europa/USA

Österreichische Krebshilfe Dachverband
Wolfengasse 4
1010 Wien
Tel. 01/7 96 64 50
Fax 01/7 96 64 50-9
E-Mail: service@krebshilfe.net
Internet: www.krebshilfe.net

Anhang

Krebsliga Schweiz
Effingerstrasse 40
Postfach 8219
3001 Bern
Tel. 0 31/3 89 91 00
Fax 0 31/3 89 91 60
E-Mail: info@krebsliga.ch
Internet: www.krebsliga.ch

**ECL Association of
European Cancer Leagues**
Internet: www.europeancancerleagues.org

American Cancer Society
Internet: www.cancer.org

National Cancer Institute
Internet: www.cancer.gov

Stichwortverzeichnis

A

Abstillen   36
Acetylsalicylsäure   74, 223 f., 341
Achselhöhle   28 f., 85, 92, 193, 304 f., 310
–, Bestrahlung   232, 235
Achselhöhlen-Lymphknoten   28 f., 121 f., 152, 174–181, 231, 307, 311
–, Entfernung   174–181
Adenom   370
Adriamycin   213
Akupunktur   337 f.
Alizaprid   217
Alkaloide   364
Alkohol   71, 73
Allicin   71
Alternative Medizin   354 ff.
Amitriptylin   336
Amphotericin   220
Analgetika   341
–, Nicht-Opioid-   341 ff.
–, Opioid-   341, 343–347
Analytik, molekulargenetische   49
Anämie   223
Anastrozol   65 f., 148, 150, 204, 242, 316, 382
Androgene   33
Angiogenese   329 f.
Angiogenesehemmer   329
Angst   128–131, 207 f., 223, 229, 288, 306, 334, 338
Anschlussheilbehandlung (AHB)   259 f.
Anthrazykline   213 f., 234, 309, 312, 320–323, 376
Antibabypille   61 f., 296
Antidepressiva   336
Antiepileptika   336
Antikörper   30, 61, 226, 228, 321
–, monoklonale   378 ff.
Antiöstrogen   380
Antioxidantien   221
Antioxidation   70
Antirheumatika, nichtsteroidale (NSAR)   341 f., 347

Apoptose   44 f., 358
Appetit   318
Appetitstörungen   218 f.
Appetitverlust   289
Aprepitant   216
Aromatase   241 f.
Aromatasehemmer   241 f., 316, 382
Atemübungen   262
Äthanol   s. Alkohol
ATM-Gen   48
Aufbautechniken   182 ff.
Aufklärung, ärztliche   130 f.
Ausgleichsschalen   277 f.
Autogenes Training   135, 141 f., 271

B

Babyöl   236
Baclofen   337
Ballaststoffe   70
Balneotherapie   269
Berentung   282
Berufsleben, Wiedereingliederung   281 ff.
Bestrahlung   232–236, 309 ff.
Betacarotin   365
Betäubungsmittelverordnung (BTMV)   340 f.
Bevacizumab   244, 326, 329, 378
Bindegewebe   23
Biofeedback   339
Biopsie   93, 115
–, minimalinvasive   116–119
–, offene   249
Bisphosphonate   348 ff.
Blutarmut   209, 223, 323
Bluthochdruck   63, 294, 330
Blutkörperchen
–, Abfall   222 ff., 321, 323, 325, 343
–, rote   222
–, weiße   222, 244 f., 321, 323, 325, 343, 360

Stichwortverzeichnis

Blutplättchen   223, 294
–, Abfall   321
Blutzucker   265 f.
Boost   230, 233, 310
Bromelain   362
Brust, Amputation   182
–, Anatomie   21–30
–, Entfernung   150, 170–173
–, Erhaltung bei DCIS   151 f.
–, Implantate   182, 184–192
–, Magnetresonanztomographie   110–113
–, Neuformung   182 ff.
–, Selbstuntersuchung   77–87
–, Techniken zur Erhaltung   169 f.
–, Ultraschalluntersuchung   108 ff.
–, Wiederaufbau (Rekonstruktion)   181–200
Brustdrüsen   23, 31
Brustdrüsengewebe   35 ff.
Brustdrüsenzellen   24, 38, 71
Brustentzündung   30, 312
Brustgewebe   32 ff.
Brustkrebs
–, Auswirkungen auf Partner/Familie   133 f.
–, Entstehung   41–76
–, fortgeschrittener   301–351
–, Impfung   362
–, invasiver   153 f.
–, verarbeiten   134–143
Brustkrebsrisiko, Check-up   76
Brustkrebs-Risikofaktoren   37, 48–76
Brustkrebszellen   242
Brustmuskel, großer   22 f., 187
Brustprothesen   276 ff.
Brustwand   22
Brustwarze   24 f.
–, Neuaufbau   199 f.
–, Tumor   153
Bupivacain   348
Buprenorphin   343, 345, 348

C

Capecitabin   243, 321 f., 324 f., 327, 329 f., 374
Carbamazepin   336
Carboplatin   325 f., 378
Carotinoide   70
Celecoxib   342
Chemikalien   46
Chemo-Hyperthermie   330 f.
Chemotherapie   171, 200–229, 319–330, 374–379
–, adjuvante   207, 225, 242 f.
–, Hochdosis-   244 f.
–, Krankschreibung   225
–, Nebenwirkungen   215–224
–, Risikomerkmale   211
Chromosomen   44
Chymotrypsin   362
Clomipramin   336
Coenzym Q10   365
Computertomographie (CT)   232 f., 286
Coxibe   342, 347
Cyclophosphamid   212 ff., 216, 243 f., 251, 374

D

Darmkrebs-Früherkennungsuntersuchung   92
DCIS   65, 148–152, 171
Dendritische Zellen   29
Denozumab   350
Depressionen   131, 223, 270, 297, 334, 338
Desoxyribonukleinsäure (DNS)   44
Dexamethason   215
Dexpanthenol   219 f.
Dextropropoxyphen   343
Diabetes mellitus   265 f.
Diaphragma   296
Diclofenac   341, 347
DIEP-Lappen-Plastik   198 f.
Differenzierungsgrad   149, 156
Dihydrocodein   343 f.

Stichwortverzeichnis

Diphenoxylat   221
Disease-Management-Programme (DMP)   19, 95 f., 167
Dissektion, axilläre   175
DNS   44, 73
Docetaxel   214, 244, 321 f., 326, 329, 376
Dolasetron   216
Dopamin-Rezeptorantagonisten   217
Doxepin   336
Doxorubicin   213 f., 251, 320, 325, 329
–, liposomales   326 f., 376
–, Peg-   326 f., 376
Dreistufen-Plan   340
Drüsenbläschen   24
Drüsenläppchen   23 f., 146, 154, 171
Duktussonographie   107
Durchblutung   269
Durchfall   220 f., 336

E

Eibläschen   33
Eierstockentfernung   54 f., 316
Eierstockfunktion, Ausschaltung   205 ff.
Eierstockkrebs   50 f., 54, 62 f.
Eigengewebe   192–200
Eisen   365
Elektrotherapie   269
Empfängnisverhütung   296 f.
–, hormonelle   59, 61
Enddarm, Tastuntersuchung   92
Entspannungstechniken   135 f., 141 f.
Enzymtherapie   362 f.
Epirubicin   213, 243 f., 251, 320, 329, 376
Erbkrankheiten   45
Erbrechen   208, 215 ff., 289, 321 f., 332, 344 f.
Erbrisiko   48
Ergotherapie   270 f.
Ernährung   66–75
Erwerbsfähigkeit   273
Erwerbsunfähigkeitsrente   282

Erysipel   266
Erythropoetin   223, 323
Erythrozyten   s. Blutkörperchen, rote
Ethikkommission   239
Everolimus   244
Exemestan   204, 242, 317, 382
Expanderprothese   185, 187
Exstirpation   120
Exzision   120

F

FAC   213 f.
Fahrtkosten   279
Fatigue   209, 223
FEC   213 f.
Feinnadelpunktion   115 f.
Fentanyl   343, 345, 348
Fernmetastasen   160, 162, 302, 313
Fertilitätsreserve   297
Fettgewebe   23, 36 f.
Fettsäuren, Omega-3-   69, 291
Fibroadenom   56 f., 370
Fibrom   370
Fieber   228, 266, 322 f.
Fiebertherapie, moderate   365 f.
FISH-Test   228
Fitness   294
Flavonoide   71
5-Fluoro-Uracil   212 f., 374
Follikel   33
Follikel stimulierendes Hormon (FSH)   33
Folsäure   290 f.
Folsäure-Antagonisten   289 f., 321
Freie Radikale   46, 71
Früherkennung   18, 55 f., 58
Früherkennungsprogramm   91
Früherkennungsuntersuchung   78, 80, 91 ff.
Fulvestrant   315, 317, 380

Stichwortverzeichnis

G

Gabapentin 299, 336
Gadolinium 110
Galaktographie 57, 106
Galaktozele 249
Gallertkarzinom 155
Gamma-Knife 333
Ganzkörper-PET 114
GAP-Lappen-Plastik 198 f.
G-CSF 245, 323
Gebärmutter 34
Gebärmutterhalskanal 46, 62, 92, 363
Gebärmutter(körper)krebs 62, 65, 224
Gebärmuttermund 92
Gebärmutterschleimhaut 34, 66
Gelbkörper 33 f., 37
Gemcitabin 26, 321, 324 f., 374
Genchipanalysen 158
Gen(e) 44 f., 66, 226 f.
–, ATM- 48
–, BRCA-1 45, 48 f., 53 ff.
–, BRCA-2 45, 48 f., 53 f.
–, HER2/neu- 226–229
–, p53 45, 48
–, RAD51- 48 f.
–, Tumorsuppressor- 44 f., 48 f.
Genmutation 60
Gentest 49–52, 55
Geschlechtshormone 31 ff., 37, 41, 59, 202
Geschmacksstörungen 218 f.
Geschwulst 42
Gesprächspsychotherapie 139 f.
Gestagene 37, 315, 317 f., 382
Gestalttherapie 140
Gewebeentnahme 93
–, operative 120–123
Gewebeprobe 115
GnRH-Analoga 206, 316, 382
Gonadotropine 206

Goserelin 206 f., 315, 382
Grading 154, 156
Granisetron 216
Grillen 72, 74

H

Haarausfall 208 f., 213, 217 f., 321 f., 325
Haftprothese 276 f.
Haloperidol 216, 336, 345
Haltungskorrektur 262 f.
Hämoglobin 222
Harnsäure 224
Haushaltshilfe 274 f.
Hautpflaster 345 f.
HER1-Rezeptor 328
HER2/neu-Rezeptoren 227, 242, 304, 322, 326 ff.
HER2/neu-Status 157, 211, 228
Herzschädigung 229
Hilfsmittel 275–278
Hirnanhangsdrüse 25, 33, 35 f.
Hitzewallungen 66, 297, 299, 316 f.
Hormone 31–39, 43, 59
Hormonentzug 157
Hormonersatztherapie 59
Hormonrezeptoren 38, 202
Hormontherapie 38 f., 62 f., 315–319, 380–383
–, adjuvante 241 f.
–, Östrogenentzug 202–207
Humaner epidermaler Wachstumsfaktor 46
Humanes Choriongonadotropin (HCG) 34
Humanes Papillom-Virus (HPV) 46
Hydromorphon 343
Hyperkalziämie 349
Hyperplasie, atypische 43, 56
–, duktale (ADH) 56, 65, 372
Hyperthermie 365 f.
Hypnose 339

Stichwortverzeichnis

I

Ibandronat 349 f.
Ibuprofen 341 f.
Imagination 143
Immunabwehr 28
Immunsystem 293 f., 356 ff.
Immuntherapie, aktiv-spezifische (ASI) 363
Indometacin 341
Infrarot-Imaging 114
In-situ-Krebs 146, 153

K

Kälteanwendungen 337
Kalzitonin 336 f.
Kalzium 349 f., 365
Kamille 219, 236
Kanzerogene 73
Kapillarnetz 26 f.
Kapselfibrose 190 f.
Karzinom 42
–, duktales in-situ- (DCIS) 148–152
–, Gallert- 155
–, HER2-positiv 226–229
–, inflammatorisches 307, 312 f.
–, lobuläres in-situ- (LCIS) 146 ff.
–, medulläres 156
–, muzinöses 155
–, tubuläres 155 f.
Keimbahn 45
Kernspintomographie 93
Killerzellen 30
Kinderwunsch 297
Knochenmarksschädigung 209
Knochenschwund 63
Kohlekompretten 221
Kohlenwasserstoffe, halogenierte 74
–, polyzyklische aromatische 73
Kompressionstherapie 268 f.

Kondom 296
Kontaktprothese 276 f.
Körpertherapie 140
Kortison 215 f., 236, 322, 336 f., 341 f.
Kostenträger (Leistungen) 272–283
Krankengeld 273
Krankenpflege, häusliche 274
Krebsdiät 69, 292 f.
Krebsforschung 366 f.
Krebsfüßchen 105
Krebsgen 44
Krebsinformationsdienst (KID) 19
Krebsvorstufe 105, 148 f.
Kryotherapie 333
Kunsttherapie 271

L

Laktitol 221
Laktulose 221
Lapatinib 242 ff., 299, 324 f., 327 f., 380
Läppchenkrebs 155
Latissimus-dorsi-Lappen 192–195
Latissimuslappen-Plastik 192–195
LCIS 65, 146 ff.
Lebensalter 58 ff.
Lebensqualität 63, 130, 182, 208, 301, 319, 334, 340, 359
Lebensstil 66–75
Lektine 358
Letrozol 204, 242, 317, 328, 382
Leukozyten s. Blutkörperchen, weiße
Levomethadon 343
Lipom 370
Liposomen 326
Lokalrezidiv 231, 302 f.
Loperamid 221
Lorazepam 216
Lungenembolie 318
Luteinisierendes Hormon (LH) 34

Stichwortverzeichnis

Lymphabfluss-Szintigraphie 179
Lymphdrainage, manuelle 268
Lymphknoten 27 ff., 30, 42, 121 f., 158 f., 304, 310, 372
–, Wächter- 176–180
Lymphkreislauf 42
Lymphödem 175, 235, 263–269, 305, 310
Lymphonodektomie 175
Lymphozyten 30
Lymphsystem 26 ff., 30

M

Macrogol 221
Magnesium 365
Magnetresonanztomographie 55, 93, 110–113, 249
Makrophagen 29
Mamille 24
Mammogramm 302
Mammographie 18 f., 55, 57 f., 89, 93–106, 149, 190 f., 249, 286, 312
–, digitale 102 f.
Mastektomie 150, 170–173
–, hautsparende 173
–, modifiziert radikale 172 f.
Mastitis 30, 312
Mastopathie, fibrozystische 56 f., 372
Mastopexie (Lifting) 200
Medroxyprogesteronacetat (MPA) 317, 382
Megestrolacetat (MA) 317, 382
Menarche 34, 59
Menopause 36, 60, 62, 71
Metamizol 342 f.
Metastasen 42, 47, 159, 302, 314 f., 331
–, Gehirn- 332
–, Haut- 332
–, Knochen- 333
–, Leber- 332
–, Lymphknoten- 332
Methotrexat 212 f., 290, 374

Metoclopramid 217
Migräne 63
Mikrokalk 105 f., 111, 117, 149
Mikrometastase 47
Milchbildung 24, 34, 36
Milchgang 23, 30, 107, 153, 171
Milchgangkrebs 155
Milchgangserweiterung, entzündliche 372
Milchgangspapillom 56 ff., 372
Miltefosin 332
Mineralstoffe 70, 290, 365
Mistel (Viscum album) 357–360
Misteltherapie 357 ff.
Monatsblutung
–, erste 34, 60
–, letzte 36
Morphin 340, 343, 348
Müdigkeit 209, 223
Multikinaseinhibitoren 330
Mundtrockenheit 344
Musiktherapie 271
Muskelrelaxanzien 337
Mutation 44 f., 49 ff., 60
–, somatische 45
Mutter-Kind-Kuren 275
Mutterkuchen 32

N

nab-Paclitaxel 322 f., 324, 378
Nachsorge, ärztliche 283–286
–, Zeitspanne 284
Naproxen 341
Naturheilkunde 298 f.
Nebenwirkungen 208, 228, 321, 330, 344, 350
Neoplasie, lobuläre intraepitheliale (LIN) 146 ff.
Neratinib 328
Nerven 26
Neuroleptika 336

Stichwortverzeichnis

Nicht-Schmerzmittel   336, 340
Nitrosamine   46, 73
Nozizeptoren   335

O

Omega-3-Fettsäuren   69, 291
Ondansetron   216, 221, 345
Onkogene   44
–, Proto-   44, 226
Opiate   340 f.
Orthomolekulare Medizin   364 f.
Osteoklasten   349
Osteoporose   63, 65, 286, 291, 298 f., 350
Östrogen(e)   25, 31–38, 59, 61, 202, 298, 315
–, Gegenspieler   38, 315, 317
–, Pflanzen-   67
–, Phyto-   67 f.
Östrogenpause   61
Östrogenrezeptormodulator   63, 380
Östron   36
Ovarektomie   54
Oxycodon   343
Oxytozin   25

P

p53-Gen   45, 48
Paclitaxel   214, 244, 321 f., 324, 326, 329, 376
–, nab-   322, 324, 378
Paget-Krebs   153
Palliation   130
Papain   362
Papillom   57, 106
Paracetamol   342
Paroxifen   299
PARP-Inhibitoren   326
Pektin   70
Penicillin   266
Periduralkatheter   348

Pertuzumab   328
Perücke   218, 276
Pessar   296
Pflanzenöstrogene   67
Pflanzenstoffe, sekundäre   70, 290, 365
Photonen   230
Physiotherapie   261–270
Phytoöstrogene   67 f., 298
Placebo(effekt)   148, 240, 343, 359 f.
Plazenta   32, 34
Pleurodese   332
Polyzyklische aromatische Kohlenwasserstoffe (PAK)   73
Positronen-Emissions-Tomographie (PET)   113 f.
Progesteron   32, 34 f., 37 f.
Prognose-Klassifikation   149
Progressive Muskelrelaxation (nach Jacobson)   135, 142, 272
Prolaktin   32, 35 f.
Prostatakarzinom   43
Prothesen   276 ff.
Prothesenschäden   113, 192 f.
Proto-Onkogene   44, 226
Psoriasis   266
Psychoonkologen   51, 128, 288 f.
Psychoonkologische Betreuung   138–143
Psychopharmaka   336
Psychotherapie   270
Pubertät   32 f.

Q

Quadrantektomie   170
Qualitätsleitlinien   18
Quellstoffe   221
Quercetin   71

R

RAD51-Gen   48 f.
Radfahren   294
Radikale, freie   46, 71

Stichwortverzeichnis

Radiomenolyse 315
Radiopharmaka 113
Radiotherapie 19, 229
Raloxifen 65
Rauchen 73 f.
Reduktionsplastik 183
Regionaltherapie, interventionelle 332 f.
Rehabilitation
–, ambulante 256 f., 274
–, medizinische 256–272
–, soziale 272–283
–, stationäre 258–272
–, teilstationäre 257 f., 274
Retardpräparate 343 ff.
Rezeptoren 157 f.
Rezidiv 173, 231, 302, 306
Risikofaktoren 37, 48–76
Rückfallrisiko 170 f.

S

Salbei 219, 297
Salzkörner 105, 149
Scandicain 220
Scheidenpessar 296
Schlafstörungen 297
Schleimhautreizungen (Mund, Nase, Augen) 219 f.
Schleimhautschäden 209, 289, 323 ff.
Schlüsselbein 305
Schlüsselbeingrube 332
Schmerzdiagnostik 335
Schmerzen 333–351
Schmerzmittel, Nicht- 336, 340
Schmerztherapie, psychologische 338 ff.
Schnellschnittuntersuchung 121
Schuppenflechte 266
Schwangerschaft 24 f., 32, 34 ff., 59, 247–253
Schweißausbrüche 66
Schwerbehindertenausweis 280

Schwindel 332
Screening 95
Segmententfernung 169
Sekundäre Pflanzenstoffe 70, 290, 365
Selbsthilfegruppen 137, 164
Selbstuntersuchung 77–87, 152, 284
Selen 70, 365
Sensibilität 191
Serotonin 216
Serotonin-Rezeptorantagonisten 216, 221, 345
Sexualität 294–297
SIEA-Lappen-Plastik 198 f.
Silikon 173, 184–192
Silikonprothese 112, 184–192
Small molecules 330
Soja 203
Sonographie 108
Sorafenib 330, 380
Spätrehabilitation 260 f.
Spirale 296
Sport 75, 137, 264, 293 f.
Spurenelemente 70, 290, 365
Staging 160–164, 314
Stammzelltransplantation 245
Stanzbiopsie 117 ff., 120, 249, 303, 312
Sterilisation 296
Stillen 34 ff., 61
Stimmungsschwankungen 66
Stimulative Verfahren 337 f.
Strahlen, radioaktive (ionisierende) 46
Strahlentherapie 229–236, 332
–, Krankschreibung 225
Streustrahlung 235
Studien 63–66, 236–245, 298, 361 f.
–, adjuvante Therapie 240 f.
–, ALTTO- 242 f., 328
–, Doppelblind- 240
–, GBG 29 252
–, GeparQuinto 244

Stichwortverzeichnis

–, ICE-II- 243
–, Multicenter- 238
–, prospektive 237
–, retrospektive 237
–, Teilnahme 239
–, Therapie-Optimierungs- 237
–, Tibolon 298
Studiendesign 237
Sulfide 71
Sunitinib 330
Systemische Therapie 141
Szinti(mammo-)graphie 113, 286
Szintigraphie, Lymphabfluss- 179
Szintigramm 113

T

Tabakrauch 46
Tamoxifen 57, 63 f., 66, 150, 202–205, 224, 231, 234, 242, 251, 299, 315 f., 380
Tanninalbuminat 221
Tanztherapie 271
Taxane 213 f., 309, 312, 320–323, 330, 376 ff.
TCM 337
TDM-1 328
Teilbrustbestrahlung, beschleunigte 231 f.
Teilmastektomie 170
TENS 338
Tetrazepam 337
Therapie
–, erweiterte adjuvante 204
–, primäre systemische 243 f., 308
–, sequenzielle adjuvante 204
–, systemische 200 ff., 307 ff.
Thermographie 114
Thermotherapie 269
Thiotepa 364
Thrombozyten 223
Thymus 360

Thymuspräparate 360 ff.
Tibolon 66, 298
Tilidin/Naloxon 343 ff., 348
T-Lymphozyten 360
TNM-Klassifikation 160–164
Tolperison 337
Tramadol 343, 347
TRAM-Lappen 185
TRAM-Lappen-Plastik 195 ff.
Trastuzumab 157, 201, 226–229, 234, 243 f., 251 f., 312, 321, 324–327, 378
Triflupromazin 216
Trimipramin 336
Tropisetron 216
Trypsin 362
Tumor 42, 212
Tumorbett 310
Tumorektomie 121, 169
Tumorherde 159
Tumorprofil 154–163
Tumorstadium 154–163
Twist 43

U

Übelkeit 208, 215 ff., 289, 316, 321 f., 344
Überforderungsklausel 279
Übergangsgeld 273 f.
Übergewicht 69, 71
Ubichinon 365
Ukrain® (Chelidonium majus L.) 364
Ultraschalluntersuchung 108 ff.
Umweltgifte 74

V

Vakuumbiopsie 119
VEGF 329
Venen 26

Stichwortverzeichnis

Venenthrombose 63 f., 318
Venlafaxin 297, 299
Verhaltenstherapie 140
Verstopfung 221 f., 344
Vinca-Alkaloide 325, 378
Vinorelbin 322, 325, 378
Viren 46
Viskotoxine 358
Visualisierung 143
Vitamin C 70, 365
Vitamin D 291, 299
Vitamin E 70, 365
Vitamine 70, 290, 365
Vitaminmangel 289
Vollwertkost 69

W

Wachstumsfaktoren 46
Wächterlymphknoten 176–180
Walking 294
Wärmeanwendungen 337

Warzenhof 25
Wassereinlagerung 318, 322
Wechseljahre 36 f., 59, 65, 241 f., 316–319
–, Hormontherapie 62 f.
–, Beschwerden 297 ff.
WHO-Stufenschema 347 f.
Wiedereingliederung (Berufsleben) 281 ff.
Wucherung 42
Wundrose 266

Z

Zelltod, programmierter 44 f., 358
Zellulose 70
Zigaretten 73
Zink 365
Zoledronat 349 f.
Zuckerkrankheit 69, 265 f., 318
Zuzahlungspflicht 278 f.
Zyste 94, 249, 370
Zytostatika 207 f., 210, 212 f., 215, 222, 224, 226, 308, 322, 324–327, 374–379

Abbildungs- und Quellennachweis

Vordere Umschlaginnenseite, S. 58, 83, 85, 132, 136, 142 unten, 263 unten, 267, 284, hintere Umschlaginnenseite: Limberger
S. 21, 52, 67, 75, 89, 131, 369: Comstock Images/Thinkstock/Getty Images
S. 22, 82, 84 oben, 152 oben, 170, 174: Ibelherr (Zeichnung), Limberger (Foto)
S. 23: S. Hirzel Verlag/Cwajna
S. 24, 32, 33 unten, 92, 147, 148, 155, 176, 178, 231: S. Hirzel Verlag/Cwajna, Ibelherr
S. 25: S. Hirzel Verlag/Sonja Klebe
S. 26, 35 unten, 36, 38, 47, 158, 187, 204, 227, 316: S. Hirzel Verlag/J. Neisel
S. 28: Ibelherr (Zeichnung), Limberger (Foto)
S. 31, 133, 226, 253, 264, 272, 279, 287, 306: Goodshoot/Thinkstock/Getty Images
S. 33 oben, 145: Stockbyte/Thinkstock/Getty Images
S. 35 oben, 301: George Doyle/Thinkstock/Getty Images
S. 37, 90, 142, 163, 210 oben, 221, 248, 291, 298, 323, 324 unten, 339 oben:
S. Hirzel Verlag/W. Fischer
S. 41, 77: Hemera Technologies/Thinkstock/Getty Images
S. 44: Dr. R. Hartig, Institut f. Immunologie,
Otto-von-Guericke-Universität Magdeburg/Max-Planck-Institut f. Zellbiologie, Ladenburg
S. 54: A. Jakob
S. 60: digital vision/Thinkstock/Getty Images
S. 61, 74, 124, 127, 135 unten, 247, 259, 263 oben, 275, 281, 286, 351: Jupiterimages/
Thinkstock/Getty Images
S. 80: Cwajna, Ibelherr (nach Vorlage Berufsverband d. Frauenärzte)
S. 84 unten: Ibelherr (Einklinker u. zeichn. bearb.), Limberger (Foto)
S. 86: Cwajna, Ibelherr (zeichn. bearb.), Limberger (Fotos)
S. 94: Siemens Medical, Prof. M. Kaufmann (2 x Einklinker)
S. 97: Kassenärztliche Vereinigung Bayern
S. 100, 106, 107, 151, 153, 168, 173 rechts, 185, 194 rechts, 234: Prof. M. Kaufmann
S. 105 oben: Bundesministerium f. Arbeit (Röntgen-Pass)
S. 105 unten, 118 oben: Dr. med. C. Solbach
S. 109 (Ultraschall normal), 160: C. O.
S. 109 oben (Farbfoto und Einklinker „Zyste"), 109 unten, 112, 114, 116, Buchrückseite:
Siemens Medical
S. 117: Olympus Europa, Hamburg
S. 118 unten: Breast Care, Ethicon Endo-Surgery Europe GmbH
S. 122: S. Hirzel Verlag/Sonja Klebe (bearb. Cwajna, Ibelherr)
S. 129: S. Hirzel Verlag/Ibelherr
S. 130, 270, 338: Bananastock/Thinkstock/Getty Images
S. 135 oben, 165: digital vision/Thinkstock/Getty Images
S. 137: Deutsches Müttergenesungswerk
S. 124: S. Hirzel Verlag/Uwe Richter
S. 194 links, 196 links: Photodisc, Ibelherr (bearb.)
S. 180: Dr. med. Th. Kühn, Gynäkologie Krankenhaus Gifhorn
S. 182: Arnika Schmerzfluid Bildarchiv
S. 186, 188, 191: Polytech Silimed Europe GmbH, Dieburg
S. 210 unten: Ryan McVay/Thinkstock/Getty Images
S. 214: Taxol-Bildarchiv 2001
S. 218: Janette Merkle, www.janette-merkle.de
S. 220: Xalatan Bildarchiv (Pharmacia, Erlangen)

S. 222: Max-Planck-Institut f. Entwicklungsbiologie, Tübingen
S. 233: PD Dr. med. F. Wührschmidt, Klinik f. Strahlentherapie u. Radiol. Onkologie, Klinikum re. d. Isar, München
S. 236, 353: Botanik-Bildarchiv Laux
S. 250: S. Hirzel Verlag/Sonja Klebe, Bernd Jahnke (Grafik)
S. 255: Brand X pictures/Thinkstock/Getty Images
S. 261: S. Hirzel Verlag/B. Harder
S. 277, 278: Amoena GmbH & Co KG
S. 295: Pixland/Thinkstock/Getty Images
S. 308: Prof. Dr. T. Hyman, Max-Planck-Institut f. molekul. Zellbiologie und Genetik, Dresden
S. 324 oben: Adidas
S. 327: Caelyx Bildarchiv (Essex Pharma GmbH)
S. 339 unten: VDT (Mathias Wenisch)
S. 344: Photodisc/Thinkstock/Getty Images
S. 345: Grünenthal GmbH
S. 346: Creatas Images/Thinkstock/Getty Images
S. 349: Infochart Peter Diehl
S. 356, 360: S. Hirzel Verlag/Dr. Hans Bräuer
S. 357: Polka Dot Images/Thinkstock/Getty Images
S. 365: S. Hirzel Verlag/Prof. Brandi
S. 367: Aventis Pharma
Hintere Umschlagklappe (Autorenfotos): Prof. M. Kaufmann, Dr. S. Loibl, Dr. C. Solbach

Hinweis: Die auf den Abbildungen dargestellten Situationen sind nachgestellt.

LESEN UND VERSTEHEN.

Unter Kontrolle

Viele Menschen wissen nichts von ihrem Bluthochdruck und lassen ihn deshalb auch nicht behandeln. Zu den möglichen Folgen eines krankhaft erhöhten Blutdrucks gehören vor allem Schlaganfall, Herzinfarkt und Nierenschäden. Aber nicht nur darüber informiert Sie dieses Buch. Sie erfahren auch, wie Sie den Hochdruck erfolgreich selbst angehen können. Viele praktische Ratschläge zur Selbstmessung, Ernährung und zu einem neuen Lebensstil, der Ihr Herz schützen hilft, erleichtern Ihnen die gar nicht so schwierige Umstellung. Nicht zuletzt werden die Arzneimittel vorgestellt, mit denen sich heute der Bluthochdruck gezielt behandeln lässt, wenn die Selbsthilfe nicht ausreicht.

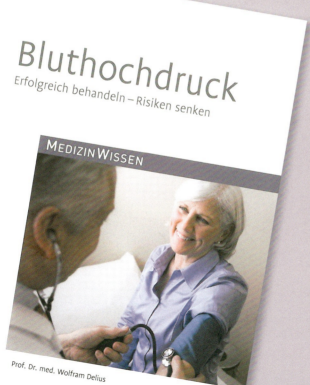

Delius
Bluthochdruck
Erfolgreich behandeln – Risiken senken
*13., aktualisierte und neu gestaltete Auflage.
224 Seiten. 115 Abbildungen.
11 Tabellen. Kartoniert.
ISBN 978-3-7776-1795-4
PZN 5884127*

HIRZEL MEDIZINWISSEN

HIRZEL Verlag · Birkenwaldstraße 44 · 70191 Stuttgart
E-Mail: service@hirzel.de · Internet: www.hirzel.de

LESEN UND VERSTEHEN.

Den grauen Schleier wegziehen

Fast 4 Millionen Betroffene in Deutschland leiden an einer behandlungsbedürftigen Depression, aber nicht einmal 10% von ihnen werden derzeit richtig behandelt. Dabei ist die Depression eine Krankheit, gegen die man etwas machen kann: Eine Behandlung mit Antidepressiva und Psychotherapie kann den meisten Patienten helfen. Auch Angsterkrankungen werden häufig unterschätzt, obwohl sie einen großen Leidensdruck erzeugen und behandelbar sind. Dieser Ratgeber erklärt, wie Depressionen und Ängste entstehen und wie man sie erfolgreich therapieren kann. Er erläutert anschaulich, wie Antidepressiva wirken und wie Psycho- und Kunsttherapie helfen können.

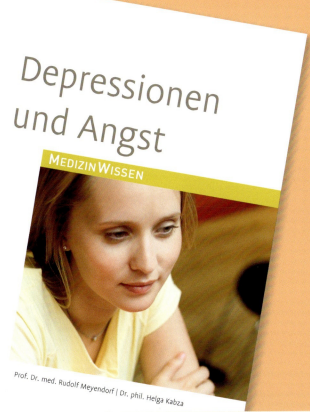

Meyendorf · Kabza
Depressionen und Angst

*Von Rudolf Meyendorf und Helga Kabza
16., aktualisierte und neu gestaltete Auflage 2009.
264 Seiten.
95 farbige Abbildungen.
Kartoniert
ISBN 978-3-7776-1582-0
PZN 2095482*

HIRZEL MEDIZINWISSEN

HIRZEL Verlag · Birkenwaldstraße 44 · 70191 Stuttgart
E-Mail: service@hirzel.de · Internet: www.hirzel.de

LESEN UND VERSTEHEN.

Herzrasen? Herzjagen? Herzflattern?

100 000 Mal am Tag schlägt unser Herz – das sind 36 Millionen Schläge pro Jahr! Wenn es aus dem Takt gerät, werden wir unsicher: „Kann ich mich auf mein Herz nicht mehr verlassen? Wie kann mir geholfen werden?"

Manche Herzrhythmusstörungen sind ungefährlich und bedürfen keiner Therapie. Andere Formen müssen mit Medikamenten oder Elektrotherapie behandelt werden oder sind sogar lebensbedrohlich. Dieser Ratgeber hilft Ihnen, Ihre Rhythmusstörung besser einzuordnen und Ängste abzubauen, die nicht nötig sind. Er erklärt, welche Formen von Rhythmusstörungen es gibt, wie sie entstehen und was man dagegen unternehmen kann. Sie erfahren auch, wann eine Elektrotherapie oder ein Herzschrittmacher sinnvoll sind und was Sie selbst für Ihr Herz tun können. Werden Sie Experte für Ihr Herz!

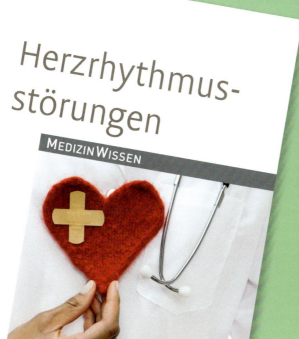

Manz

Herzrhythmusstörungen

Von Prof. Dr. med. Matthias Manz

6., aktualisierte und neu gestaltete Auflage 2008. 211 Seiten. 137 Abbildungen. Kartoniert.
ISBN: 978-3-7776-1580-6
PZN: 2095476

HIRZEL MEDIZINWISSEN

HIRZEL Verlag · Birkenwaldstraße 44 · 70191 Stuttgart
E-Mail: service@hirzel.de · Internet: www.hirzel.de

Übungen für Schulter und Arm

Gymnastikübungen zur Lockerung und Dehnung machen Schulter und Arm beweglicher. Da sie die Durchblutung und den Lymphfluss verbessern, beugen sie auch einer Schwellung des Armes (Lymphödem, s. ab Seite 263) vor.

Tipps vorweg:

Üben Sie sich langsam ein. Sie sollten sich nicht anstrengen und stets ruhig und tief atmen. Das kann Ihnen sogar den Rhythmus vorgeben, z.B. bei der Pumpübung (s. Abb. 42 auf Seite 267). Halten Sie an der Schmerzgrenze inne. Jede Übung können Sie etwa fünf- bis zehnmal hintereinander wiederholen. Entspannen Sie sich von Zeit zu Zeit. Üben können Sie in einem ruhigen Augenblick zu Hause, aber auch zwischendurch bei der Arbeit.

Haltungskorrektur

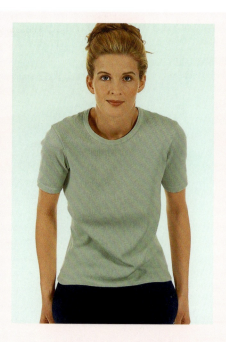

Nach einer Brust- und Achselhöhlenoperation sind Schulter-, Rücken- und Nackenmuskeln oft schmerzhaft verspannt, weil unwillkürlich eine Schonhaltung eingenommen wird. So werden typische Haltungsfehler noch verstärkt: Der Alltag bietet schließlich viele Gelegenheiten zum falschen Sitzen oder Stehen. Vor allem für Frauen, die wieder berufstätig sind und viel Zeit am Schreibtisch verbringen, ist es daher wichtig, sich immer wieder selbst zu »korrigieren«. Halten Sie sich so oft wie möglich gerade. Stellen Sie sich vor, ein unsichtbarer Faden zöge Sie nach oben. Lassen Sie aber die Schultern locker. Das Gewicht beim Sitzen bewusst auf beide Gesäßhälften verteilen und das Becken leicht nach vorne schieben.